カラーアトラス

臨床解剖学に基づいた
新版 産婦人科手術
シリーズ Ⅲ

総監修/責任著者 **藤井信吾**
京都大学名誉教授

共著者 **関山健太郎**
北野病院 産婦人科

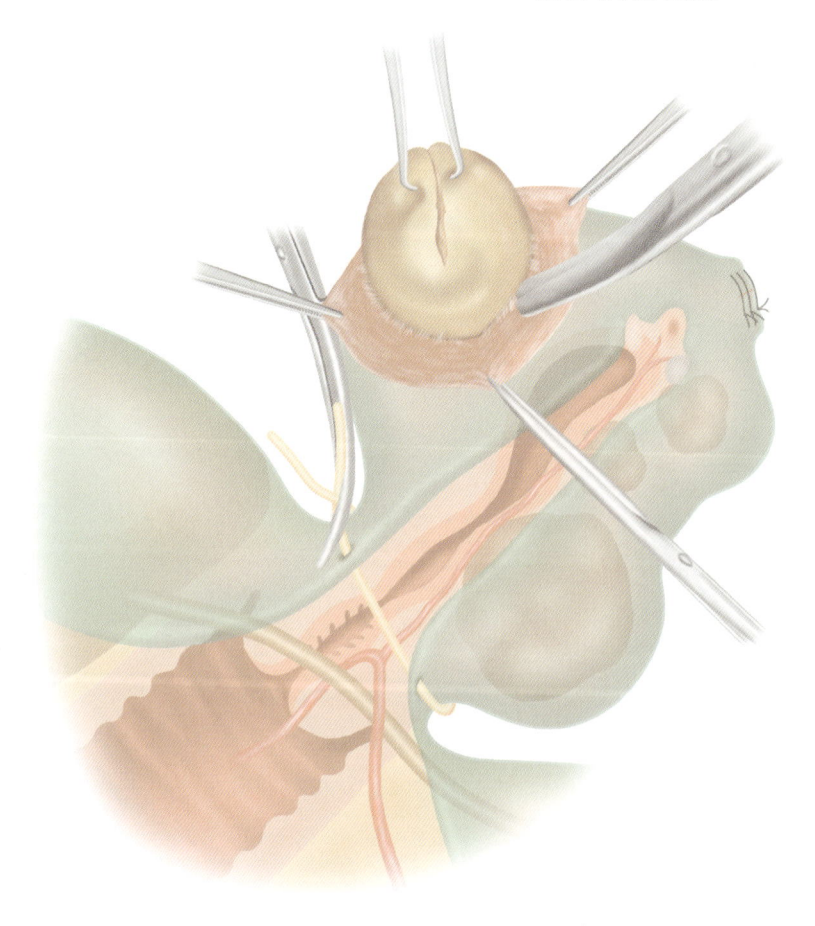

落合和徳
東京慈恵会医科大学特命教授

診断と治療社

はじめに

『臨床解剖学に基づいた　新版　産婦人科手術シリーズIII』は，婦人科手術の基本的手技の中で，シリーズI，IIで述べなかったものをまとめたものである．

子宮筋腫核出術，外陰部・骨盤底・鼠径部の解剖，腟式手術，子宮脱・膀胱脱・直腸脱の手術，外陰の手術，付属器の手術，その他の手術手技を記載している．

腟式手術は，外陰・腟側から見た骨盤内の解剖の理解が重要である．できるだけ詳細に腟側から見た膀胱，子宮頸部・体部，子宮を支える各靱帯と血管の走行を描写した手術書としたつもりである．また，いずれの項の手術も，基本的な手技と思われるものを記載したつもりである．手術は基本的な考え方をしっかり構築して，さまざまな応用問題をいかに安全に解答していくかが問われるのである．基本をしっかりと持って，各症例の状況に応じて手術のシミュレーションができれば，必ず応用編にも対応できるものであると考えている．

婦人科手術の傾向は，低侵襲手術の方向に大きく舵取りがきられ，腹腔鏡下手術，ロボット支援腹腔鏡下手術の時代となっている．腹腔鏡下の手術は術野の拡大が可能で，組織，血管が極めてよく見える状態で手術ができる．これは大きな長所である．手術において見えている組織に手術操作を加えることに比べて，よく見えてない組織に盲目的に行う操作との間には，安全性に大きな差異がある．触診ができないことと，やや遠隔操作という欠点に慣れれば多くの術者には腹腔鏡下の手術は福音となる手術である．しかし，拡大して見える視野での操作を繰り返すと，徐々に視野の狭い範囲での手術操作に移行していることがある．全体像を把握しながら局所を的確に処理していくことが開腹手術と同様に腹腔鏡下手術でも常に求められるのである．

シリーズI，II，IIIの記述は，開腹手術中における図版を用いての手術説明になっているが，かなり細かく血管や神経の分布を記載したつもりである．腹腔鏡下手術やロボット支援手術などにおいて，細かい手術操作を進める際にきっと役に立つ手術書になるものであると思っている．開腹手術のみならず腹腔鏡下手術でもこの手術シリーズの活用を期待している．

また，シリーズIIIには，ビデオとして「子宮筋腫核出術のアプローチのいろいろ」と「子宮脱・膀胱脱・直腸脱の手術」を付録とした．できるだけ生の手術に近い形で録画しているので，非常にうまくできている面とそうでない面が含まれているビデオである．批判的に見ていただき，参考になるところは参考にしていただければ幸いである．

人間であるからには完璧なことはできない．しかし，常に反省する心を持って手術に臨めば徐々に完璧に向かって向上するはずであると考えている．私は，まだまだ，その途上である．

平成28年11月　　京都大学名誉教授
藤井信吾

目 次

はじめに iii
著者略歴 vii

子宮筋腫核出術 1
1 子宮筋腫の治療に対する手術術式 2
2 術前検査 2
3 術前対策 2
4 開腹の方法 2
5 核出術の要点 2
6 核出術中の出血軽減法 2
7 手術の進め方 5
8 癒着防止剤の投与 30
9 閉腹 30

外陰部の解剖 31
1 女性外性器の構造 31
2 会陰の構造 31
3 肛門周囲の筋群 31
4 外陰部・骨盤底の脈管・神経支配 32

骨盤底の解剖 36
1 骨盤底の構造 36
2 腟の構造 36
3 骨盤内臓器の下垂 37

鼠径部の解剖 41
1 外陰部,鼠径部,恥骨周辺の脈管,神経系 41

▌腟式手術の臨床解剖　　　　　　　　　　　　　　　　　47
　1　腟式の手術を解説するにあたって　　　　　　　　　47

▌腟式単純子宮全摘術　　　　　　　　　　　　　　　　60
　1　手術時の体位　　　　　　　　　　　　　　　　　　60

▌子宮脱・膀胱脱・直腸脱の手術　　　　　　　　　　　74
　1　腟式単純子宮全摘術　　　　　　　　　　　　　　　74
　2　膀胱縫縮術　　　　　　　　　　　　　　　　　　102
　3　前腟壁形成術　　　　　　　　　　　　　　　　　103
　4　後腟壁形成術　　　　　　　　　　　　　　　　　106

▌腟閉鎖術―ルフォー手術　　　　　　　　　　　　　111
　1　腟閉鎖術の適応と問題点　　　　　　　　　　　　111
　2　手術手技　　　　　　　　　　　　　　　　　　　112

▌バルトリン腺囊腫 造袋術・摘出術　　　　　　　　　120
　1　バルトリン腺囊腫造袋術（marsupialization）　　　120
　2　バルトリン腺囊腫摘出術（cystectomy）　　　　　124

▌単純外陰摘出術（simple vulvectomy）　　　　　　　127
　1　単純外陰摘出術の手術手順　　　　　　　　　　　127

▌付属器の手術　Ⅰ　　　　　　　　　　　　　　　　132
　1　付属器の解剖学　　　　　　　　　　　　　　　　132
　2　付属器切除術（salpingo-oophorectomy, adnexectomy）　135

▌付属器の手術　Ⅱ　　　　　　　　　　　　　　　　141
　1　卵管摘出術（salpingectomy）　　　　　　　　　　141
　2　卵巣摘出術（oophorectomy），卵巣楔状切除術（wedge resection of ovary）　147

付属器の手術　Ⅲ-1　　　　　　　　　　　　　　　151
　1　嚢胞摘出術（cystectomy, enucleation）　　　151

付属器の手術　Ⅲ-2　　　　　　　　　　　　　　　157
　1　広間膜に発生した卵巣嚢腫の摘出（removal of intraligamentous cyst）　　　157

円錐切除術／LEEP法　　　　　　　　　　　　　　166
　1　子宮頸部円錐切除術（conization of uterine cervix）　　　166
　2　Sturmdorf縫合　　　166
　3　LEEPコニゼーション　　　174

索引　　　　　　　　　　　　　　　　　　　　　　176
付録ＤＶＤについて　　　　　　　　　　　　　　　179

著者略歴

藤井信吾(ふじい　しんご)
- 1971年　京都大学医学部卒業
- 1971年　京都大学医学部産婦人科入局
- 1973年　市立伊勢総合病院婦人科医長
- 1980年　京都大学助手(産婦人科)
- 1985～86年　ジョンズ・ホプキンス大学留学
- 1985年　京都大学講師(産婦人科)
- 1991年　信州大学教授(産婦人科)
- 1997年　京都大学教授(婦人科産科)
- 2007年　京都大学名誉教授
- 2007年　国立病院機構京都医療センター院長
- 2011年　公益財団法人田附興風会医学研究所北野病院理事長・病院長
- 2016年　公益財団法人田附興風会医学研究所北野病院理事長

関山健太郎(せきやま　けんたろう)
- 2001年　京都大学医学部卒業
- 2001年　京都大学医学部産婦人科入局
- 2003年　大阪赤十字病院(産婦人科)
- 2005年　天理よろづ相談所病院(産婦人科)
- 2007年　国立病院機構京都医療センター(現婦人科病棟医長)
- 2014年　天理よろづ相談所病院(産婦人科)
- 2016年　公益財団法人田附興風会医学研究所北野病院(産婦人科)

落合和徳(おちあい　かずのり)
- 1974年　東京慈恵会医科大学卒業
- 1974年　東京慈恵会医科大学産婦人科入局
- 1978～81年　米国オハイオ州ケースウエスタンリザーブ大学留学
- 1987年　東京慈恵会医科大学講師(産婦人科)
- 1996年　東京慈恵会医科大学助教授(産婦人科)
- 2000年　東京慈恵会医科大学教授(産婦人科)
- 2004年　東京慈恵会医科大学附属病院副院長(兼務)
- 2014年　東京慈恵会医科大学特命教授

子宮筋腫核出術

はじめに

　子宮筋腫は，子宮に多中心性に発生し，臨床的に良性の経過をとる平滑筋腫瘍である．子宮筋腫の発生過程は未だに不明な点が多いが，子宮筋の中に筋腫の核となる細胞が発生し，これが性成熟期の性ステロイドの影響のもとに育まれ，徐々に増大してくるものと考えられる．このように，子宮筋の中で多中心性に増殖を始めた筋腫は，周囲の子宮筋から圧排されつつ増大するためか球形の腫瘤となり，あるものは漿膜下に，あるものは粘膜下にも移動させられる(図1)．そして，これらの筋腫は，子宮にさまざまな変形をもたらすとともに子宮筋腫に関連した臨床症状を引き起こすものと考えられる．

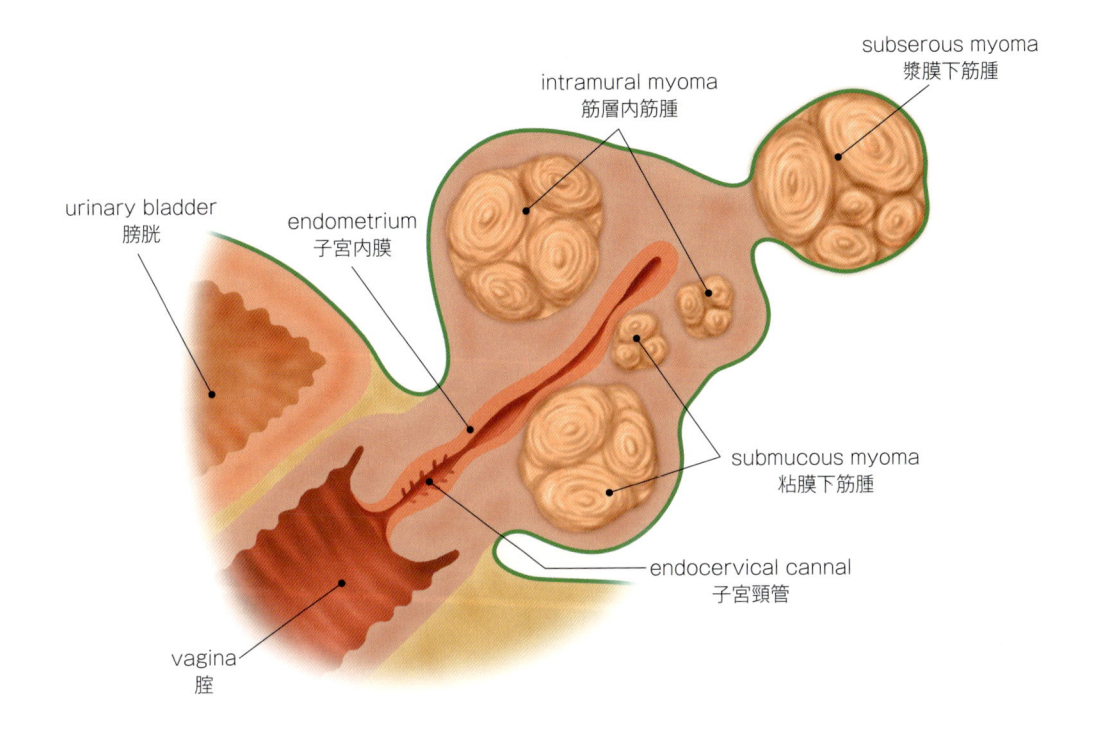

図1　子宮筋腫の発達部位と名称

1　子宮筋腫の治療に対する手術術式

　過多月経や貧血の強い筋腫，あるいは急速にサイズが増大する筋腫で妊孕性を考慮しないでよい場合には，単純子宮全摘出術が一つの選択肢である．

　もう一つの外科的手術は，子宮筋腫核出術（myomectomy）である．子宮筋腫が妊娠や分娩などの生殖機能を障害している場合，筋腫だけを取り出し子宮をもとの状態に戻して生殖機能の回復を図ることを目的として行う手術が子宮筋腫核出術であり，子宮を温存する機能保存手術である．したがって，筋腫核出術は，筋腫の発育の特徴を上手に利用した手術手技であるとともに生殖機能の回復を目的とするものであるから，手術操作自体がもたらす術後の癒着などによる二次的な生殖機能の障害の発生を極力防ぐ努力あるいは工夫を必要とする手術である．

2　術前検査

　筋腫核出術は，ほとんどが挙児を希望する場合に適応となることから，不妊症に対する一般検査が必要である．なかでも，①子宮卵管造影法は卵管の疎通性のみならず子宮の変形や粘膜下筋腫に対する情報を与えてくれる．つぎに，②筋腫の局在，数および大きさを知る検査が必要である．また，子宮が腫大しているものの中には子宮腺筋症が混じっているために，術前に筋腫と鑑別しておく必要がある．通常は，超音波断層法でこれらの検索を行うが，Magnetic Resonance Imaging（MRI）検査を行うと筋腫と腺筋症の鑑別のみならず，筋腫の位置，大きさ，数，これらすべての情報が得られる．これによって術前に核出術の進め方を立案できるし，核出術中にも筋腫の位置や取り残しの確認ができる．つぎに，③子宮鏡検査を行って粘膜下筋腫の有無と子宮の温存手術であるから内膜の異常の有無を必ず検索しておく．粘膜下筋腫で有茎性に子宮内腔に突出した筋腫は，超音波画像ガイド下に子宮鏡も併用して捻除術を施行し摘出する．

3　術前対策

　筋腫核出術はある程度の出血が予想されるために，貧血の改善を図っておかなくてはならない．過多月経の程度が強く，筋腫が骨盤腔を占拠するほどの大きさや，粘膜面に突出した筋腫が存在する場合には，GnRHアナログを投与して月経を止め貧血の改善を試みる．4カ月間の投与で著明に筋腫が縮小するものがあり，これは貧血の改善のみならず筋腫核出術を容易にし，子宮への血流量が減少していることから術中出血も減少させることができる．手術日は，月経周期の卵胞期に行うほうが，出血量の軽減と妊娠子宮に万一操作を加える危険性を避ける意味で望ましい．また，骨盤内の感染症が疑われるときは，手術を避けるべきである．

4　開腹の方法

　開腹の方法は腹壁正中切開で十分な視野と操作範囲が得られるようにする．しかし，Pfannenstiel切開（横切開）でも非常に巨大な筋腫でない限り問題ない．

5　核出術の要点

　①術中出血を軽減させる方法の工夫，②術後の癒着を少なくするような手術操作と子宮への切開の仕方の工夫，③術後癒着防止剤の工夫，などにある．

6　核出術中の出血軽減法

　筋腫の数が少なく，しかも小さい場合は必要ないが，それ以外の場合は子宮峡部やや上方に止血帯を巻いて子宮動脈上行枝の血流を減少させることができる．子宮峡部頭側の左右広間膜は，子宮背側から透見できるほどに前葉と後葉が接しているので，子宮峡部左右の広間膜を透見し，血管や

尿管などがないことを確かめて鉗子を貫通させることができる（図2）．ネラトンカテーテルは子宮峡部頭側を1周するように巻きつけて子宮峡部前方で結んで絞扼して子宮体部への血流を減少させる（図3A，図3B）．広間膜の透見度が悪い場合は，まず広間膜前葉そして後葉，それぞれに少し切開を加え，広間膜腔の結合組織を剥離する．そして動静脈，尿管が存在しないことを確認してケリー鉗子を貫通させる．子宮動脈上行枝の血流を遮断するためには，強く絞扼する必要がある．成書には卵巣提索を圧迫して卵巣動静脈からの血流を減少させる方法を併用することが記載されているが，この処置は通常は不必要である．子宮峡部絞扼方法が使用できない症例（子宮頸部筋腫など）には，生理食塩水で希釈したバソプレシンを筋腫腫瘍周囲の子宮筋層に局注して血流を減少させる．

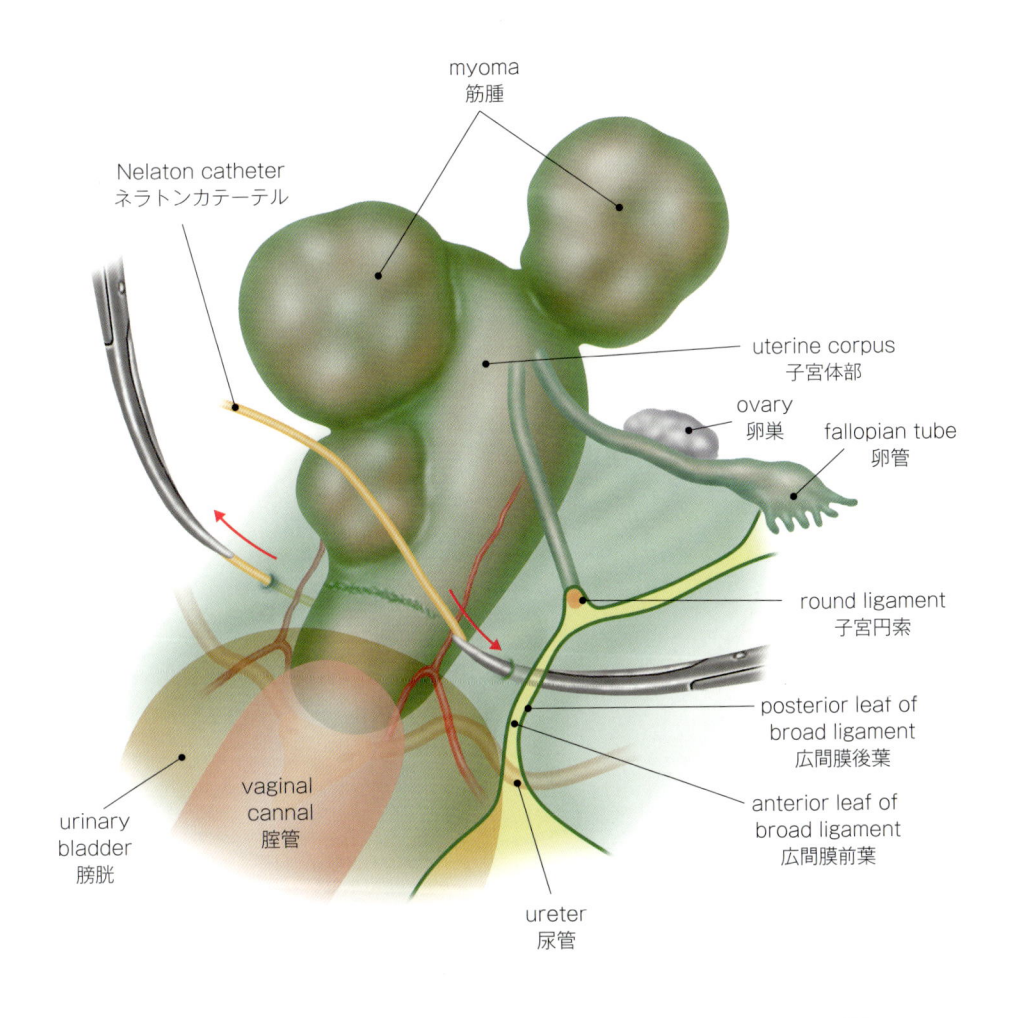

図2 子宮筋腫核出術中のネラトンカテーテルを使用した出血軽減法

子宮左方の広間膜後葉から前葉に貫通したケリー鉗子でネラトンカテーテルの先端をはさみ，子宮頸部背側を通して右方の広間膜前葉に抜いたネラトンカテーテル装着手順の図．

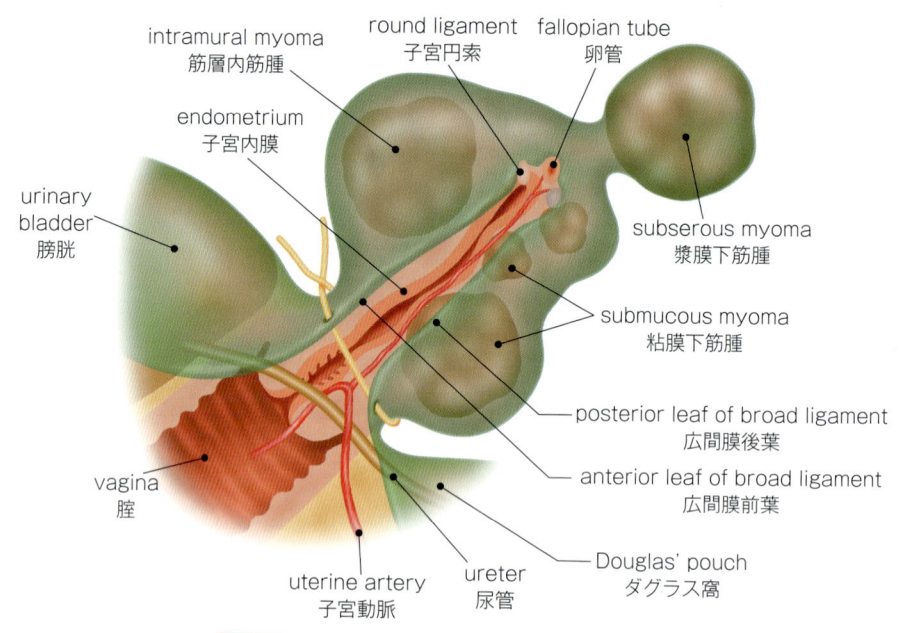

図 3A ネラトンカテーテルを装着した側面図

左右の広間膜を貫通させ，子宮峡部頭側で結んで子宮動脈を圧迫して，出血量を軽減させる目的で装着したネラトンカテーテルの側面図．本図は子宮筋腫核出術の説明をわかりやすくする目的で卵管と子宮円索を省略し，広間膜腔もその中を走る子宮動脈と尿管の関係，さらに子宮内膜も透見した形の図を作成した．子宮筋腫核出術を説明するための本書における基本図となっている．

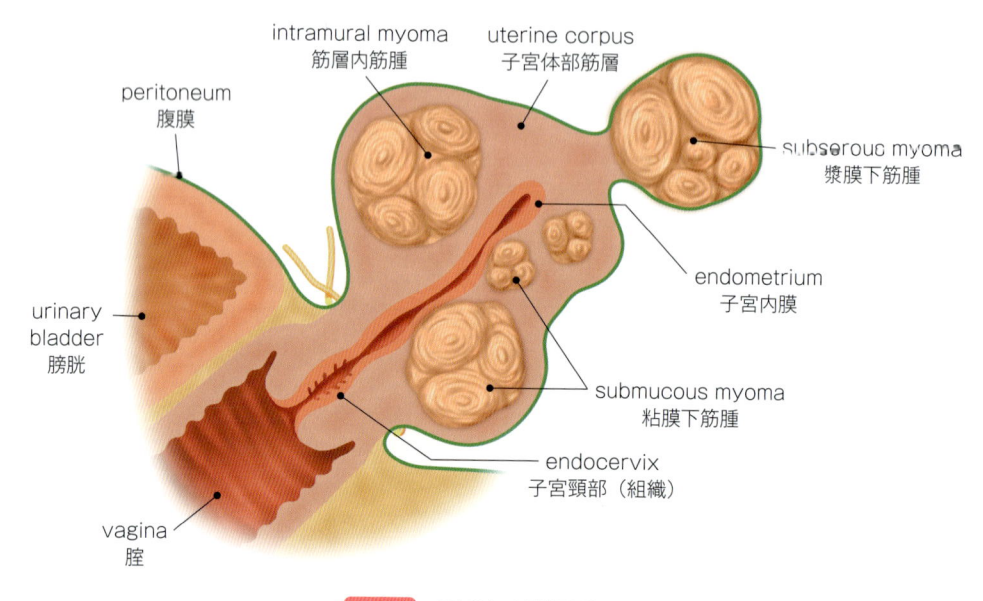

図 3B 図 3A の断面図

7 手術の進め方

❶ 有茎性漿膜下筋腫の場合(図4A～7B)

有茎性漿膜下筋腫は子宮壁の茎周囲にくさび型の切開を加えそれを縫合すればよい．

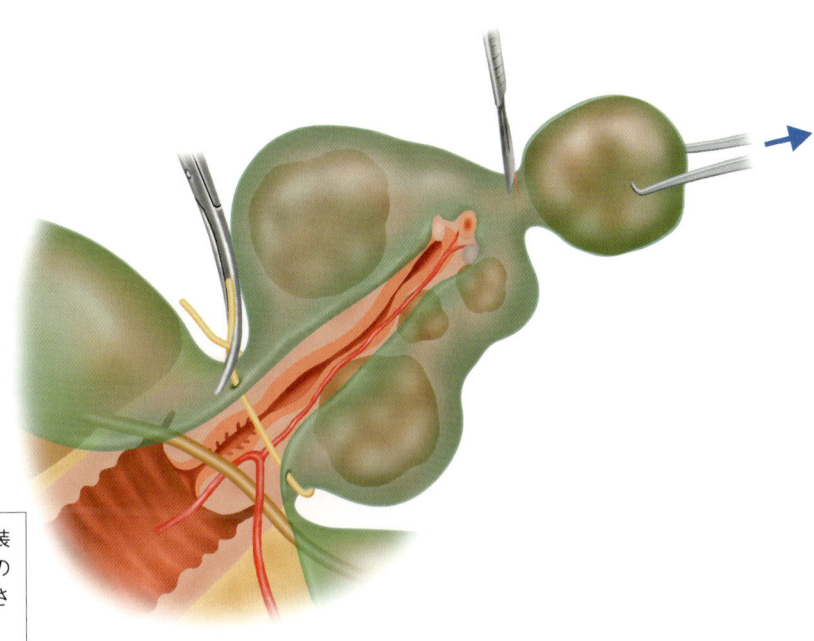

出血量を軽減させる目的で装着したネラトンカテーテルの交叉部位をケリー鉗子ではさんで圧迫程度を調節する

図4A 有茎性漿膜下筋腫の場合
漿膜下筋腫に単鉤をかけて牽引し，できるだけ筋腫腫瘤に近い部分の子宮筋層にメスで切開を加える．

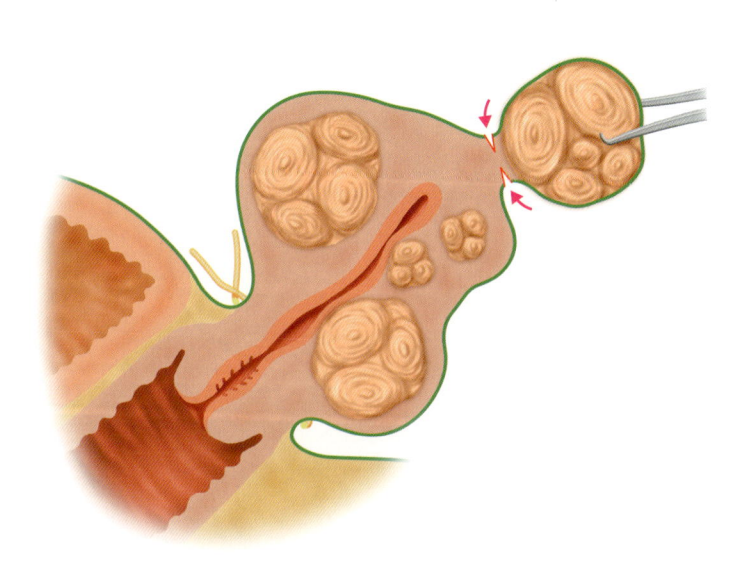

図4B 図4Aの断面図
メスを用いて矢印の方向に筋層切開を加える．

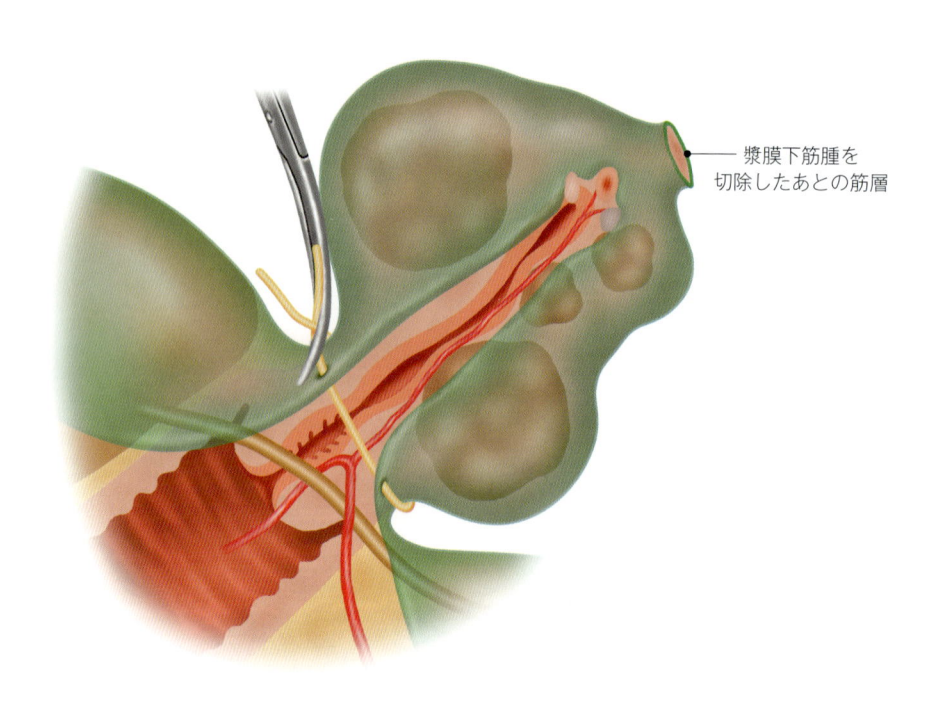

図5A 漿膜下筋腫を切除した時の子宮筋層
― 漿膜下筋腫を切除したあとの筋層

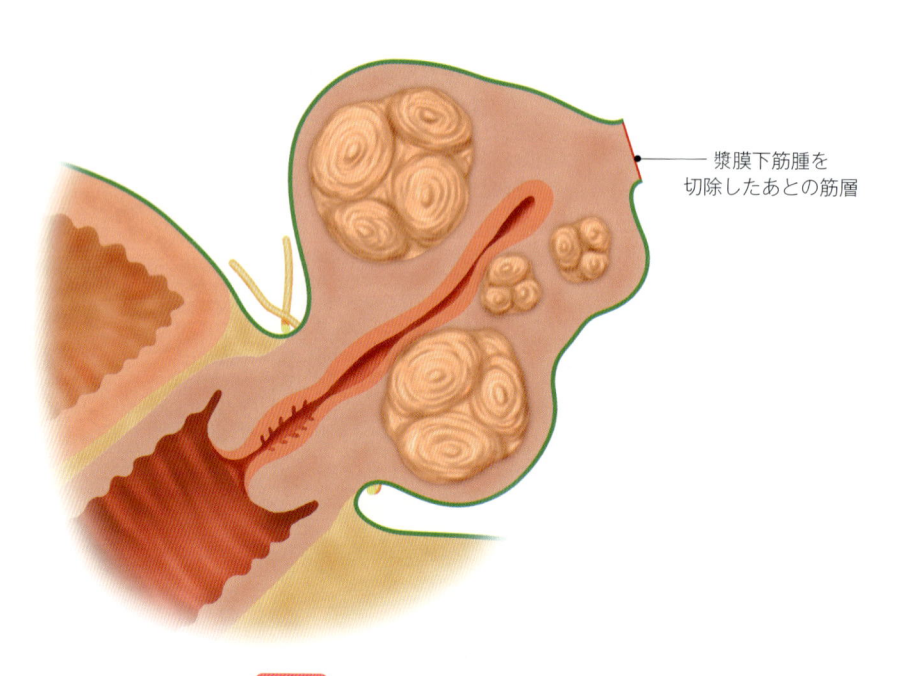

図5B 図5Aの断面図
― 漿膜下筋腫を切除したあとの筋層

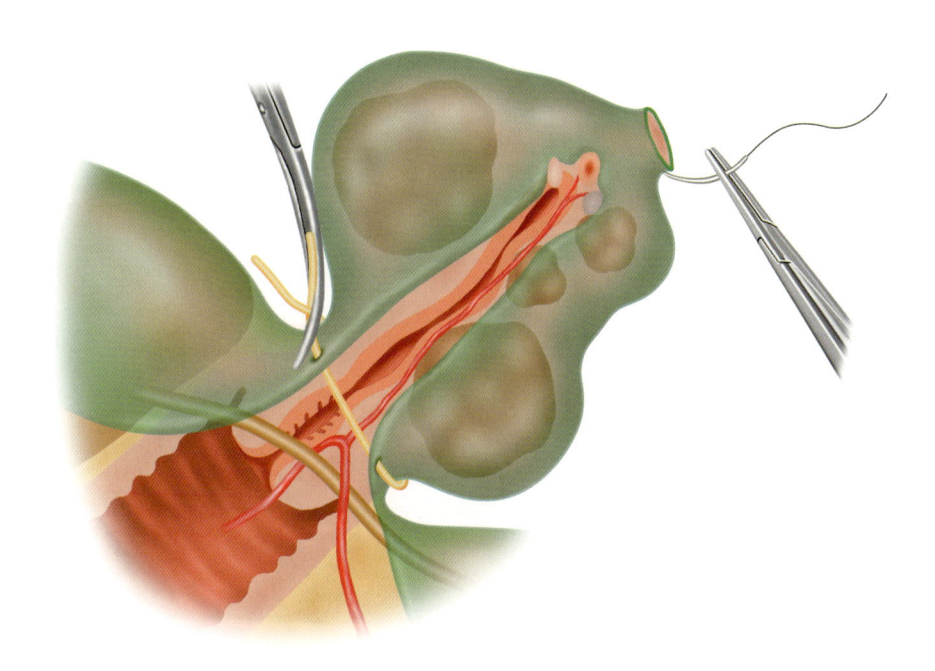

図 6A 漿膜下筋腫切除後の筋層縫合
漿膜下筋腫を切除した筋層に吸収糸を用いて縫合している図.

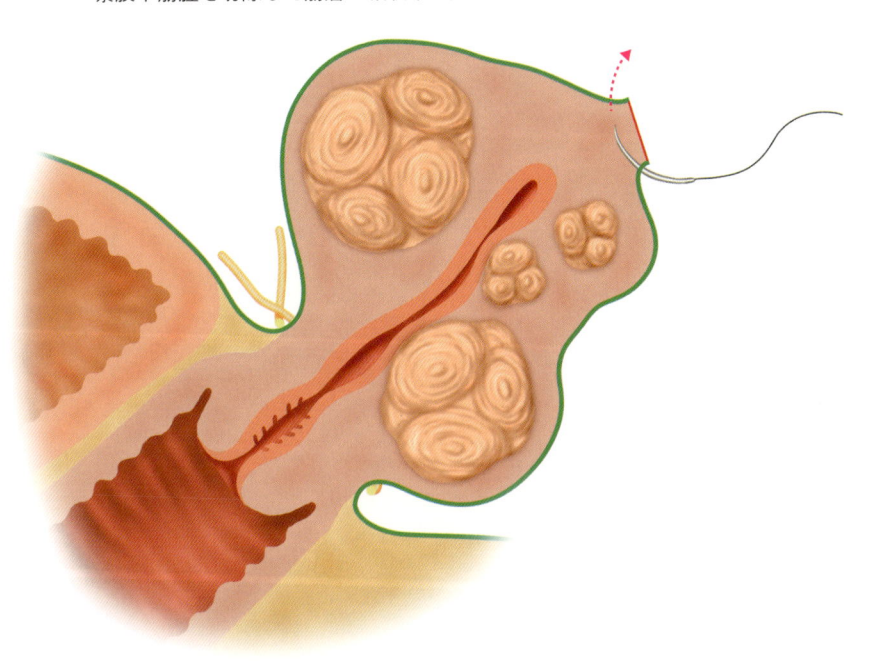

図 6B 図 6A の断面図

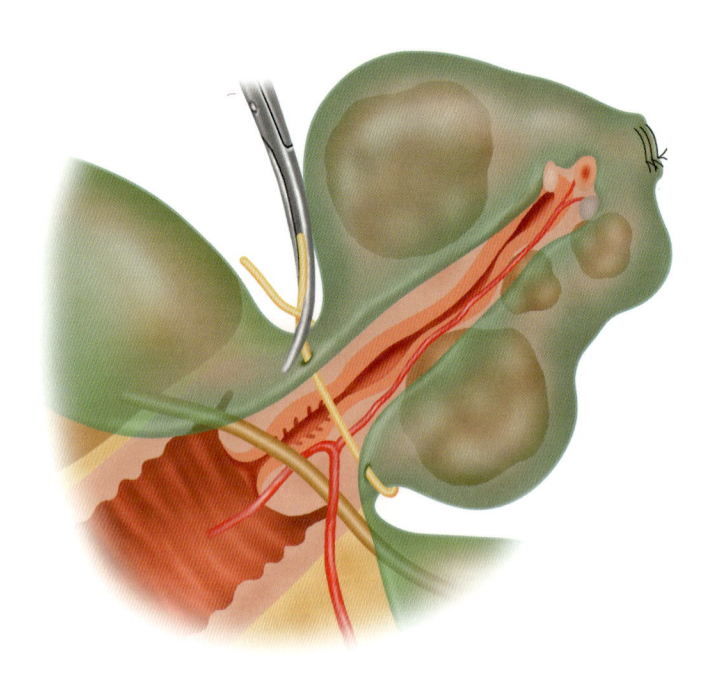

図7A　漿膜下筋腫切除後の筋層縫合終了図

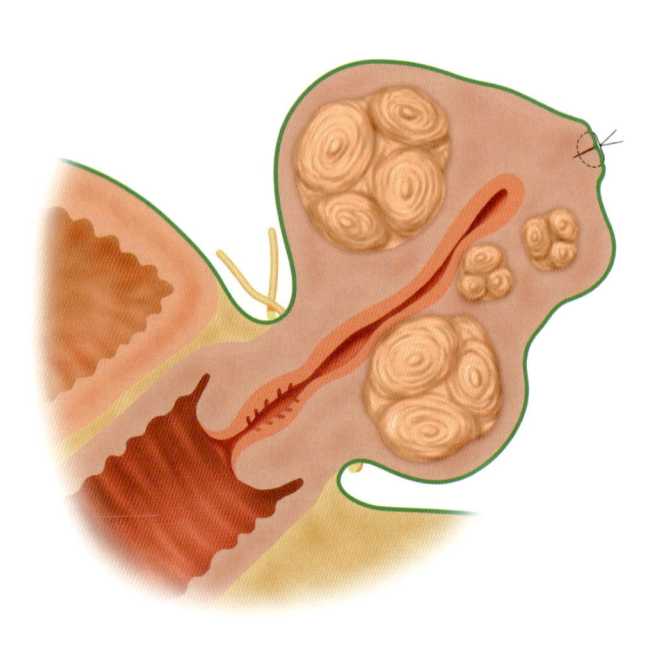

図7B　図7Aの断面図

❷ 筋層内筋腫の場合

　子宮前壁に存在する筋層内筋腫を核出する場合の子宮壁の切開は左右の卵管間質部を必ず避けて，筋腫の頂点と思われる部分にメスで一本の横あるいは縦切開を加える（図 8A）．このとき，メスでの切開は筋腫腫瘤自体にも割面を入れる深さが必要である（図 8B，図 8C）．これで筋腫と子宮筋層との境界を明瞭にする．不十分な筋層切開で核出を始めると，筋腫で圧排された子宮筋層（筋腫被膜とも称している）を筋腫の周囲に取り巻いた形で核出する形になり，出血量の増加と筋腫の底面が子宮内膜に近いものでは子宮内腔に到達してしまう原因となる．

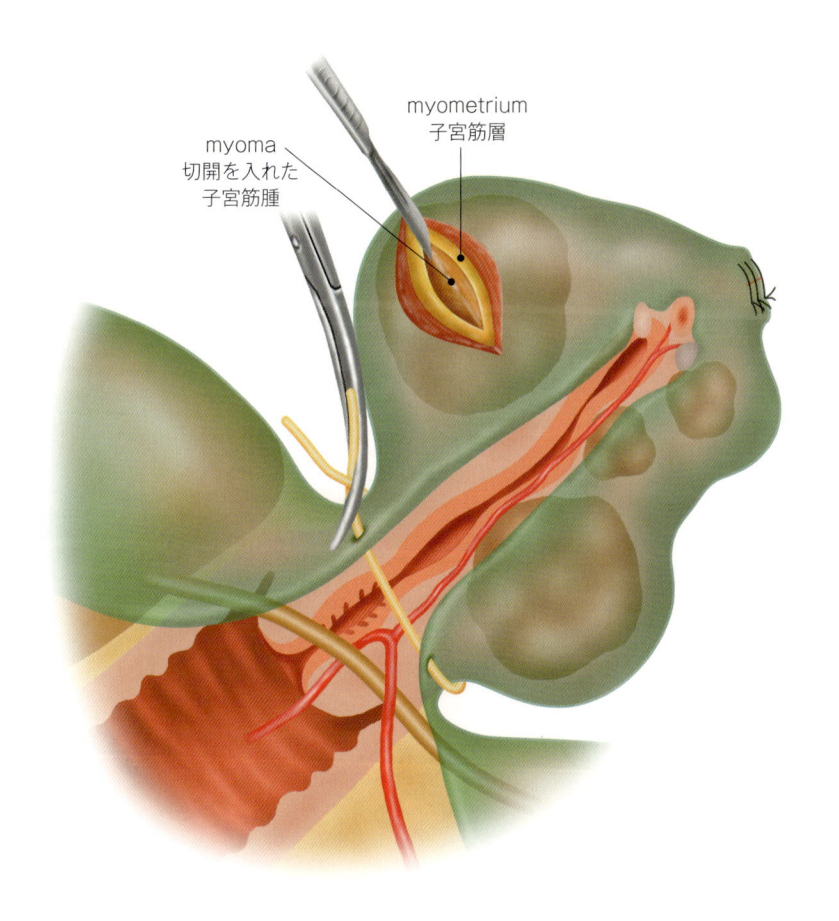

図 8A　筋層内筋腫の場合
―筋層の切開―筋層とともに筋腫腫瘤にまでメスで切開を加えた図．
筋腫核出術で大切なことは，子宮筋層にメスで切開を加える際に，筋層のみならず筋腫腫瘤自体にも切開を加えることである．このことによって，正常子宮筋層と筋腫腫瘤の境界が初めて明瞭となる．

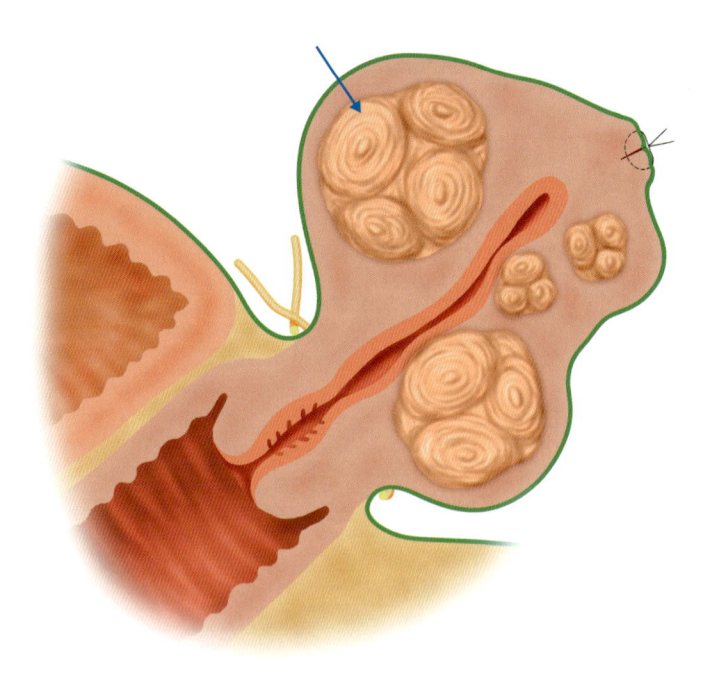

図 8B 図 8A の断面図
矢印の方向にメスで切開を加える．筋腫腫瘤にも切開を加えることを強調している．

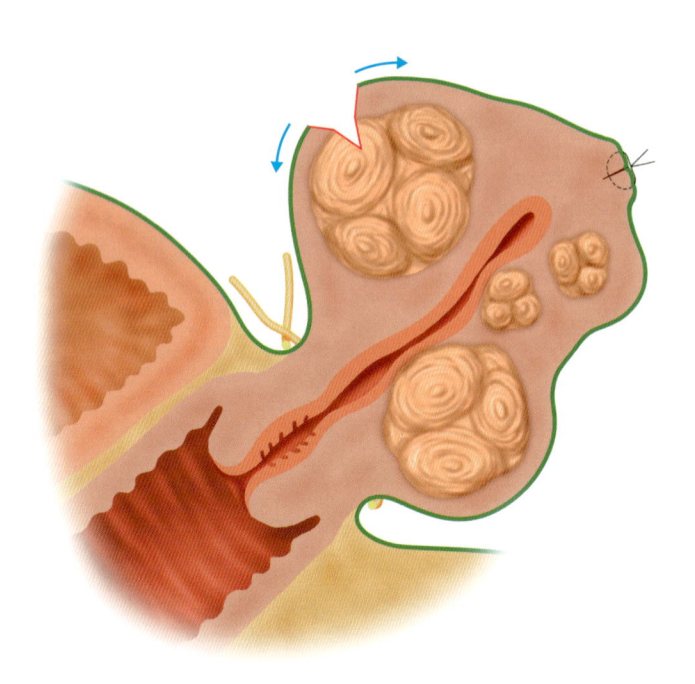

図 8C 図 8A，図 8B の断面図
筋腫腫瘤にまでメスで切開を加えた図．通常は，正常子宮筋層に収縮力があるために筋腫腫瘤までメスで切開を加えると，正常子宮筋層は矢印の方向に動き，筋腫腫瘤が突出してくる形となる．

このようにして明瞭になった筋腫腫瘤そのものに単鉤あるいは双鉤鉗子をかけ牽引する（図 9A，図 9B）．この操作で子宮筋と筋腫腫瘤の境界部分が明瞭になるので，子宮筋と筋腫腫瘤を分離するための剝離操作を行う．筋腫と子宮筋との境界部分を剝離し筋腫に適度な牽引力を加えると，筋腫は筋層から分娩されるように自然に浮き上がってくる．小さな筋腫の場合は筋腫腫瘤そのものに単鉤あるいは双鉤鉗子がかかっていれば，単鉤あるいは双鉤鉗子を回転させながら牽引していくと簡単に筋腫のみが摘出されてくる．

図 9A　筋腫腫瘤に単鉤をかけた図
正常筋層の創端には粘膜鉗子（あるいはコッヘル鉗子でもよい）をかけ，筋腫腫瘤を確認の後，これに単鉤をかけて牽引し，正常筋層と筋腫腫瘤の分離操作に移る．牽引方向を矢印で示した．

正常筋層と筋腫腫瘤の境界部位

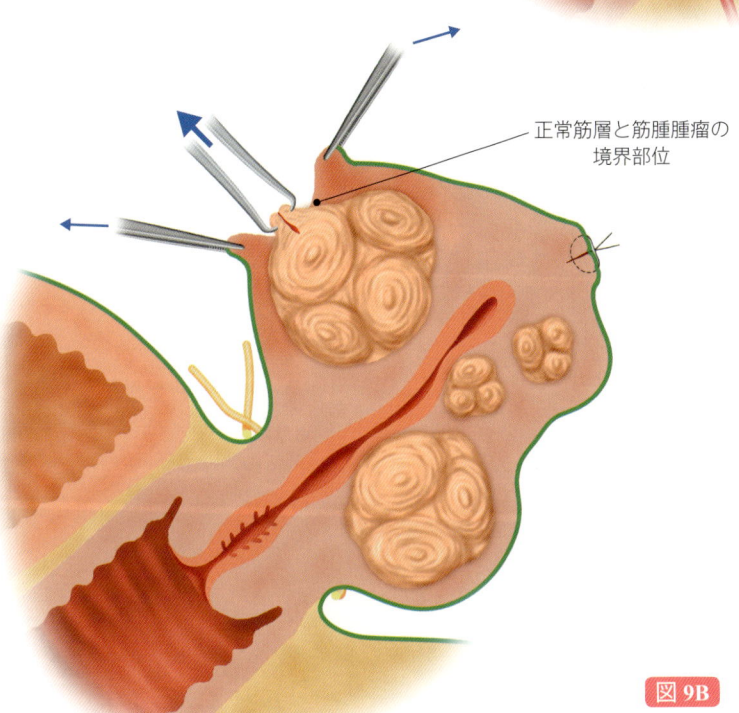

図 9B　図 9A の断面図
矢印は牽引方向を示す．

大きな筋腫の場合は，その剥離に先端が鈍なクーパー剪刀あるいは指先を用いる（図 10A，図 10B，図 10C）．

筋腫腫瘤にかけた単鉤を強く牽引し，正常筋層も側方に牽引しながら，クーパー剪刀あるいは指先を筋腫腫瘤の表面に当てて，腫瘤をこするようにして正常筋層と筋腫腫瘤の分離を行う．筋腫腫瘤を栄養する太い血管があれば，コッヘル鉗子ではさみ結紮・切断する．多くの栄養血管は正常筋層に含まれた形で手術が進行する（図 10A，図 10B）．

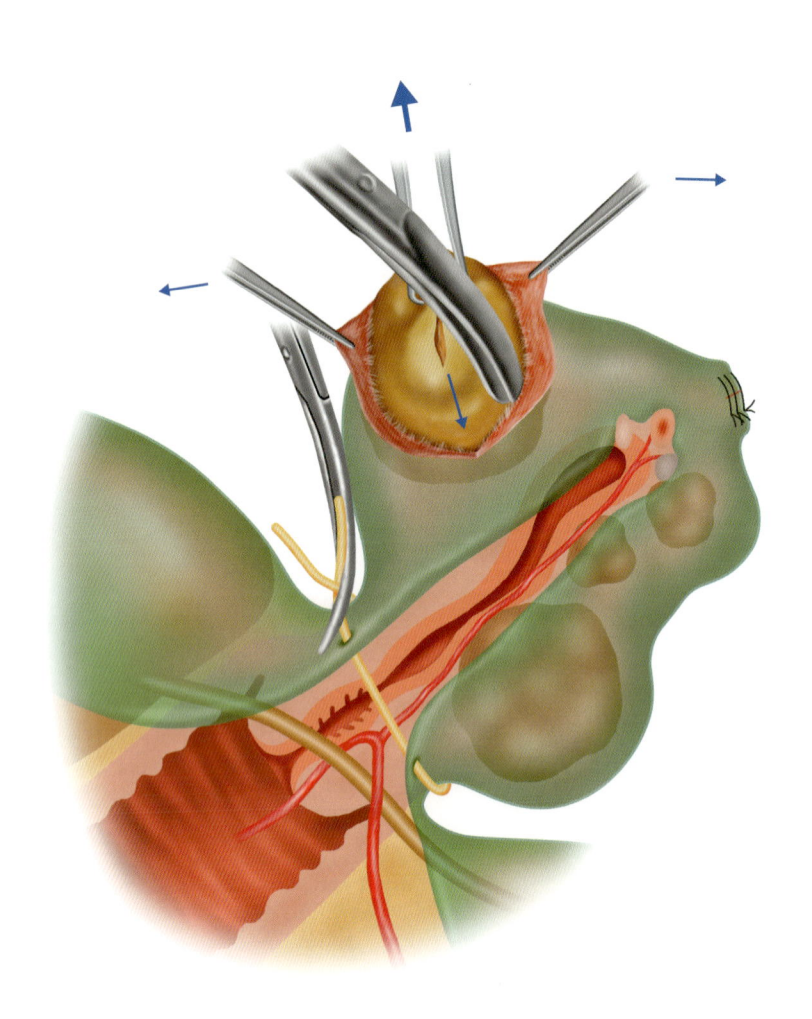

図 10A　正常筋層と筋腫腫瘤の剥離

子宮筋腫核出術 ◆ 13

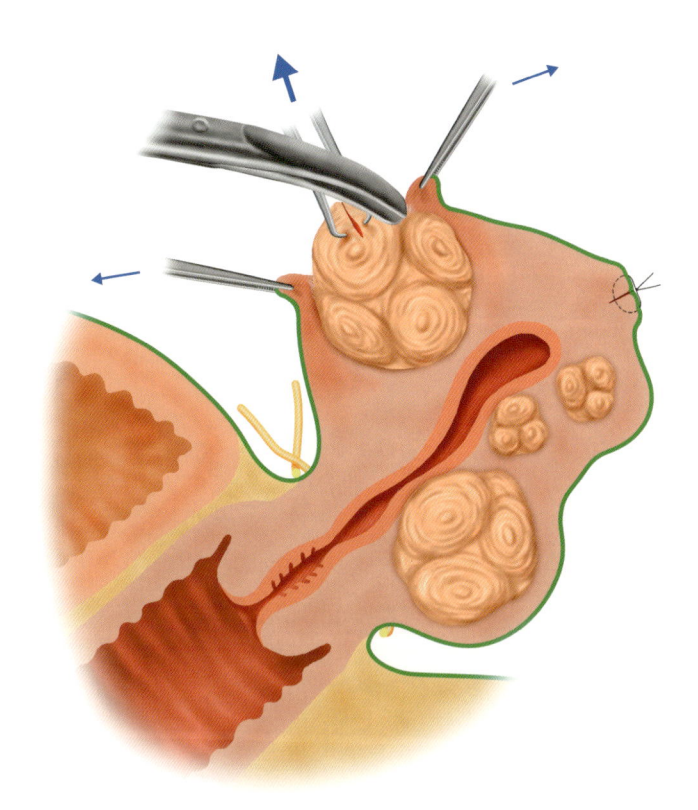

図10B 図10Aの断面図
筋腫腫瘤を牽引し正常筋層との境界部位をクーパー剪刀で剥離している図.

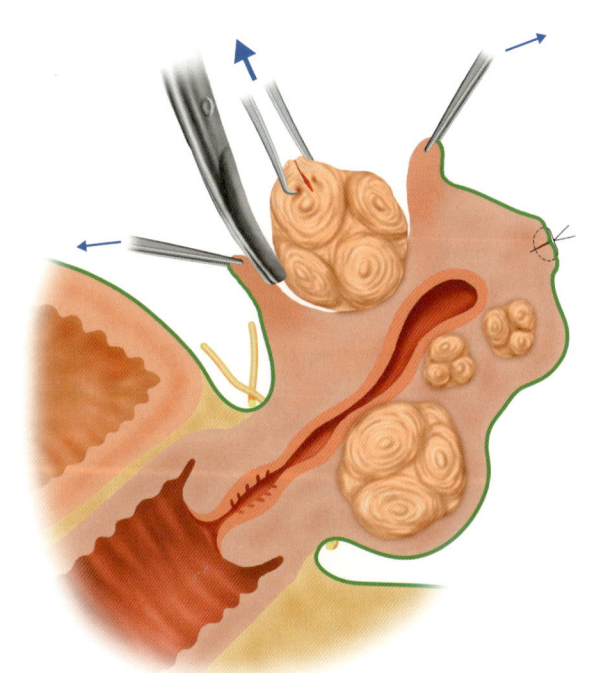

図10C 図10Bの手術操作をもう少し進めた図
筋腫腫瘤の表面にクーパー剪刀を押しあてながら正常筋層を剥離していく状態を図示してある.

剥離は筋腫腫瘤の表面に沿って進めて行く．すなわち，クーパー剪刀の先端あるいは指先が筋腫腫瘤の表面から離れないように剥離を進める．筋腫への栄養血管が存在すれば結紮・切断する．通常，結紮・切断する箇所は少なく，鈍的な剥離で十分であり，先端が鋭利な器具を使わなくてはならない必然性はない．筋腫が大きくその底面が子宮内膜に近いものでは，その底面の剥離を慎重に行う（図11A，図11B）．

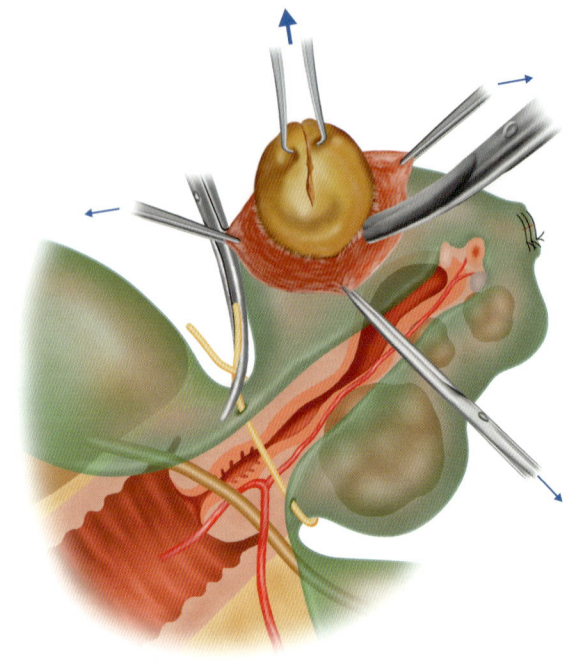

図11A　筋腫腫瘤底面の操作
筋腫腫瘤の底面操作においては，その底面と子宮内膜との距離が短いことから，注意深い作業が必要である．できるだけ筋腫腫瘤の表面に沿った剥離が必要である．どうしても剥離が簡単でない結合組織はクーパー剪刀で切断する．

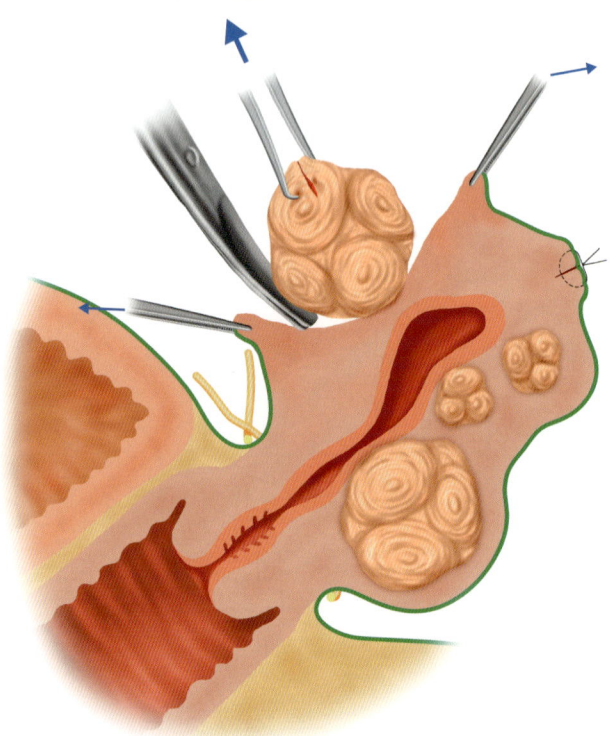

図11B　図11Aの断面図
筋腫腫瘤の底面は子宮内膜との距離が近い．常に筋腫腫瘤の表面から離れない形で剥離を進めていく．

子宮内膜(粘膜)面に突出した筋腫であっても剥離面を間違えていなければ(筋腫被膜を子宮筋に付けた剥離)子宮内膜側に薄く残っている子宮筋を傷つけることなく核出できる(図12).しかし,子宮内膜側の子宮筋が極めて薄い,あるいはほとんどない場合には子宮内腔に穴があくことがある.しかしこのような丁寧な操作を行えば内膜の欠損部はわずかなものとなり,この内膜の欠損部を縫合すればよい(図13).

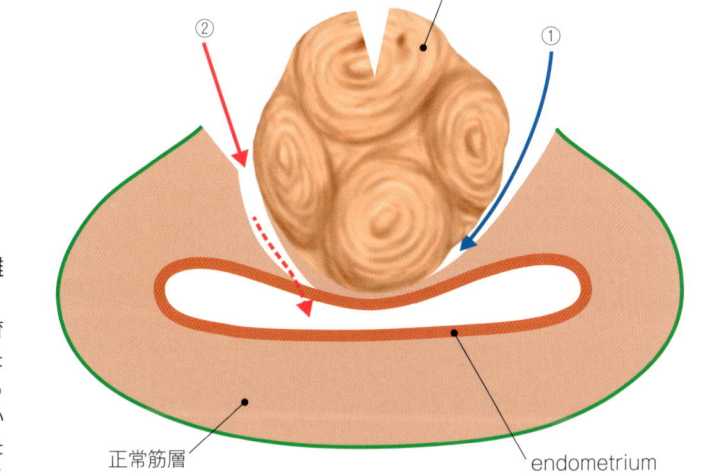

図12 筋腫腫瘤と正常筋層の分離とその問題点
子宮内膜面に突出するような形で発育した筋腫であっても筋腫腫瘤にそった形の正常筋層との分離を注意深く行っていけば内膜面の損傷はほとんどないが(①),正常筋層を筋腫腫瘤に付けた形で分離していくと内膜欠損を生じさせることになる(②).

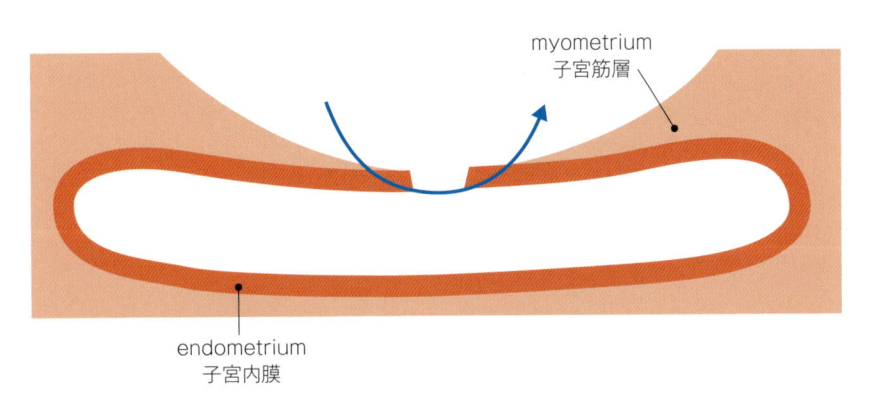

図13 子宮内膜欠損が起きた時の縫合
子宮内膜に欠損が起きても,子宮内膜を図のように吸収糸を用いて縫合すればよい.

核出後の筋層縫合は，もし内膜面が開けば内膜面直下の筋層と内膜を 3-0 吸収糸で縫合・結紮する（図 13）．内膜面が開かなければ，筋腫腫瘤核出後の子宮筋層の深さの状態に応じて，死腔を作らないように筋層縫合を 1-0 吸収糸を用いて一層から二層の結紮縫合で行った後に，漿膜面を 2-0 吸収糸で縫合して切開創を合わせる（図 14 〜図 20B）．

筋腫が後壁に存在する場合に，子宮後壁に切開を加えると卵管卵巣等の術後癒着によって二次性の不妊の原因となることが指摘され，後壁の筋腫も子宮前壁の切開創から子宮内腔を開けて，内膜面から後壁の筋腫を核出する方法などが考案されている．しかし，これは内膜面の癒着や縫合不全の原因ともなりうる過度な配慮の手術と思われる．後壁に直接切開を加え，上記と同様な要領で核出術を行う．ただ，以下に述べる方法で癒着防止に対する対策を十分行う．

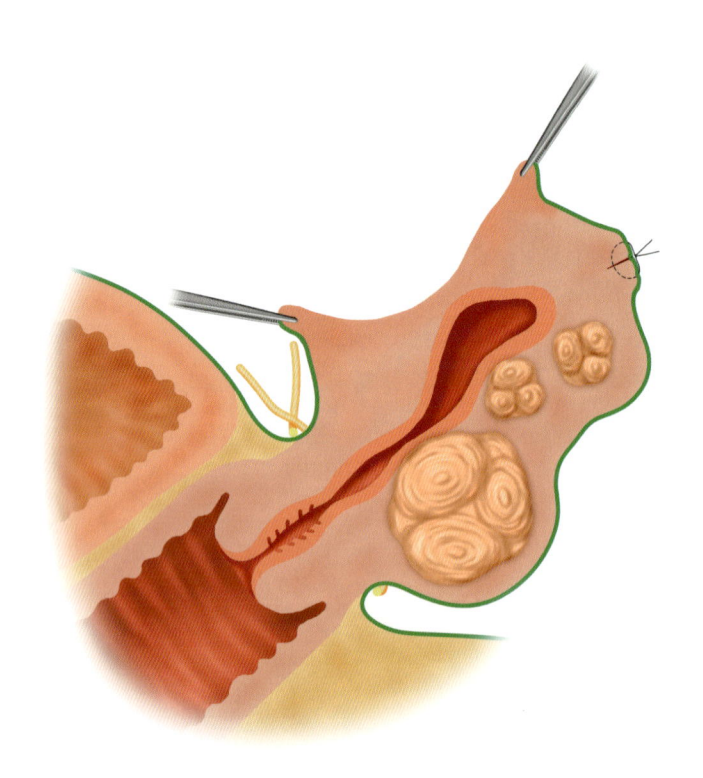

図 14　筋腫腫瘤を核出したあとの子宮筋層と内膜の位置関係の断面図
この状態の筋層に縫合を加えていく．

子宮筋腫核出術 ◆ 17

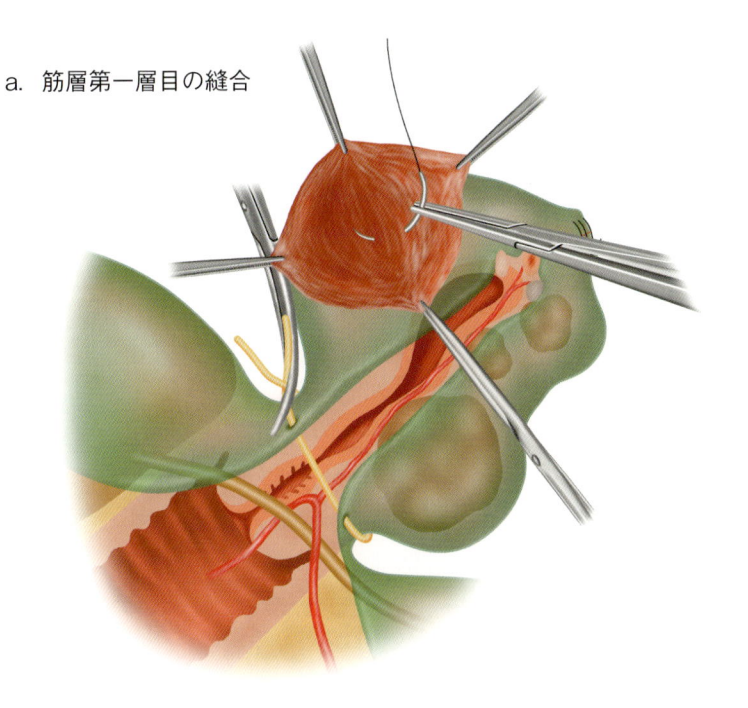

a. 筋層第一層目の縫合

図 15A 筋腫核出後の筋層縫合
子宮筋層の最も深層を吸収糸ですくって縫合する．
この面の縫合の時に死腔を形成しやすい．したがって，筋層を十分すくった形で縫合する．

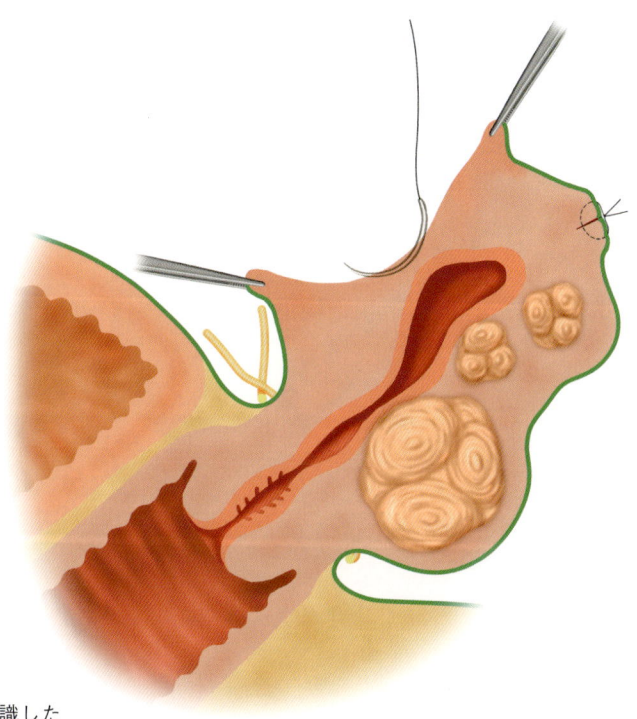

図 15B 図 15A の断面図
筋層縫合と内膜の位置関係を意識した
操作が必要である．

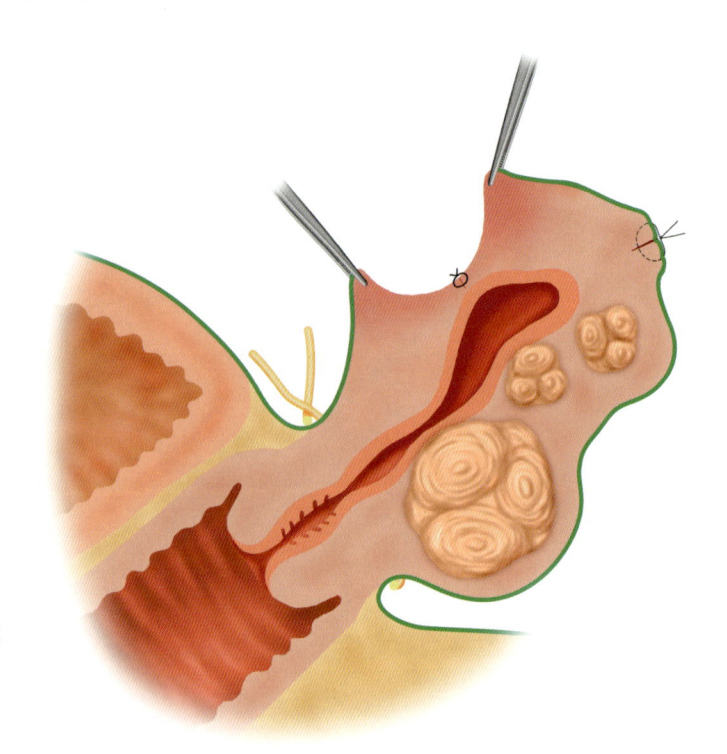

図16 子宮筋層の最も深層に縫合を加えた状態の断面図

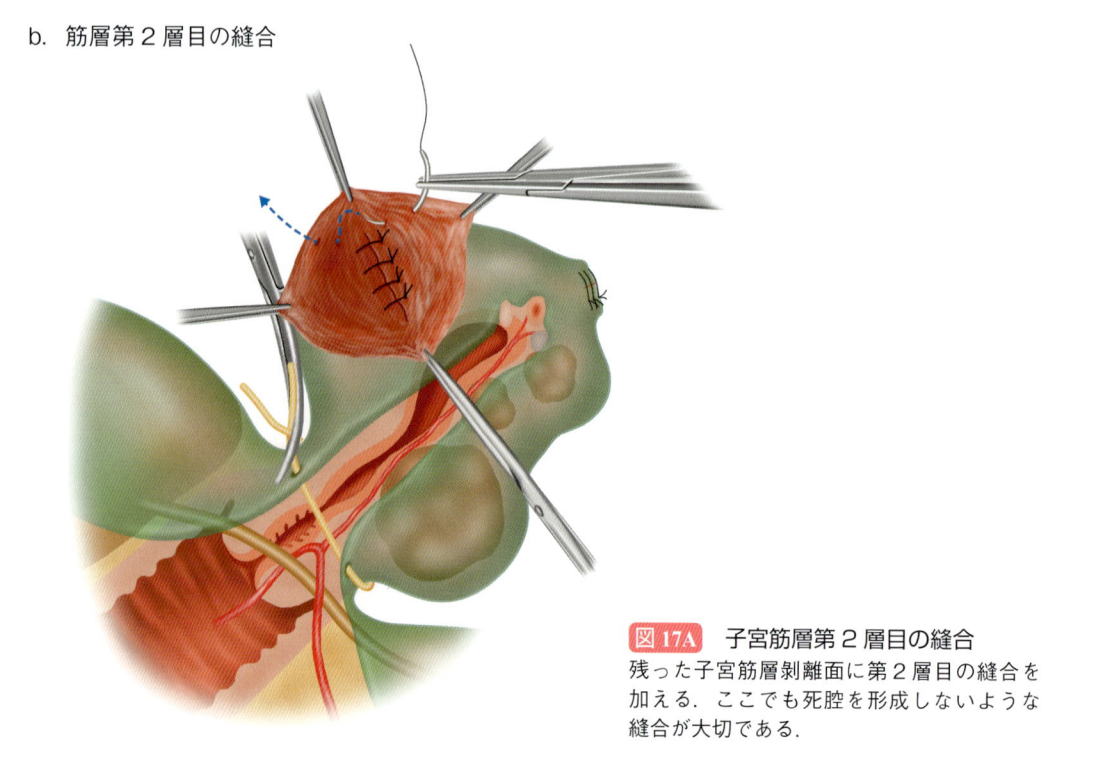

b. 筋層第2層目の縫合

図17A 子宮筋層第2層目の縫合
残った子宮筋層剥離面に第2層目の縫合を加える．ここでも死腔を形成しないような縫合が大切である．

子宮筋腫核出術 ◆ 19

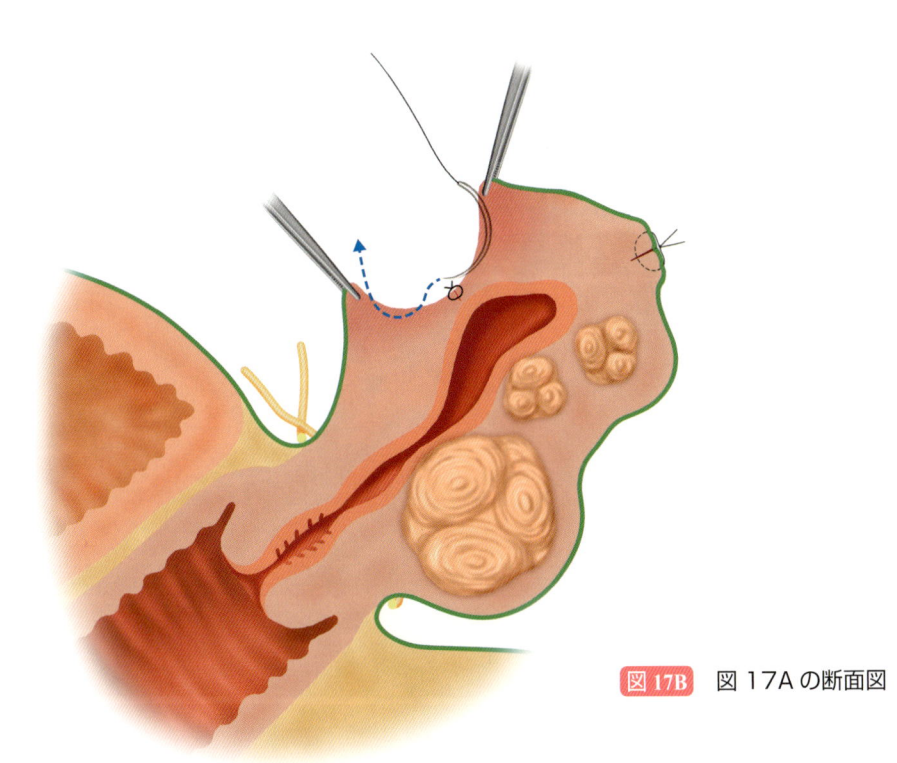

図 17B 図 17A の断面図

c. 第 2 層目の筋層縫合終了の図

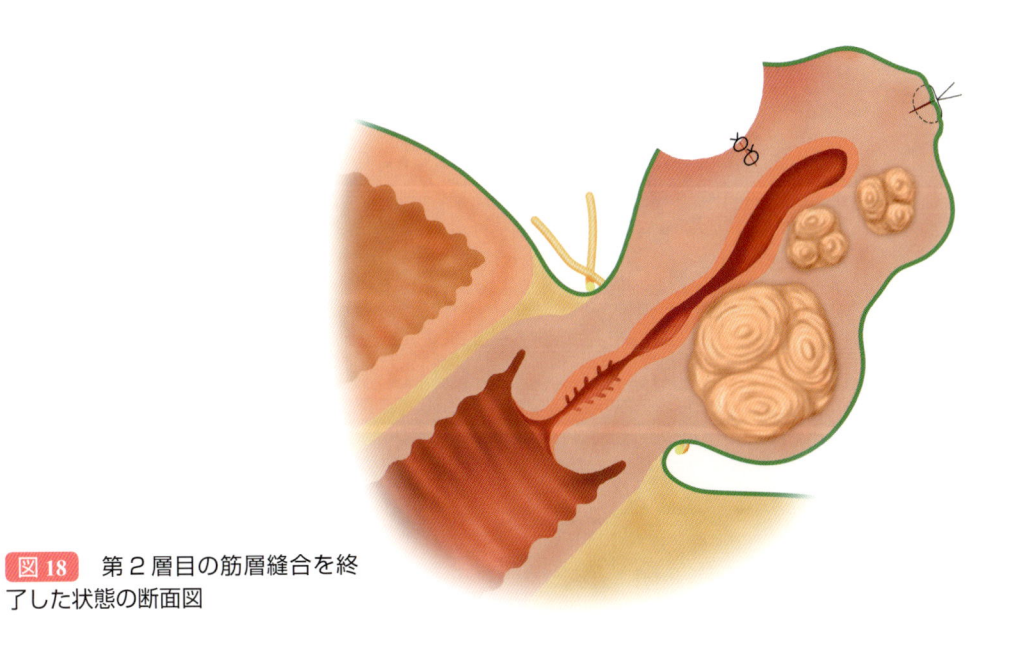

図 18 第 2 層目の筋層縫合を終了した状態の断面図

d. 子宮漿膜面の縫合

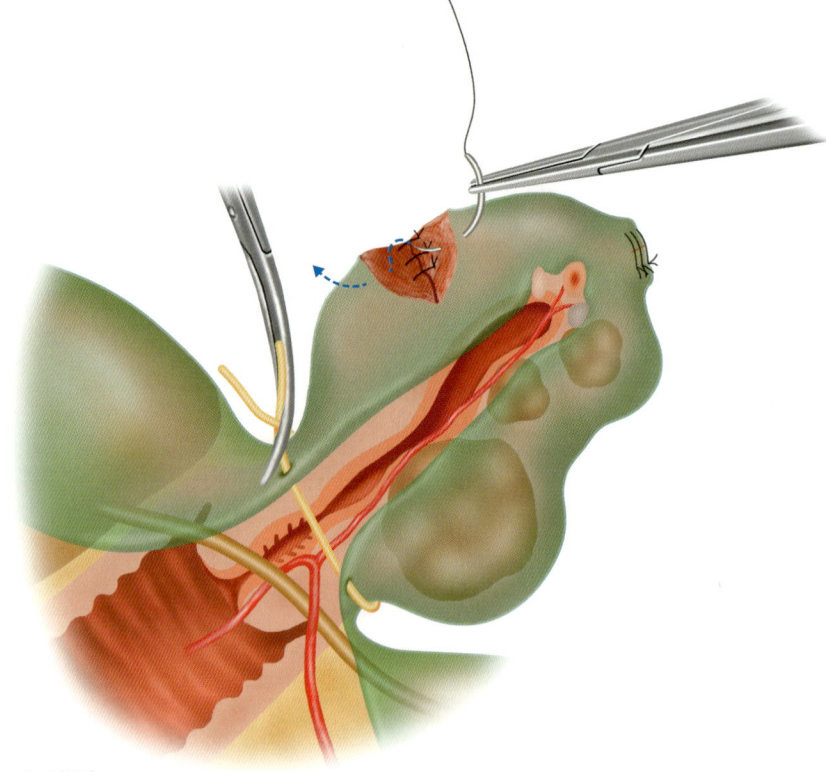

図 19A 子宮筋層の漿膜面からの縫合
子宮体部漿膜面から図のように筋層の創面を合わせるように縫合する.

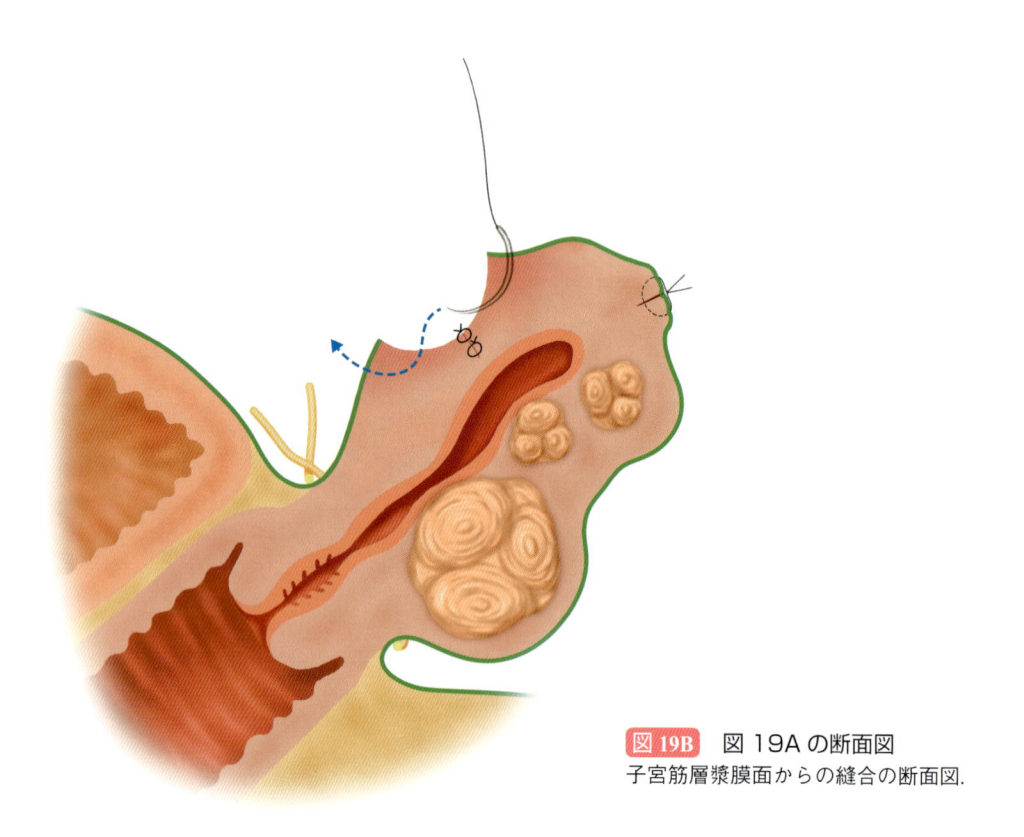

図 19B 図 19A の断面図
子宮筋層漿膜面からの縫合の断面図.

子宮筋腫核出術 ◆ 21

e. 子宮漿膜面の縫合終了の図

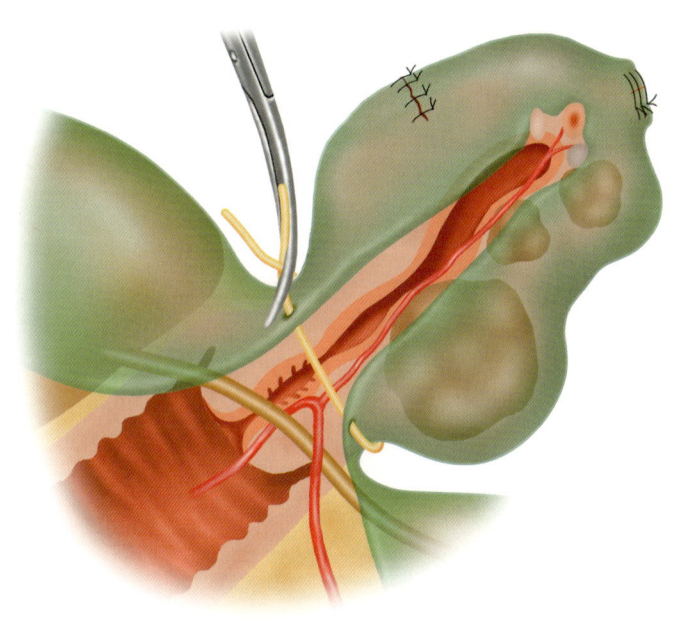

図 20A 子宮筋層漿膜面からの縫合が終了した図
漿膜と漿膜を合わせるように創面を寄せる.

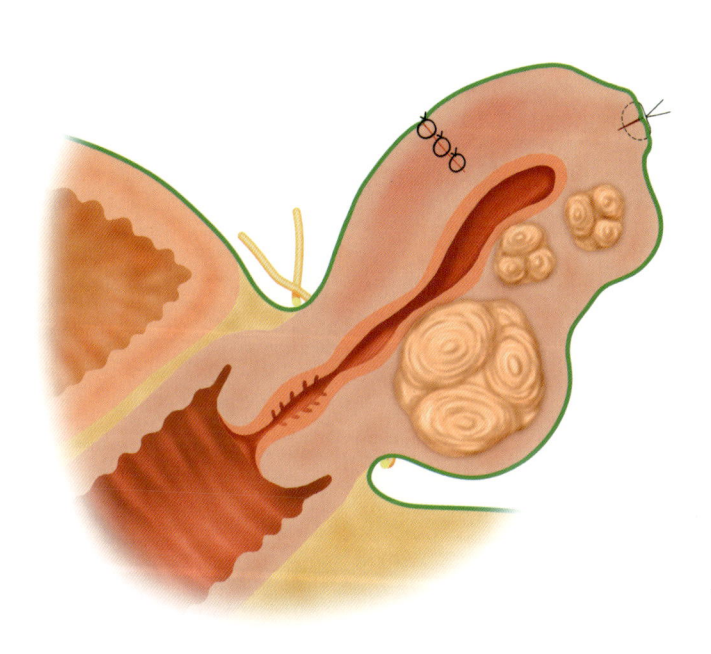

図 20B 図 20A の断面図
子宮漿膜面からの縫合が終了した図.

❸ 子宮頸部に発育した筋腫の場合

子宮頸部に発育した筋腫の核出術は筋腫腫瘤の発育部位と膀胱，尿管，子宮動静脈の関係に注意をはらった手術となる．子宮頸部前壁，側壁，後壁のいずれの部位に腫瘤が存在するのか，MRI画像で確認しておくと核出術のアプローチの仕方を術前にプランニングすることができる．子宮頸部から広間膜腔に突出したような腫瘤の場合は排泄性腎盂撮影を行い，尿管の走行を確かめておくとよい．

1) 子宮頸部のほぼ中央部（前壁あるいは後壁）に発育した筋腫腫瘤の場合

子宮頸部前壁の中央部に発育した筋腫腫瘤の場合には，通常は筋腫腫瘤が膀胱を下から押し上げるような形で発育しているために，膀胱が腫瘤を覆い（図21A），膀胱子宮ヒダも伸展させられていることが多い．膀胱子宮ヒダを確認し，そのやや下方（膀胱頂部より上方）の腹膜に横切開を加え，膀胱を下方に押し下げる操作を行う（図21B）．子宮頸部前面と膀胱間に存在する粗な結合組織を剥離して，腫瘤の最も突出した面をできるだけ広く露出させる．剥離の方向は子宮頸部前面の筋膜に沿って押し下げることが大切である（膀胱側に寄らないようにする）．この時，膀胱三角部がどのような解剖学的位置関係にあるかを意識しておくとよい

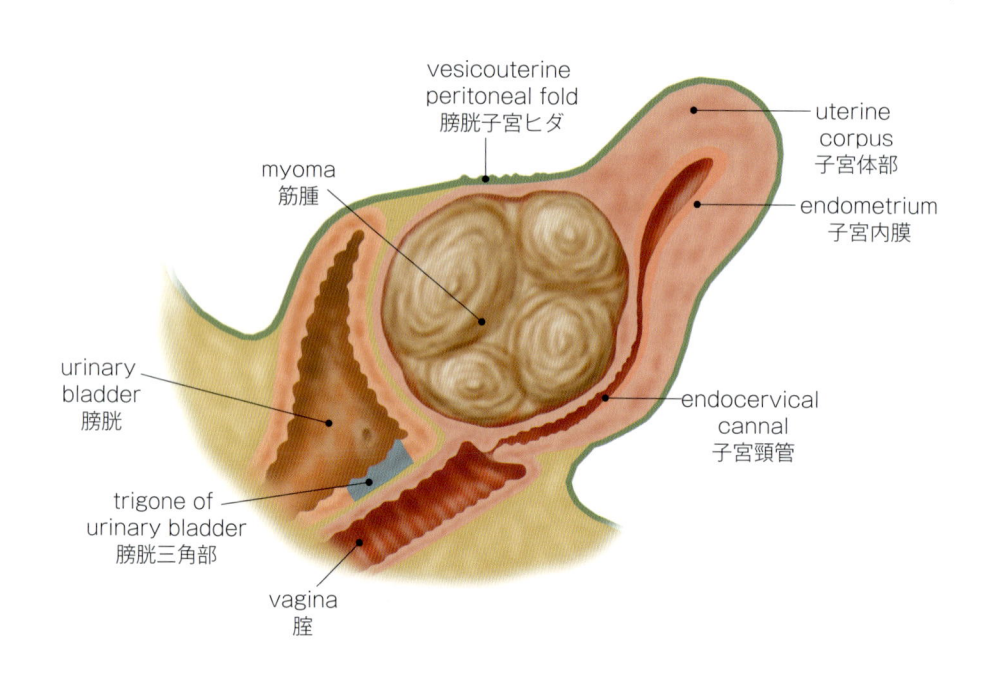

図21A　子宮頸部前壁中央を中心にして発達した筋腫

膀胱を押し上げるような形で発育した頸部筋腫の断面図．この場合は，膀胱子宮ヒダが伸展しているので膀胱子宮ヒダやや下方の腹膜に切開を入れて膀胱を押し下げて，筋腫腫瘤の核出操作に移行する．

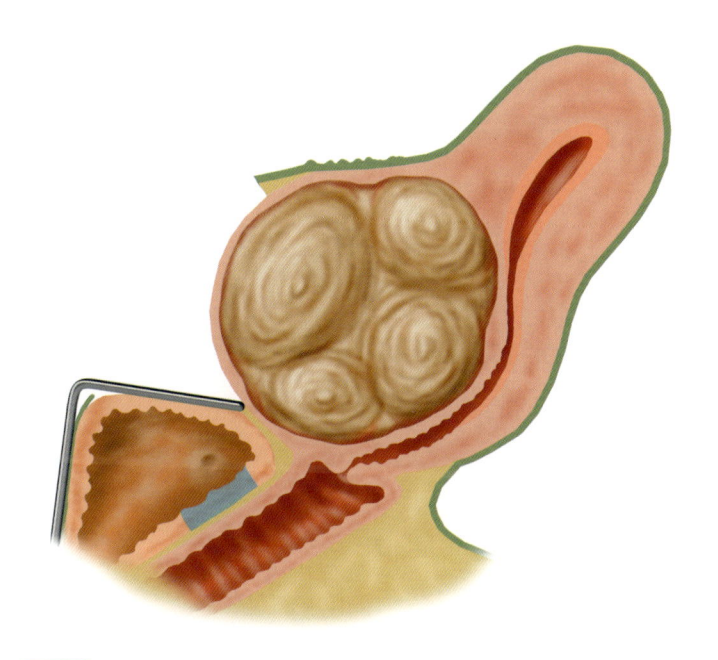

図 21B　子宮頸部前壁中央を中心にして発達した筋腫

膀胱子宮ヒダの腹膜に切開を加えて膀胱を押し下げた図．この状態で子宮頸部にメスで切開を加えて，筋腫腫瘤を核出する．

（参考）頸部筋腫における膀胱三角部の位置

　膀胱三角部は腟壁前面に存在することから（膀胱三角部に影響を及ぼすためには筋腫が腟壁に発育する必要がある），子宮頸部に発育した筋腫の場合には膀胱を子宮頸部前壁から剥離する際に膀胱三角部に影響なく簡単に押し下げることができるはずである．膀胱を押し下げた後に頸部前壁の最も突出した部位（腫瘤の頂点と思われる部位）にメスで切開を加えて筋腫腫瘤を核出する．この時点からの手術手順は，子宮体部に発育した筋腫の場合と同様である．ただし，子宮頸部に発育した筋腫が子宮頸部のほぼ中央部でなくやや広間膜腔の方向にずれている場合には，膀胱を押し下げる方向を間違えないようにする必要がある．子宮頸部の中央部を常に意識して，膀胱を剥離していけば問題ないが，もし剥離操作が側方に進行すると膀胱子宮靱帯前層を傷つけることがあるので注意が必要である．

2) 子宮頸部後壁ほぼ中央部に発育した筋腫腫瘤の場合

　子宮筋腫の腫瘤がダグラス窩腹膜を伸展させ左右の仙骨子宮靱帯も引き伸ばした状態になっていることが多い（図 22A）．

　子宮頸部後壁に発育した筋腫を図示してある．この場合は，直腸と子宮との関係において，ダグラス窩腹膜が伸展されている．

　この場合は，直腸と子宮体部後壁の間の伸展させられたダグラス窩腹膜に切開を加え（図 22B），直腸と子宮頸部後面の間に存在する疎な結合組織を剥離して，腫瘤によって最も突出した子宮頸部後面を露出させて，この部位にメスで切開を加えて筋腫腫瘤を核出する．この時点からの手術手順は，子宮体部に発育した筋腫の場合と同様である．この際の注意点は，直腸と子宮頸部間の剥離において，できるだけ子宮頸部に沿った剥離を進めることである．

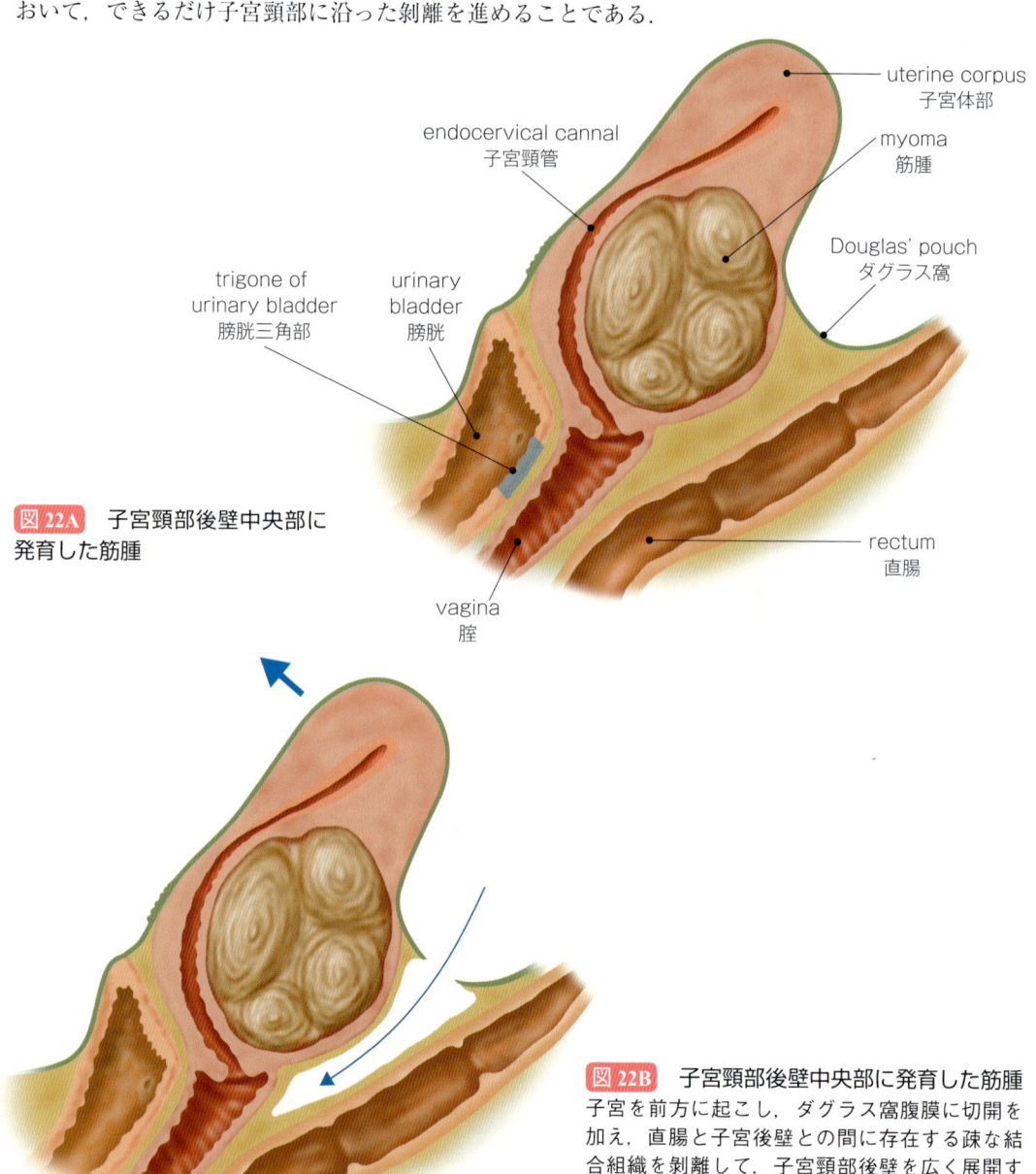

図 22A　子宮頸部後壁中央部に発育した筋腫

図 22B　子宮頸部後壁中央部に発育した筋腫
子宮を前方に起こし，ダグラス窩腹膜に切開を加え，直腸と子宮後壁との間に存在する疎な結合組織を剥離して，子宮頸部後壁を広く展開する．そのうえで，頸部後壁にメスで切開を加えて筋腫腫瘤を核出する．

3) 子宮頸部側方で広間膜腔の方向に突出した形で発育した筋腫腫瘤の場合

　この発育形態において問題となるのは，子宮動静脈，尿管と腫瘤の関係である．この三者の関係には，さまざまなパターンが考えられるが，本書では大きく4つに分けた関係を図示してみた(図23A，B，C，D)．このように，さまざまな子宮動静脈，尿管と腫瘤の位置関係が存在するために，手術のアプローチも画一的なものにはならない．しかし，以下に述べる手術手順の考え方を基本にすれば，さまざまなパターンにも対応ができると考える．

A

頸部筋腫の下方に尿管と子宮動脈本幹が圧排され，子宮動静脈上行枝が引き伸ばされているパターン．

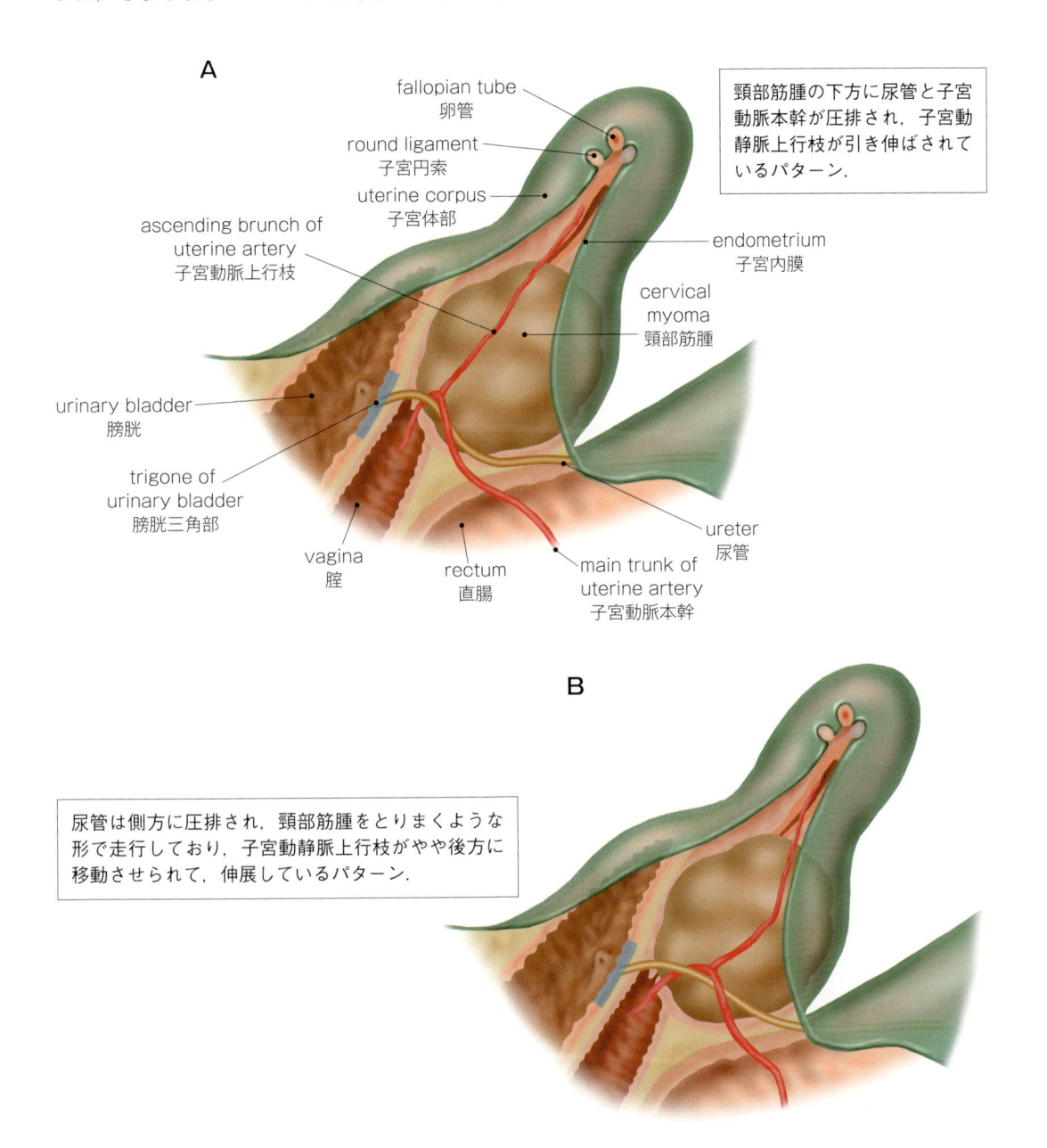

B

尿管は側方に圧排され，頸部筋腫をとりまくような形で走行しており，子宮動静脈上行枝がやや後方に移動させられて，伸展しているパターン．

図23 子宮頸部筋腫の発育部位と子宮動静脈，尿管の位置関係
さまざまなパターンが存在するが，大きく4つに分けたパターンを図示してみた．

26 ◆ 臨床解剖学に基づいた 新版 産婦人科手術シリーズ Ⅲ

C

子宮頸部筋腫の最大径をとりまくように走行する尿管とそれにより引き伸ばされた子宮動脈本幹を示すパターン.

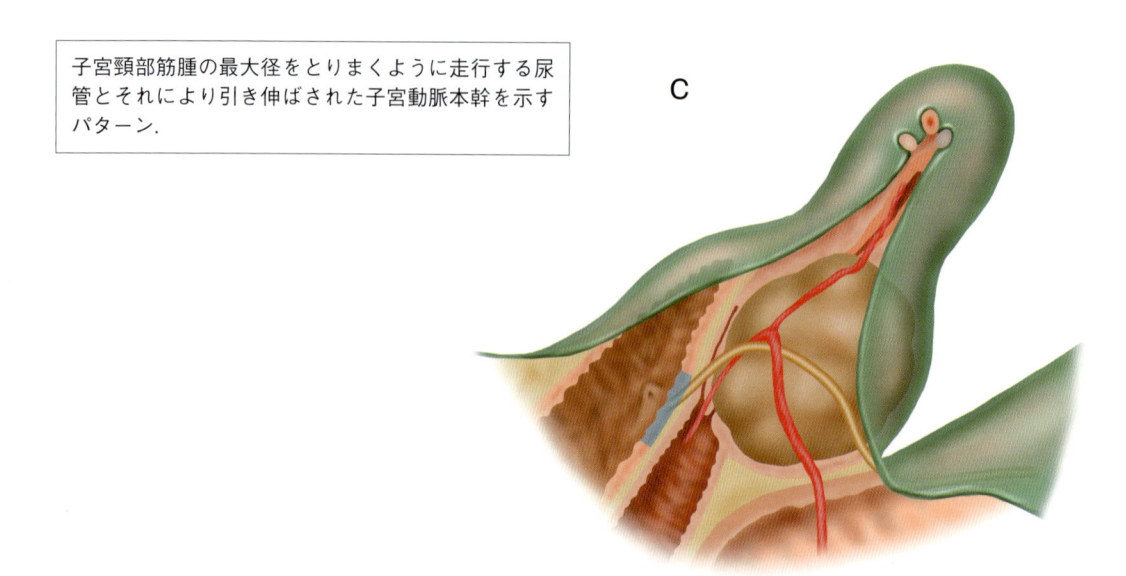

D

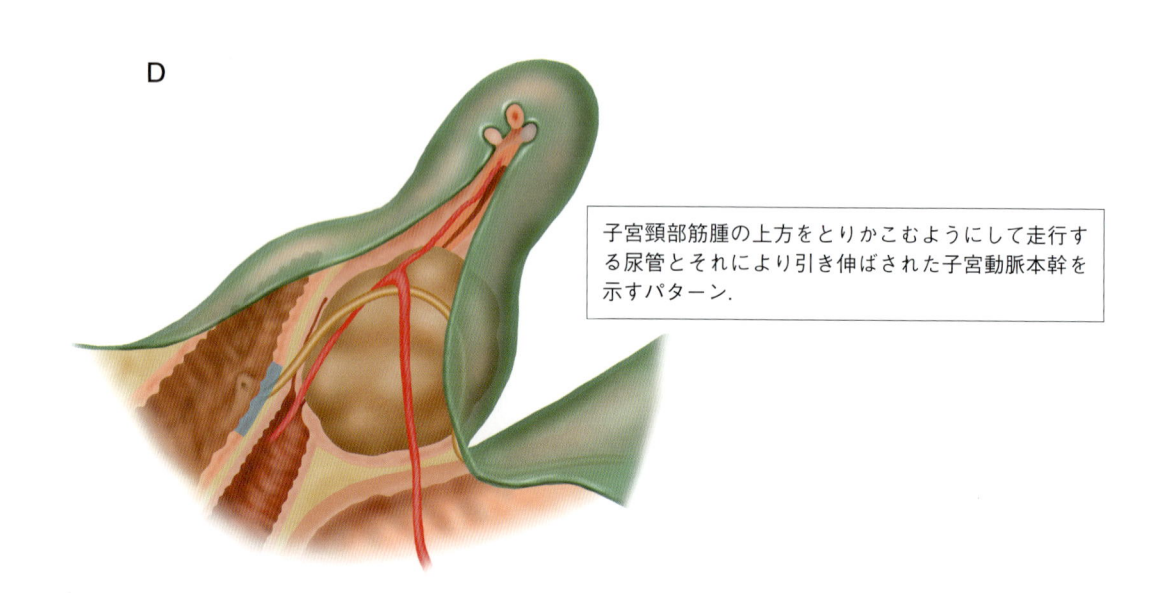

子宮頸部筋腫の上方をとりかこむようにして走行する尿管とそれにより引き伸ばされた子宮動脈本幹を示すパターン.

4) 子宮頸部筋腫核出術のアプローチの仕方

広間膜腔の方向に突出した筋腫（図 24）．

子宮円索と卵巣提索の間の広間膜に切開を加えて，広間膜腔を開放する操作を行う．この部位の広間膜を持ち上げてクーパー剪刀で図 25 のように切開を加える．

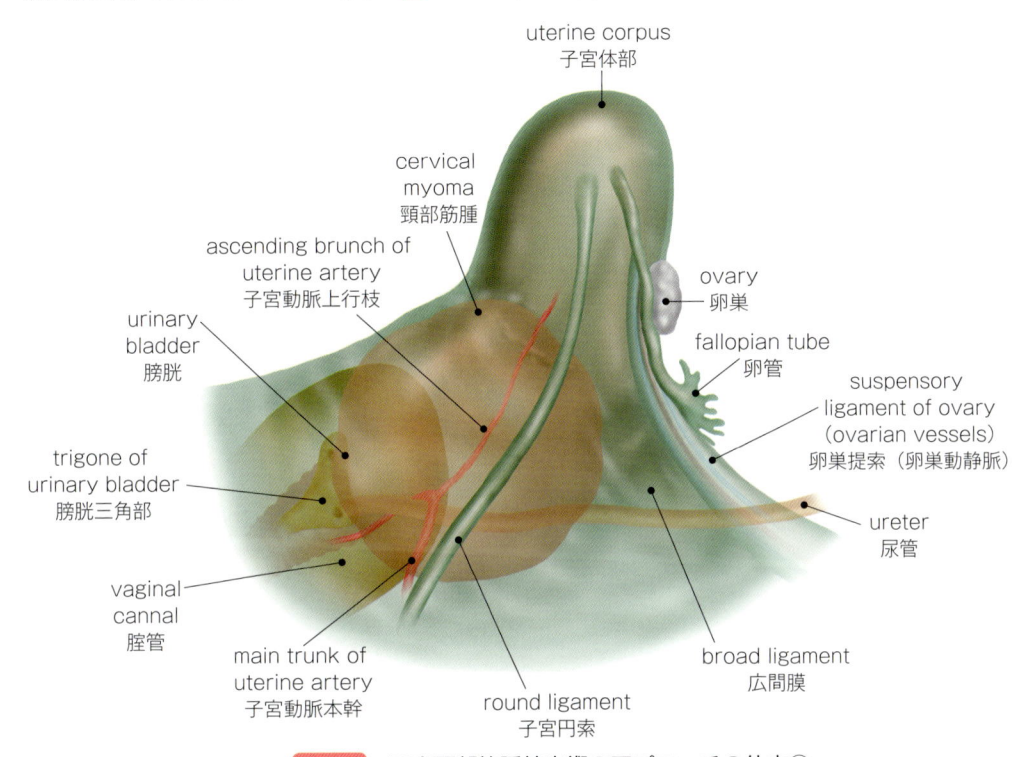

図 24 子宮頸部筋腫核出術のアプローチの仕方①
基本的に一側の広間膜腔を占拠するような形で頸部筋腫が発育してくることが多い．広間膜が伸展し，広間膜腔が狭くなっている．この場合の手術は，まず，広間膜に切開を入れて広間膜腔を展開することから始まる．どの位置の広間膜に切開を入れるかということは，筋腫の発育の仕方で異なる．いずれにしても，広間膜腔を開放して尿管の走行を確かめると手術の展開が急に楽になる．

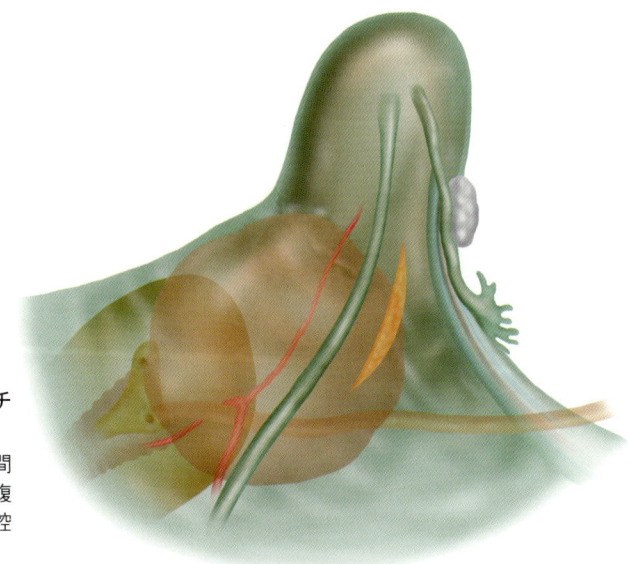

図 25 子宮頸部筋腫核出術のアプローチの仕方②
この場合は，子宮円索と卵巣提索との間で広間膜に切開を入れた場合を図示する．広間膜の腹膜のみに図のように切開を入れると，広間膜腔の疎な結合組織が現れる．

この広間膜の切開を広げ，疎な結合組織を剝離し広間膜の切開端に把持鉗子をかけて広間膜腔を広く展開する（図26）．
　この際に子宮頸部に発育した筋腫によって移動させられている尿管を確認する．尿管が確認できたら，突出した子宮頸部の表面の結合組織を剝離して尿管と子宮頸部を分離する（図27）．

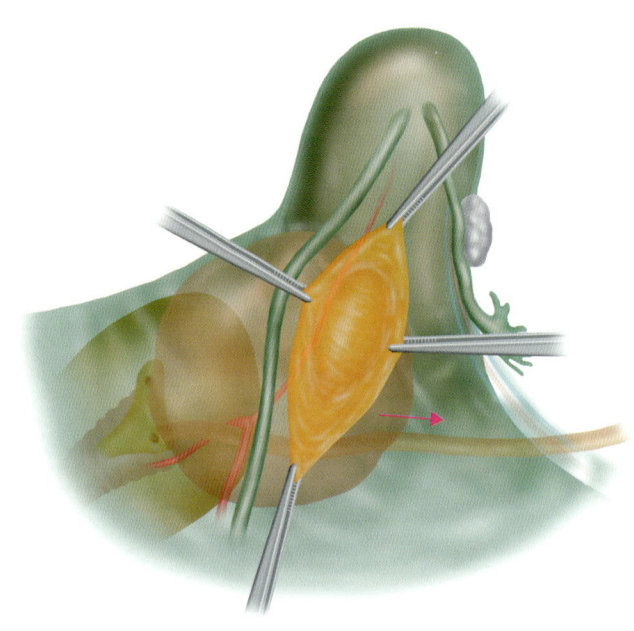

図26 子宮頸部筋腫核出術のアプローチの仕方③
この広間膜の切開を上下に少し広く伸ばし，この腹膜端を鉗子ではさみ，広間膜腔を広く展開する．頸部筋腫の表面に結合組織と共に子宮動静脈上行枝が走行し，また下方には尿管の走行が確認できる．尿管が確認できない時には，矢印の方向に腹膜切開を延長して，広間膜腔をさらに広く展開して尿管の走行を確かめる．

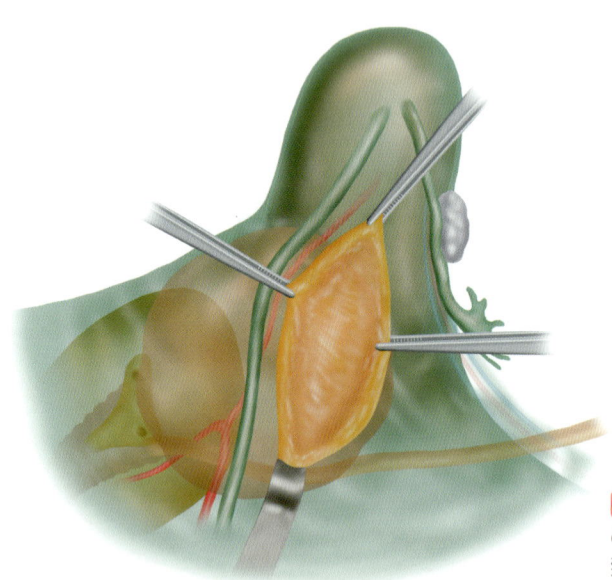

図27 子宮頸部筋腫核出術のアプローチの仕方④
頸部筋腫の存在により突出した子宮頸部の表面の結合組織を剝離して，子宮動静脈および尿管を頸部組織から遠ざける操作を行う．

また，子宮動静脈上行枝がこの展開した広間膜腔に存在すれば，これを避けるように後方に向かって子宮頸部の突出部位を露出させていく．子宮頸部腫瘍による最も突出した部位を露出させることができたら，この部位にメスで切開を加えて筋腫腫瘤を核出する（図28）．

この時点からの手術手順は，子宮体部に発育した筋腫の場合と同様である．しかし，手術手技としては骨盤腔の深い位置で手術操作が進むために必ずしも容易でない面がある．ただ，子宮頸部と筋腫腫瘤の境界が明瞭になり，核出操作を行っているときには子宮動静脈や尿管は子宮頸部の組織とともに側方に押しやられる．この状態を手術操作でつくることが大切である．いずれにしても子宮動静脈，尿管，広間膜腔の解剖学的知識が最も大切となる．

腫瘤を核出した後の縫合は，死腔ができないように底面を十分すくって縫合することが大切である．子宮頸部組織には子宮体部のように筋層の収縮力があまりないので，死腔をつくらない縫合が要求される．また，子宮頸部表面の縫合の際は尿管や子宮動静脈を傷つけないような縫合が必要である．そして，出血がないことを確かめて広間膜の縫合も行う．もし広間膜腔が広く展開され，子宮頸部表面の縫合からの出血が心配な時は，広間膜腔にドレーンをたてて腹壁に抜いておくと安全である．

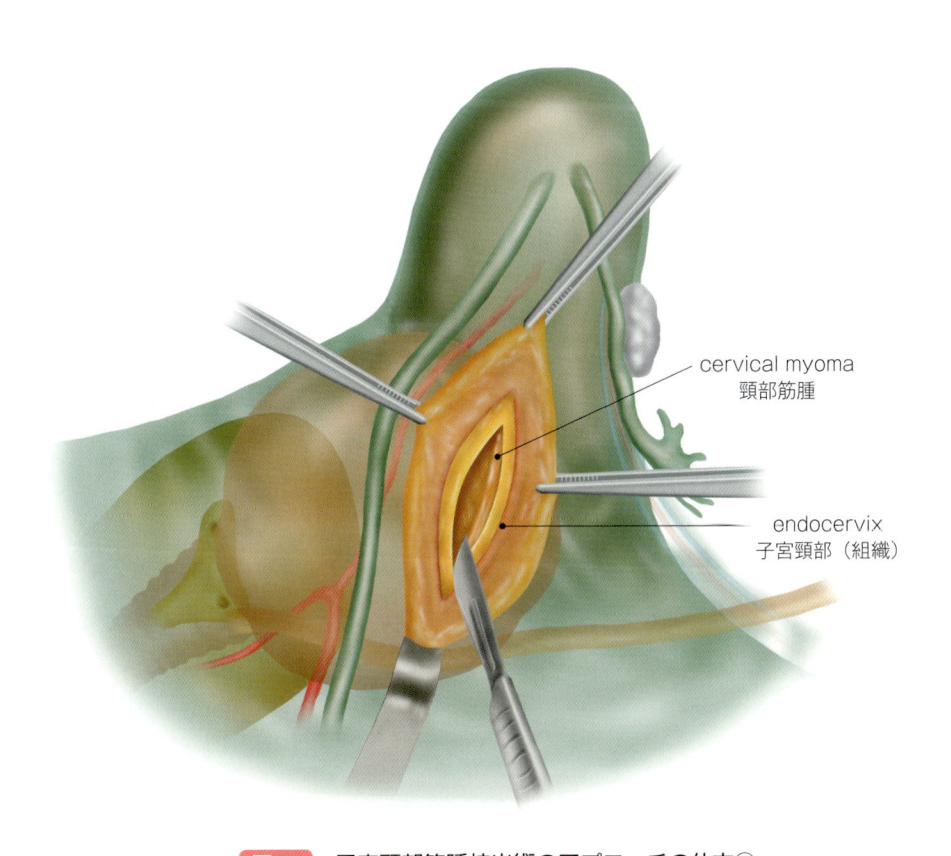

図28　子宮頸部筋腫核出術のアプローチの仕方⑤
この状態の子宮頸部にメスで切開を加える．頸部筋腫に到達するまでメスで切開を加え，頸部筋腫を確認して核出する．核出時の操作としては他の部位の核出の仕方とほぼ同様である．子宮動静脈および尿管は，子宮頸部組織とともに圧排されていくので，この段階まで操作が進めばほぼ問題がない．いずれにしても，頸部筋腫の核出術では，広間膜腔を広く展開し尿管の走行と子宮動静脈の走行を確認し，これらを傷つけない手術操作が大切である．

以上のような操作で核出術を終了したら，子宮峡部に止血帯をかけた場合には止血帯をはずし，広間膜の欠損部を縫合する．通常，止血帯をはずすと子宮が強く収縮し，子宮の漿膜面からのわずかな出血は自然に止血する．したがって，漿膜面を細かく止血する操作はしない方がよい．この時点で温かい生理食塩水に浸したガーゼで子宮を包んでおくと多くの場合，細かな出血は止まる．

8　癒着防止剤の投与

　腹腔内を温生食で洗浄し，血餅などを取り除き，止血を確認したうえで，膜状の癒着防止剤で創面を覆うとよい．

9　閉腹

　以上で閉腹するが，すべての操作において腹膜の損傷はできるだけ避ける心がけが必要であり，基本的に子宮その他の臓器を丁寧に扱うとともに，手術時間も短縮することが大切である．

外陰部の解剖

1 女性外性器の構造(図1, 2)

女性外性器は大陰唇，小陰唇，陰核，腟前庭および恥丘によって構成されている．

大陰唇は，大腿と外性器の境である陰部大腿溝のすぐ内側にある隆起した組織である．未産婦では両側大陰唇が正中で密接していることが多く陰裂を形成している．これを哆開(しかい)すると小陰唇，腟前庭を露出することができる．両側大陰唇は腹側では恥丘と相接する前陰唇交連によって連結し，背側では会陰と相接する後陰唇交連によって連結している．大陰唇の表面は脂腺，汗腺，陰部神経終末装置を有する色素沈着した皮膚で被われ，第二次性徴の発来に伴い恥毛が発生する．

小陰唇は，大陰唇と腟前庭の間にある隆起した組織で，腹側では腟腔側と恥骨側に分かれ，陰核亀頭の腟腔側では陰核小帯を形成して陰核亀頭に連結する．陰核亀頭の恥骨側では陰核亀頭を被うように左右が連結し，包皮小帯，陰核包皮を形成している．左右の小陰唇の背側で会陰部は連結し，陰唇小帯となる．小陰唇に恥毛はなく，脂腺はあるが汗腺はない．

両側の小陰唇を開くと腟前庭がみえる．恥骨側にはやや隆起する外尿道口が開口し，外尿道口の側方には尿道周囲腺の導管であるSkene腺が開口している．また外尿道口の背側には腟口が開口している．腟口の側方には左右各1個のバルトリン腺が開口している．

腟口の広さは外性器の発育，性交経験，分娩経験の有無で異なる．腟口周辺にはヒダ状の粘膜で形成される処女膜があり，経産婦ではこれが瘢痕状となり，処女膜丘あるいは処女膜痕と呼ばれる．

陰核はY字形をなすが，左右恥骨下行枝から起こる陰核脚およびこれらが合体した陰核体からなり，陰核亀頭に終わっている．左右陰核脚の合う膝部には陰核提靱帯があり，これにより恥骨結合に連結している．

陰核脚および陰核体は海綿体からなる．また，大陰唇の基部にも腟前庭海綿体すなわち前庭球が存在し，これらは性的興奮時に血液が流入し腫大する．

2 会陰の構造(図3)

外性器と肛門の間を会陰と呼ぶ．中央に皮膚隆起，すなわち会陰縫線があり陰裂と肛門をむすんでいる．会陰の中心部は会陰体と呼ばれ，骨盤底を形成する筋線維が放射状に進入している．また両側の球海綿体筋も会陰体から起始している．会陰体へ連なる筋線維としては，肛門挙筋，深会陰横筋，浅会陰横筋，外肛門括約筋などがある．これらの会陰体へ連なる筋線維によって尿生殖隔膜，骨盤隔膜が構成されている．尿生殖隔膜および骨盤隔膜については後述する．

3 肛門周囲の筋群(図4)

肛門管が骨盤隔膜を通過する部分では，外肛門括約筋が肛門を囲んでいる．外肛門括約筋の前方は会陰体によって固定され，後方は肛門尾骨靱帯によって固定されている．

直腸の外側は縦走筋，内側は輪走筋で構成される．内側の輪走筋が肛門部では補強され内肛門括約筋を形成する．

4 外陰部・骨盤底の脈管・神経支配

1)血管支配(図5)

　外陰部の栄養血管は外陰部動脈(図には示していない)および内陰部動脈である．外陰部動脈は大腿動脈より起こり，大陰唇の前方に達する前陰唇動脈より分岐する(図には示していない)．内陰部動脈は主に外陰部の後方および骨盤底を栄養する．内陰部動脈は内腸骨動脈より分岐し，下梨状孔を通り，後坐骨棘周囲を通り，小坐骨孔を通って坐骨直腸窩の外壁に達し，Alcock管内を通り，そこから数本の動脈(下直腸動脈，会陰動脈，前庭球動脈，後陰唇動脈，深陰核動脈，陰核背動脈)に分岐し会陰部の多くに血液を供給している．

2)神経支配(図6)

　会陰の前方は腸骨鼠径神経の枝である前陰唇神経によって支配されている(図には示していない)．会陰の後方骨盤底の神経は，内陰部神経の分枝によって支配されている．外性器の皮膚の後方は後陰唇神経によって支配されており，会陰部は会陰神経が支配し，肛門付近は肛門神経が支配している．陰部大腿神経の陰部枝も外性器の神経支配に関与している(図には示していない)．

● 文献

1) Reiffenstuhl G, Platzer W, Knapstein PG : VAGINAL OPERATIONS 2nd ed., Williams & Wilkins, 1996.

外陰部の解剖 ◆ 33

図1 女性外性器の構造①
〔文献1）より改変〕

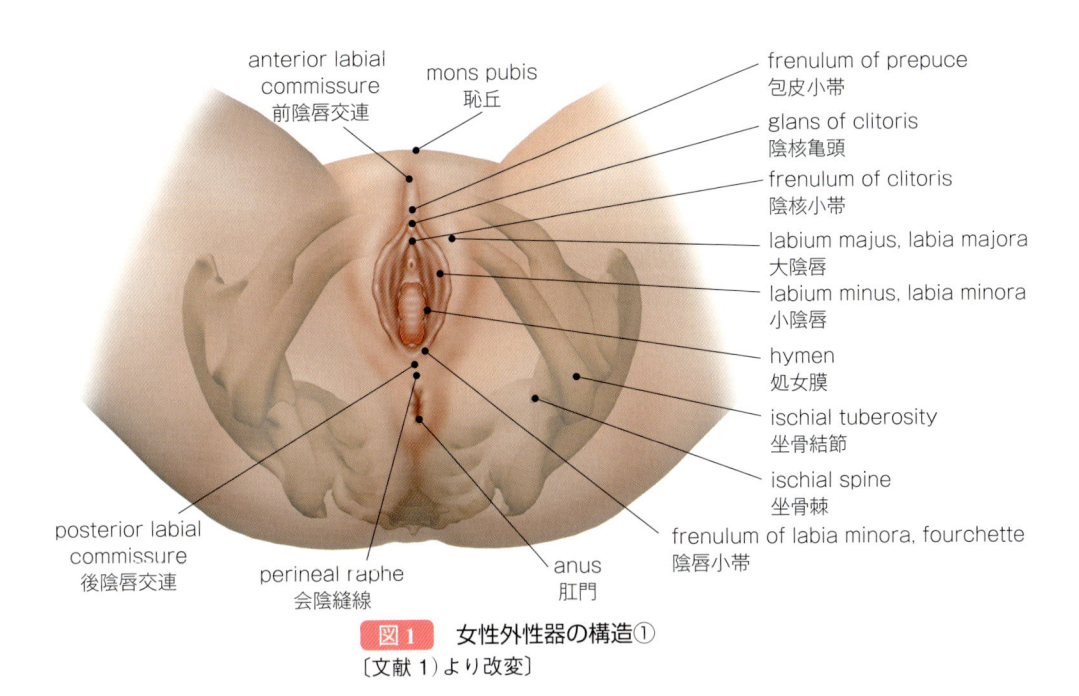

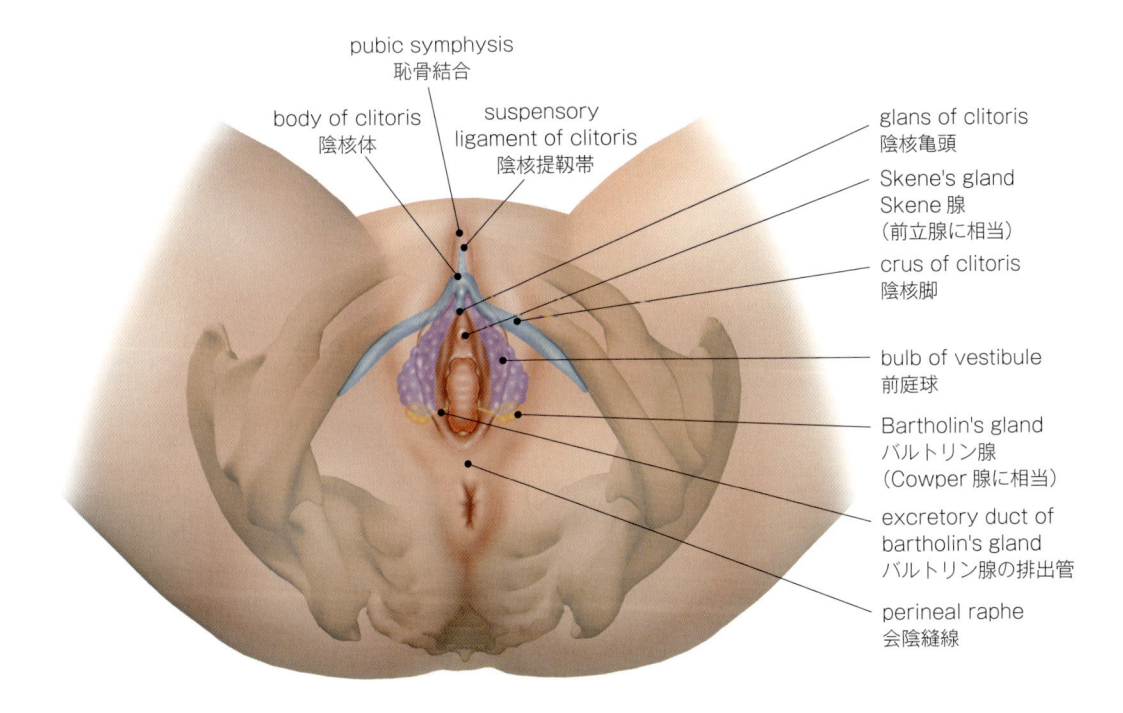

図2 女性外性器の構造②——海綿体
〔文献1）より改変〕

図3 会陰の構造
〔文献1）より改変〕

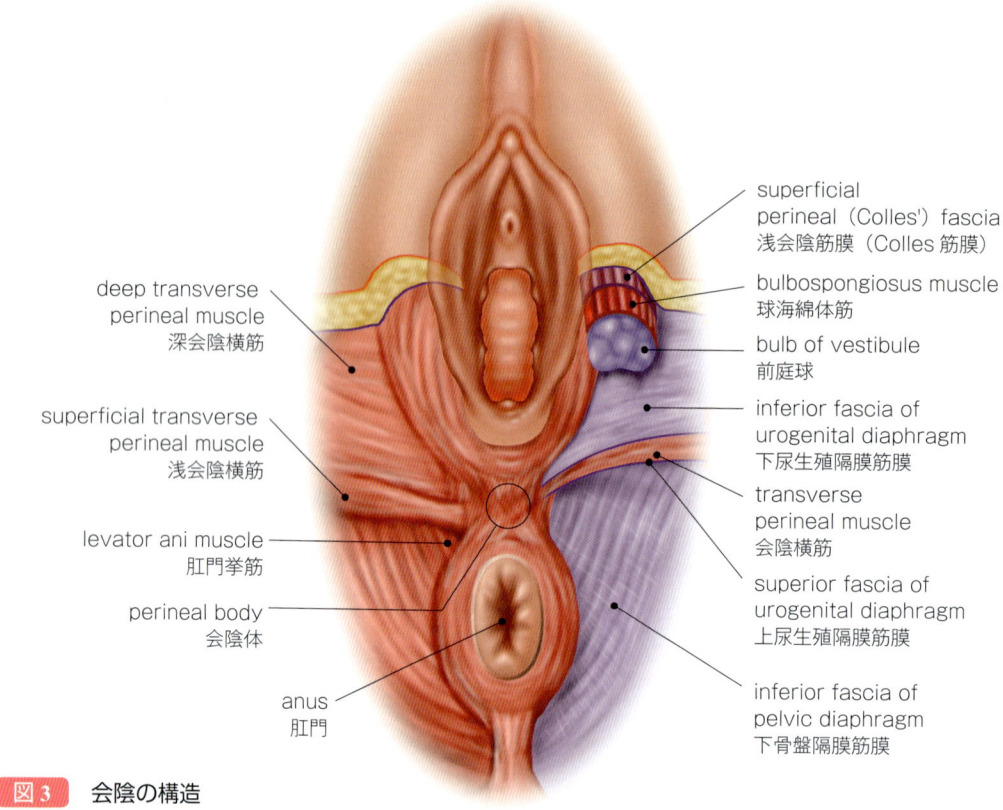

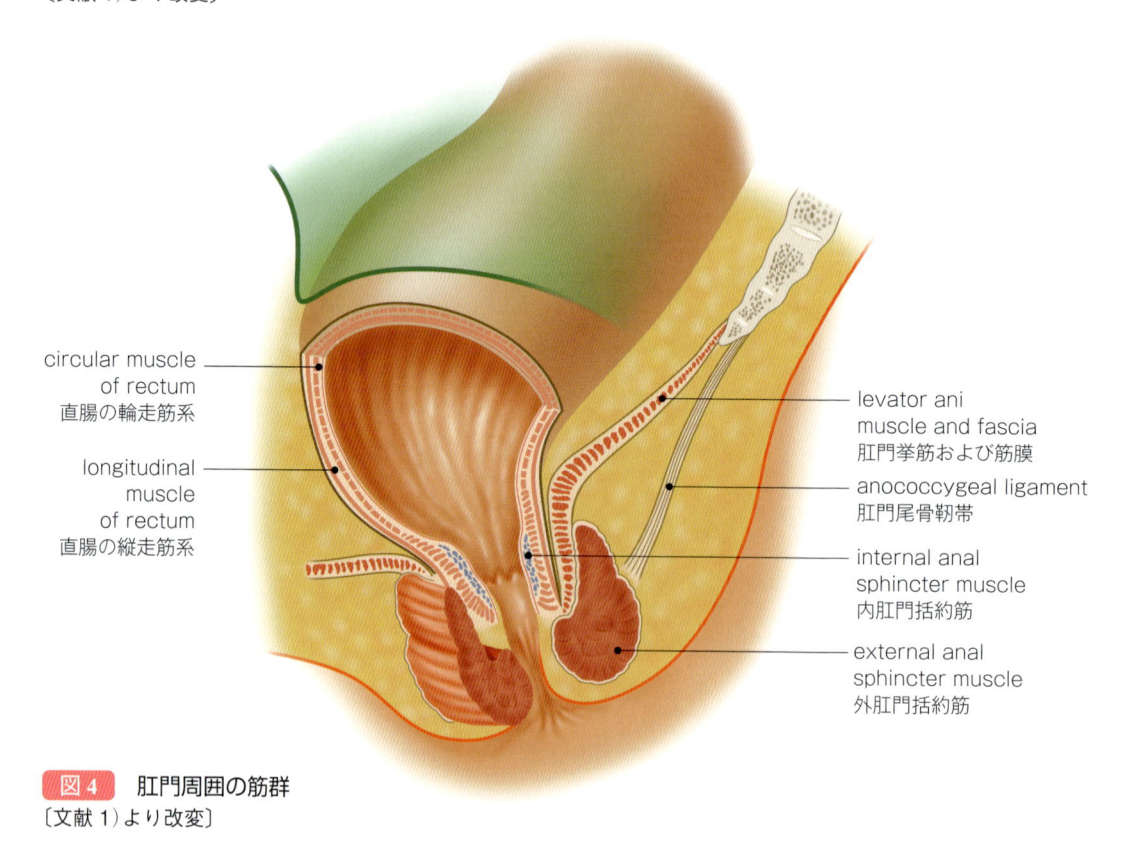

図4 肛門周囲の筋群
〔文献1）より改変〕

外陰部の解剖 ◆ 35

図5 外陰・骨盤底の血管系
〔文献1）より改変〕

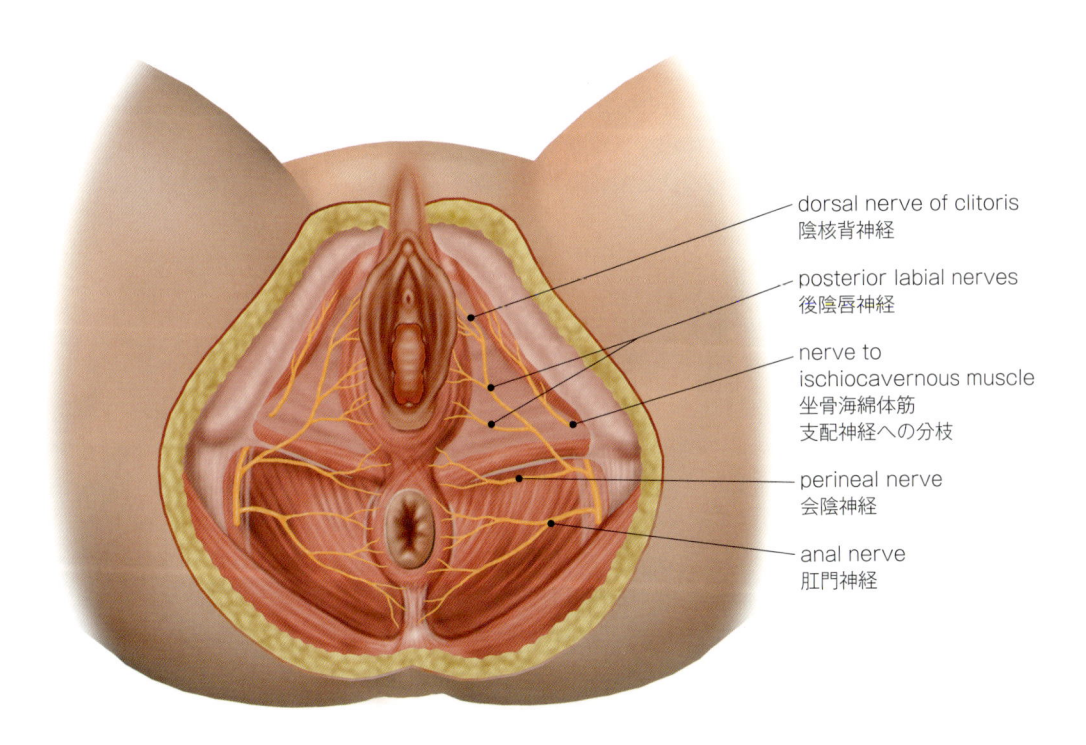

図6 外陰・骨盤底の神経支配
〔文献1）より改変〕

骨盤底の解剖

1 骨盤底の構造(図1)

　骨盤底は尿生殖隔膜および骨盤隔膜によって構成されているが，それぞれは単独では十分に骨盤底を閉鎖することはできず，両者が互いに重なりあって補っている．

1) 尿生殖隔膜

　尿生殖隔膜は主に深会陰横筋によって形成されており，この筋束は会陰中心腱に終わっている．深会陰横筋は坐骨ないし恥骨枝より起始し，尿生殖裂孔へ走り，この周囲に尿生殖括約筋が始まる．この筋枝は前方にて会陰横靱帯(transverse ligament of perineum)へ移行し，恥骨弓靱帯とともに尿生殖隔膜の前方部分を形成する．この隔膜は後方が坐骨結節に起始する浅会陰横筋によって形成されており，したがって，後方部分は遊離縁として終わっている．

2) 骨盤隔膜

　骨盤隔膜は漏斗状で，肛門挙筋および尾骨筋から成り立っている．肛門挙筋は恥骨結合から恥骨下枝にかけて起こっており，閉鎖筋膜腱弓あるいは肛門挙筋腱弓を越えて坐骨棘に達する．肛門挙筋を構成する恥骨直腸筋(puborectal muscle)は外肛門括約筋とともに側方へ延び，他方では直腸後方でお互いに癒合している(図2)．

　前直腸線維は恥骨直腸筋とともに尾骨先端に達する．このように，骨盤隔膜は挙筋群とともに後方で坐骨棘から尾骨および仙骨へ走る尾骨筋により構成される．

　骨盤隔膜および尿生殖隔膜は階段のような構造になっており，下骨盤隔膜筋膜は上尿生殖隔膜筋膜に移行し，上尿生殖隔膜筋膜は前方で会陰横靱帯を形成し後方では尿生殖隔膜遊離線で下尿生殖隔膜筋膜へ移行する(図3～5)．

2 腟の構造(図6)

　腟式の手術を行う際には骨盤内諸臓器の位置関係のみならず，組織の層を正しく認識することが重要である．腟壁は粘膜(腟管の上皮)，およびそのそれを取り囲む筋層，および腟筋膜(vaginal fascia)よりなる．腟管上皮は腟筋膜とは一体として他臓器から分離して展開することができる．

　腟は前後に扁平な管状構造であるが，前後壁にある皺柱(columnae rugarum)および周囲の弾力性に富んだ筋層，筋膜さらにその周囲の結合織により前後左右にかなり伸展するので，手術の際はこれらの組織を十分に緊張させて行う必要がある．

　腟壁の腹側は尿道および膀胱下部(三角部)の結合織とかなり強固に結合しているが，子宮腟部に移行する円蓋部(前腟円蓋)においては腟管の上皮および筋層は膀胱筋膜と比較的粗に結合しているため剝離が容易である．特に腹側腟壁中央部の腟筋膜と膀胱筋膜は隣接しているが，結合が粗であるためこの間の剝離は容易である．この部位を膀胱腟間隙(vesicovaginal space)とも言う．

　また，背側の腟と直腸との間は，後腟円蓋部から分離しやすい．特に中央部は粗で剝離しやすいので直腸腟間隙(rectovaginal space)とも称している．また，後腟円蓋部においては，腟壁と腹膜が近接し，この部分の腹膜をダグラス窩とよび，腟腔から腹腔に最も到達しやすい場所である．

3 骨盤内臓器の下垂（図7）

　骨盤底の尿生殖隔膜，骨盤隔膜，挙筋群の弛緩により，骨盤内臓器の下垂が起こる．子宮脱はその典型で，骨盤軸にそって腟内を下垂し，やがて腟が翻転し完全子宮脱となる．この場合は腹側の腟壁に膀胱下垂をともない，膀胱底の筋膜の弛緩により膨隆する．これを膀胱瘤（cystocele）と呼ぶ．また，背側の腟壁に直腸下垂をともなうと，直腸瘤（rectocele）を形成する．

　子宮脱にともない腟円蓋部に付着する膀胱子宮窩腹膜および直腸子宮窩腹膜も下垂する．

　子宮の下垂にともなって膀胱三角部も下垂し，完全脱になると膀胱三角部も腟壁とともに脱出し下垂した膀胱子宮窩腹膜の腹側に位置することになる．

　ここではとくに下垂した子宮と膀胱（とくに膀胱三角部）・直腸そして腹膜の位置関係に注目していただきたい．子宮脱が起こると腹圧で子宮腟部が腟口から突出する．長期間子宮が下垂していると子宮頸部が長く伸ばされてくる．これを子宮頸部の延長（elongatio colli）と称する．子宮を支えている結合組織の中で基靱帯の子宮頸部側には下下腹神経叢がある．この神経組織は強靱で伸張しにくく，かなり子宮脱に抵抗するものと考えられる．長期間の腹圧は子宮を下垂させるが，とくに頸部組織を伸張させるものと考えられる．

文献

1) Reiffenstuhl G, Platzer W, Knapstein PG : VAGINAL OPERATIONS 2nd ed., Williams & Wilkins, 1996.

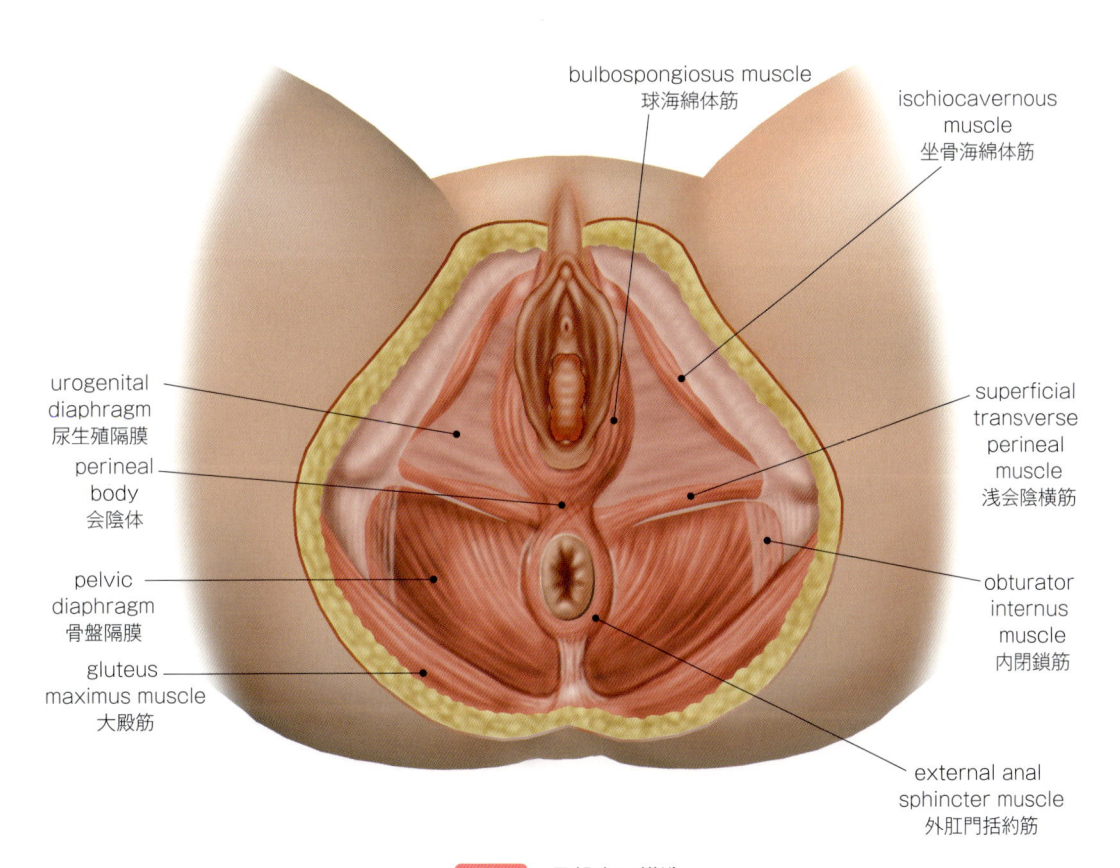

図1　骨盤底の構造
骨盤底を下方からみる．尿生殖隔膜，骨盤隔膜は本来の位置で示している．
〔文献1）より改変〕

図2 骨盤隔膜および尿生殖隔膜①
〔文献 1) より改変〕

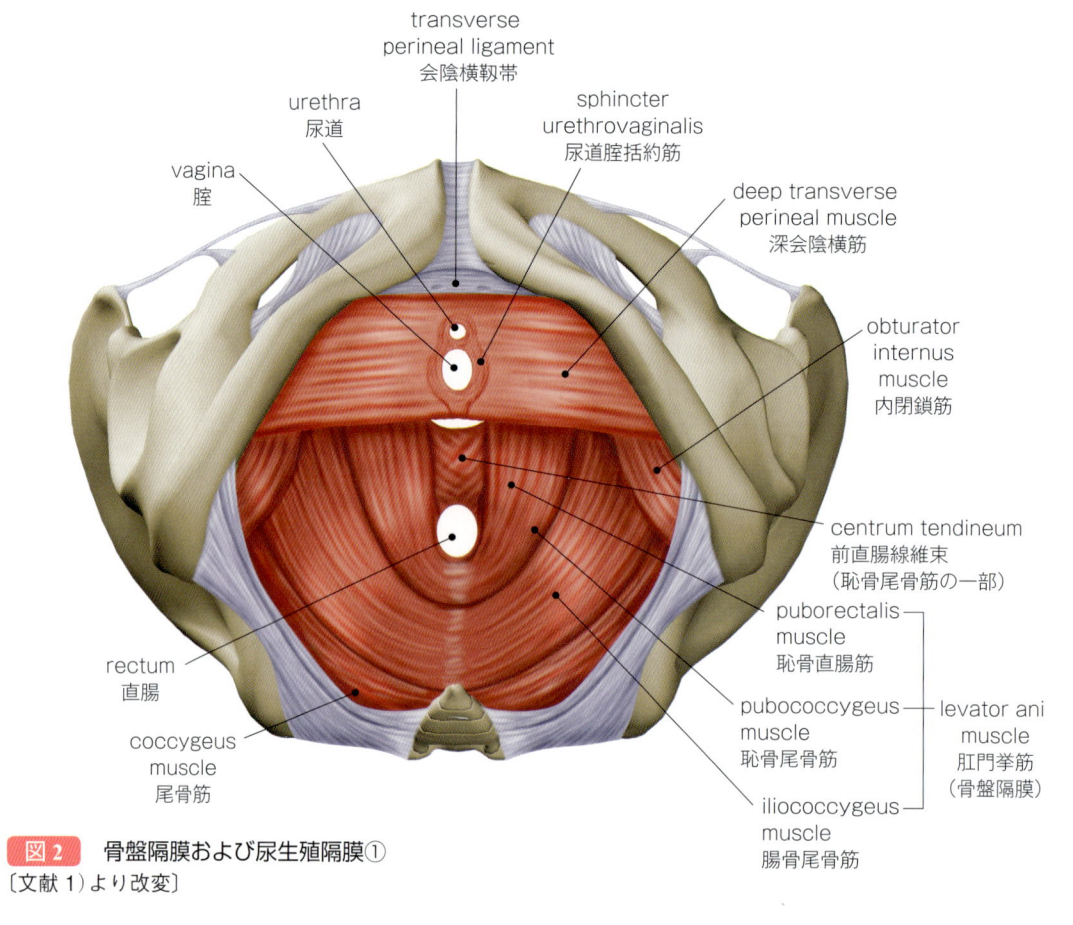

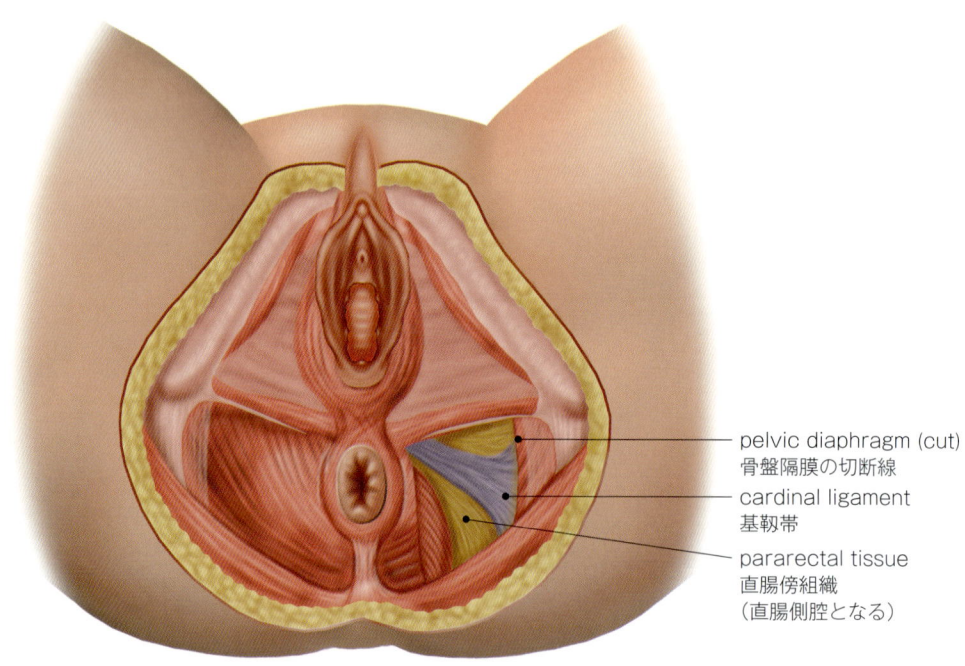

図3 骨盤隔膜および尿生殖隔膜②
〔文献 1) より改変〕

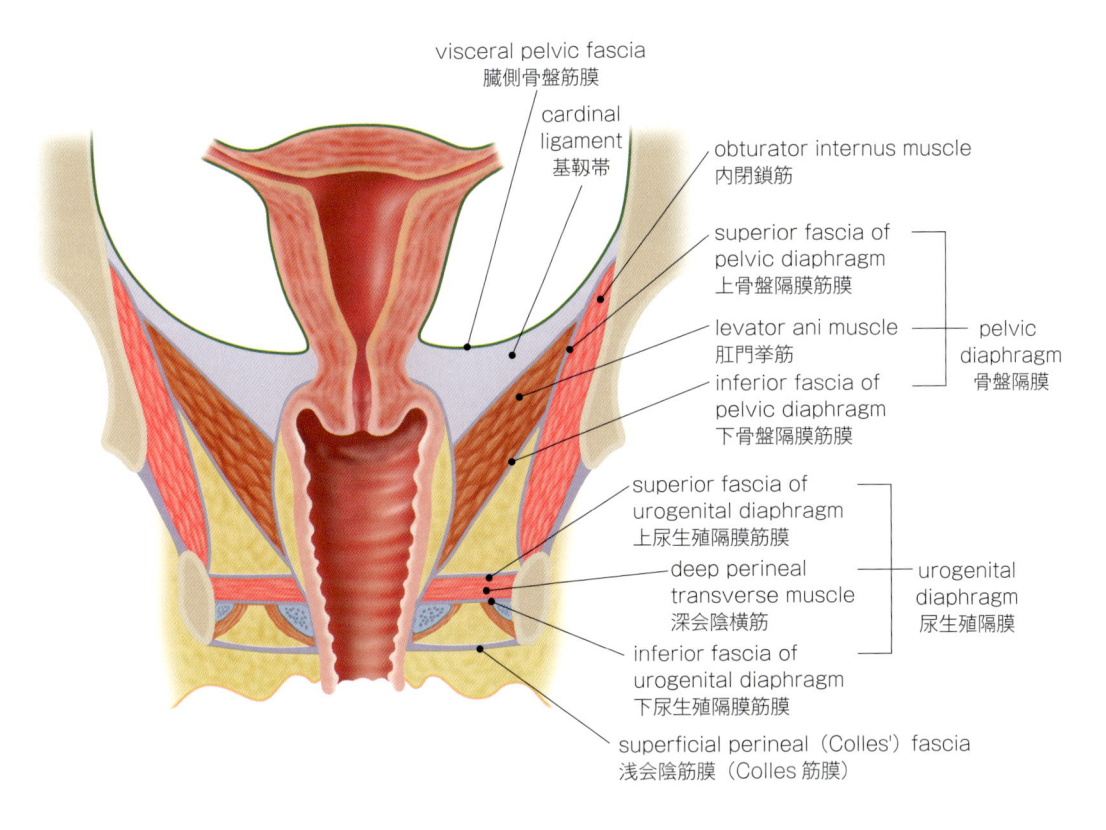

骨盤底の解剖 ◆ 39

図4 骨盤隔膜および尿生殖隔膜③

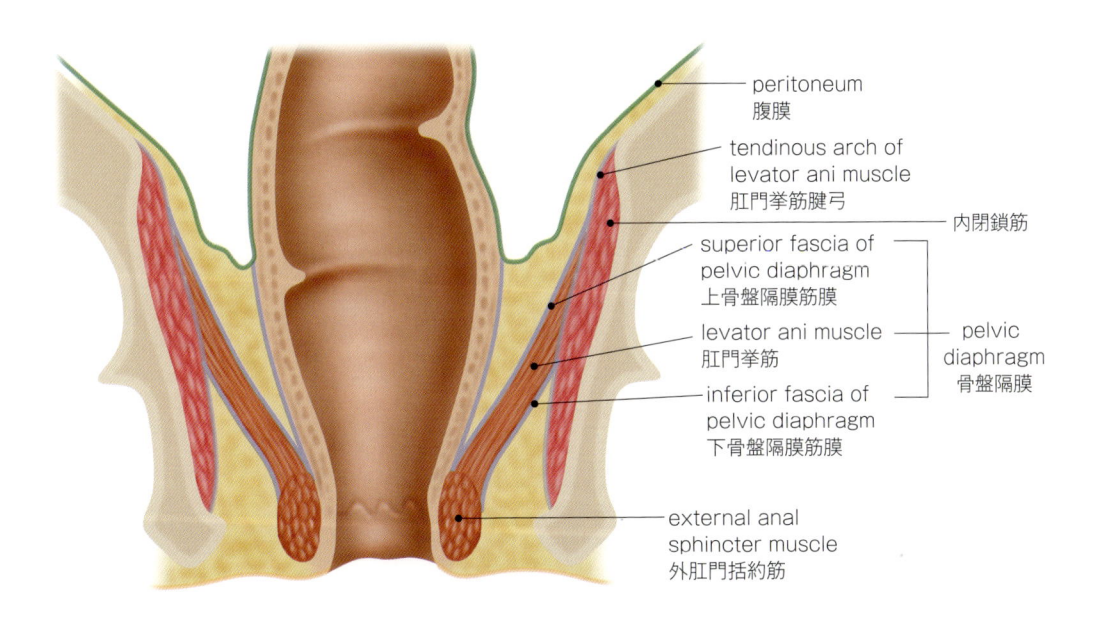

図5 骨盤隔膜および尿生殖隔膜④

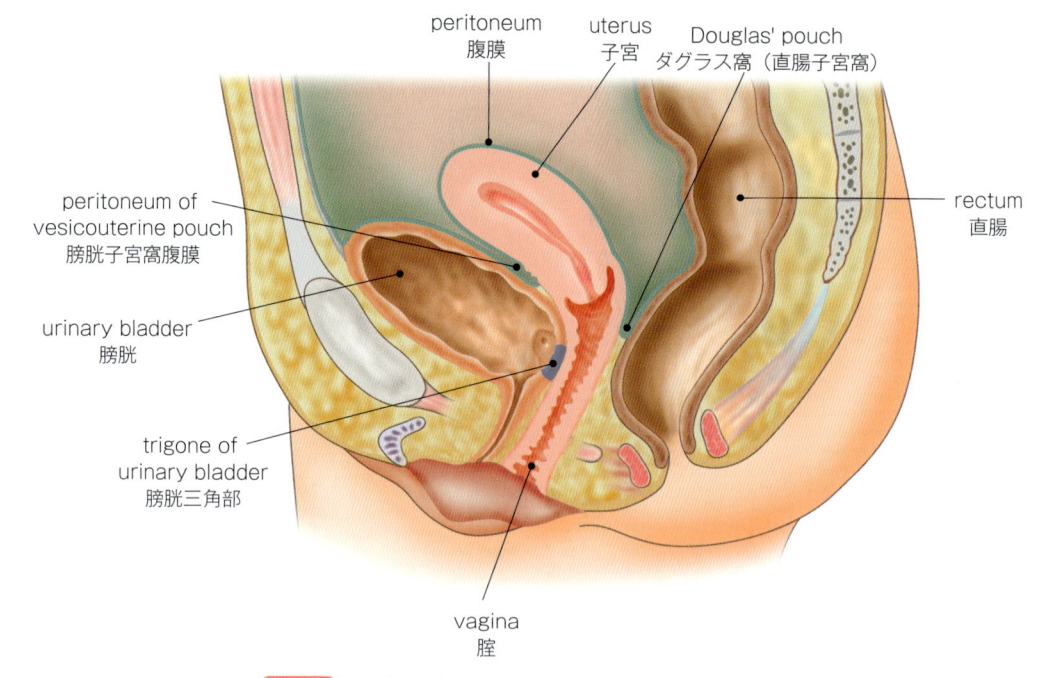

図6 子宮，腟，膀胱，直腸の正中矢状断像

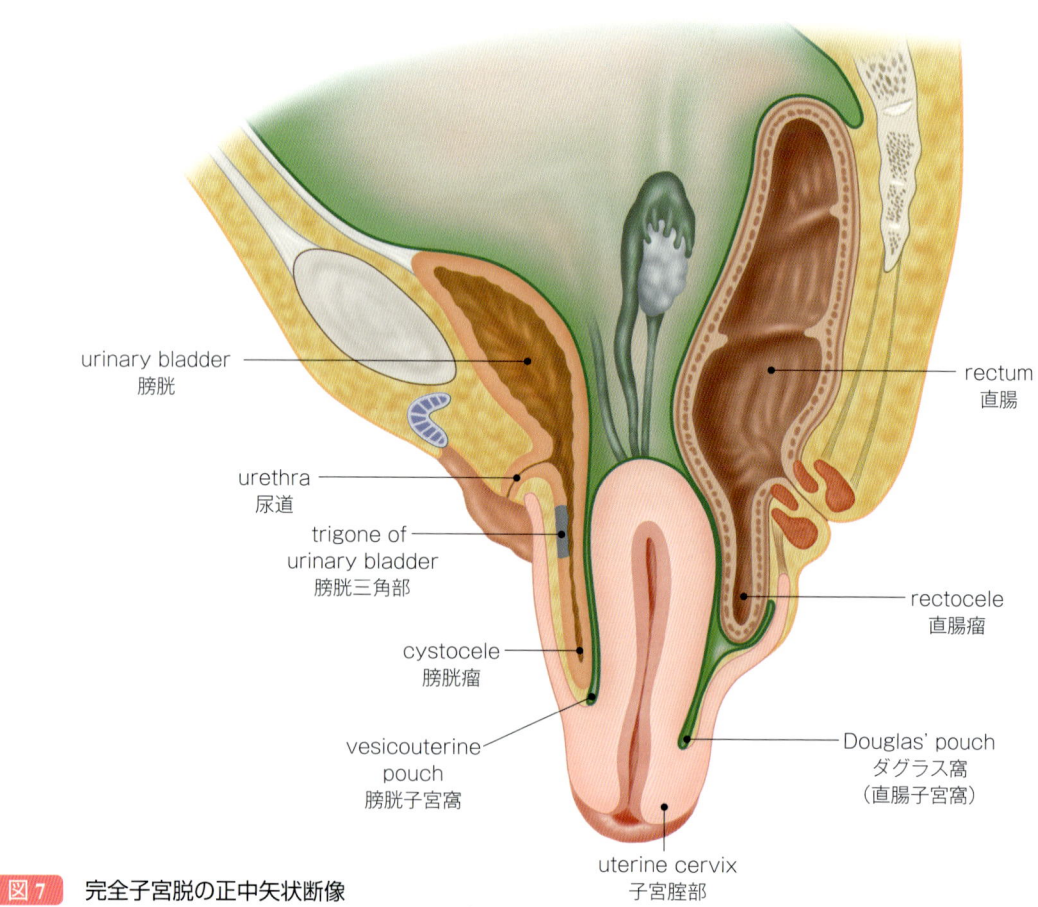

図7 完全子宮脱の正中矢状断像

鼠径部の解剖

1 外陰部，鼠径部，恥骨周辺の脈管，神経系（図1，2）

　下腹部では皮下脂肪組織の中を鼠径靱帯中央部から臍に向かって浅腹壁動静脈が走行しており，下腹部横切開（Pfannenstiel切開）などの際に損傷しやすい．浅腹壁動脈は大腿動脈に始まり，鼠径部で頭側に反転し上行する．浅腹壁静脈はこれに伴走し大腿静脈へ直接ないし大伏在静脈あるいは副伏在静脈に流入する．

　鼠径部の皮下組織を展開すると，外鼠径輪がみえ，外鼠径輪の直上には腸骨下腹神経（iliohypogastic nerve）が認められる．

　外鼠径輪からは子宮円索が出ており，これに伴走する血管やリンパ管もみられ，これらは大陰唇の結合織に放散する．子宮円索は卵巣固有靱帯に発し子宮の両側方を走行し，鼠径管を通過して両側外陰に終わる（図1）．

　外鼠径輪には子宮円索とともに脂肪塊があり，Imlach脂肪栓（塊）と呼称され，子宮円索短縮術（Alexander-Adams手術）の重要な目標となる．また，子宮円索に沿って走る神経は腸骨鼠径神経（ilioinguinal nerve）および陰部大腿神経（genitofemoral nerve）の陰部枝で，大陰唇および大腿内側を支配している．

　鼠径靱帯，縫工筋，大腿長内転筋で境される部位を大腿三角と呼び，ここに血管裂孔および筋裂孔がある．

　まず，鼠径靱帯下部の皮下組織を除去すると篩状筋膜と呼ばれる結合組織薄板が認められ，浅腹壁血管，外陰部血管などがこれを貫通している．篩状筋膜の上には浅鼠径リンパ節があり，一部は鼠径靱帯に平行に，一部は大伏在静脈に平行に認められる（図2）．

　篩状筋膜を除去すると，鼠径部の脈管はさらに明瞭となる．

　鼠径靱帯に平行して走行する浅腸骨回旋動静脈とこれに伴走するリンパ節，外陰部動静脈に伴走するリンパ節，大伏在静脈，副伏在静脈さらには大腿動静脈およびこの間のリンパ節の位置関係を理解する必要がある．

　多くの場合は大伏在静脈の外側を副伏在静脈が走るが，内側を走行することもある．

　また，大伏在静脈にそって大腿皮下神経が大腿内側皮下にあらわれるが，腹腔内で腸腰筋に伴走するこの神経を長時間圧迫したり損傷したりすると，同神経支配領域の知覚麻痺あるいは大腿四頭筋麻痺を起こすことがある（図3）．

　鼠径靱帯の下部，大腿三角の皮下組織をさらに除去し血管を露出すると，血管が貫通する伏在裂孔があきらかになる．

　大腿皮下を走行する大伏在静脈はこの裂孔を通して大腿静脈に流入しており，同部で大腿静脈，さらにその外側にある大腿動脈を確認することができる．

　大腿動脈からは外陰部動脈，浅腹壁動脈，浅腸骨回旋動脈などが伏在裂孔の部分で分岐している（図4）．

　大腿血管は同部より大腿を通じて鼠径靱帯の下方を貫いて腹部へ連なっているが，鼠径部においては内側より静脈（V），動脈（A），神経（N），の順にある．

伏在裂孔は卵円孔とも呼ばれ，大腿筋膜を伏在静脈を主とする血管群が貫通している．外側を鎌状縁，鼠径靱帯側を上角（Hay 靱帯），内側を下角（Burns 靱帯）と呼び Hay 靱帯および Burns 靱帯は恥骨筋膜と融合している．

　ここを通る大腿静脈のさらに内側には深鼠径リンパ節があり，Hay 靱帯の下には Cloquet 節，あるいは Rosenmüller 節として知られる大きなリンパ節がある（図 5）．

　鼠径靱帯の内側 1/2 は主として脈管系が通過するため血管門と呼ばれている．血管門（血管裂孔）の内側あるいは後方は恥骨筋および裂孔靱帯で境され，内側からリンパ管，大腿静脈，大腿動脈の順に位置している．

　血管門の外側は筋門と呼ばれ，腸腰筋とこれに伴走する大腿神経，大腿皮神経が貫通している（図 6）．

● 文献

1) Reiffenstuhl G, Platzer W, Knapstein PG : VAGINAL OPERATIONS 2nd ed., Williams & Wilkins, 1996.

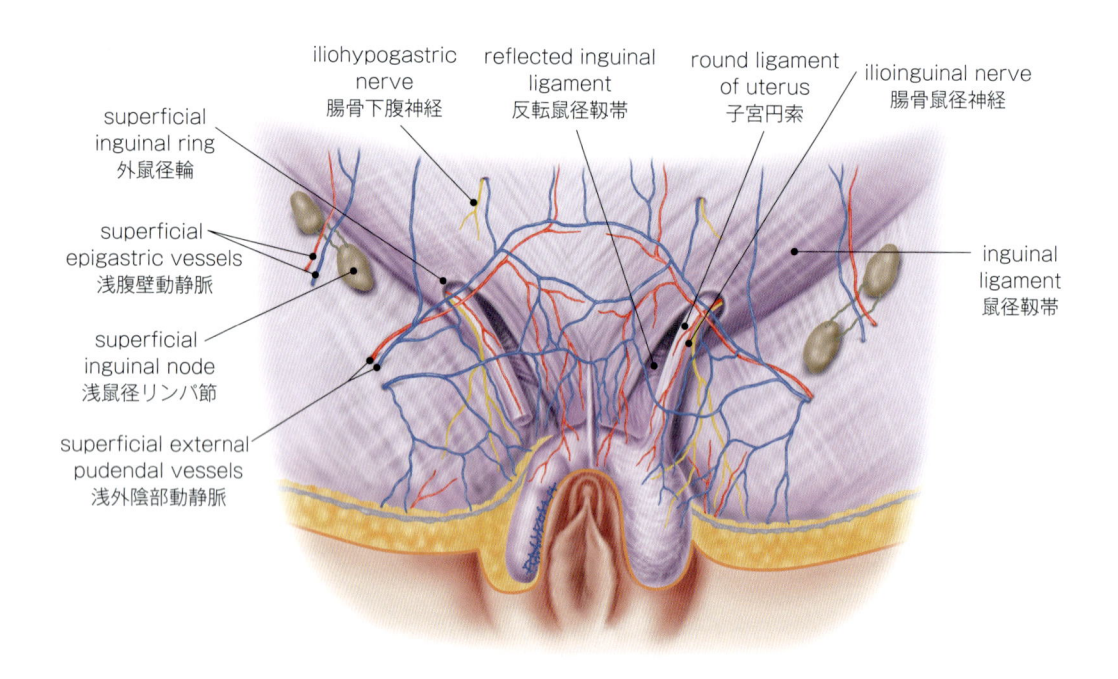

図 1　外陰部，鼠径部，恥骨周辺の脈管および神経
〔文献 1）より改変〕

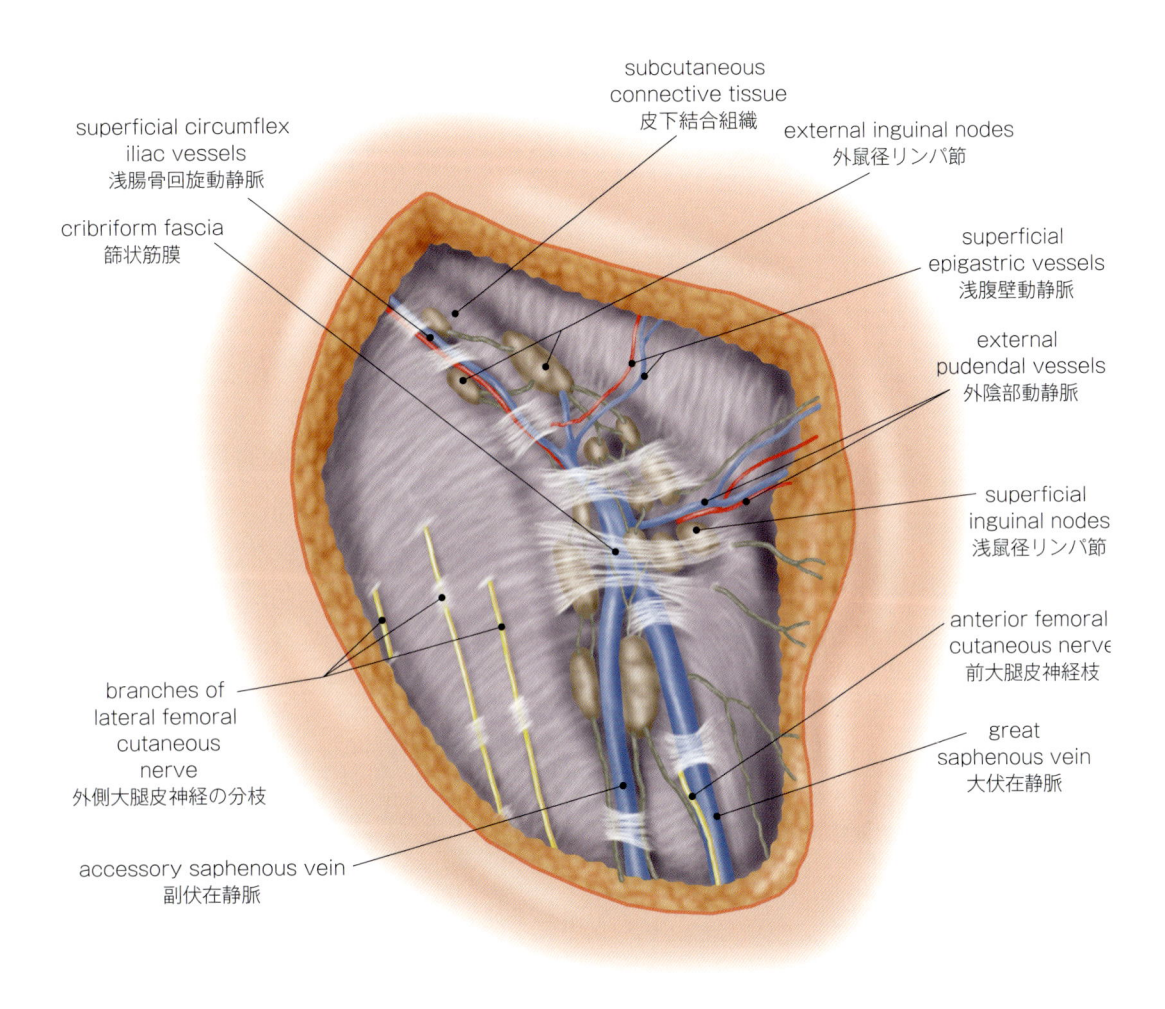

図2 鼠径部の脈管①
〔文献1)より改変〕

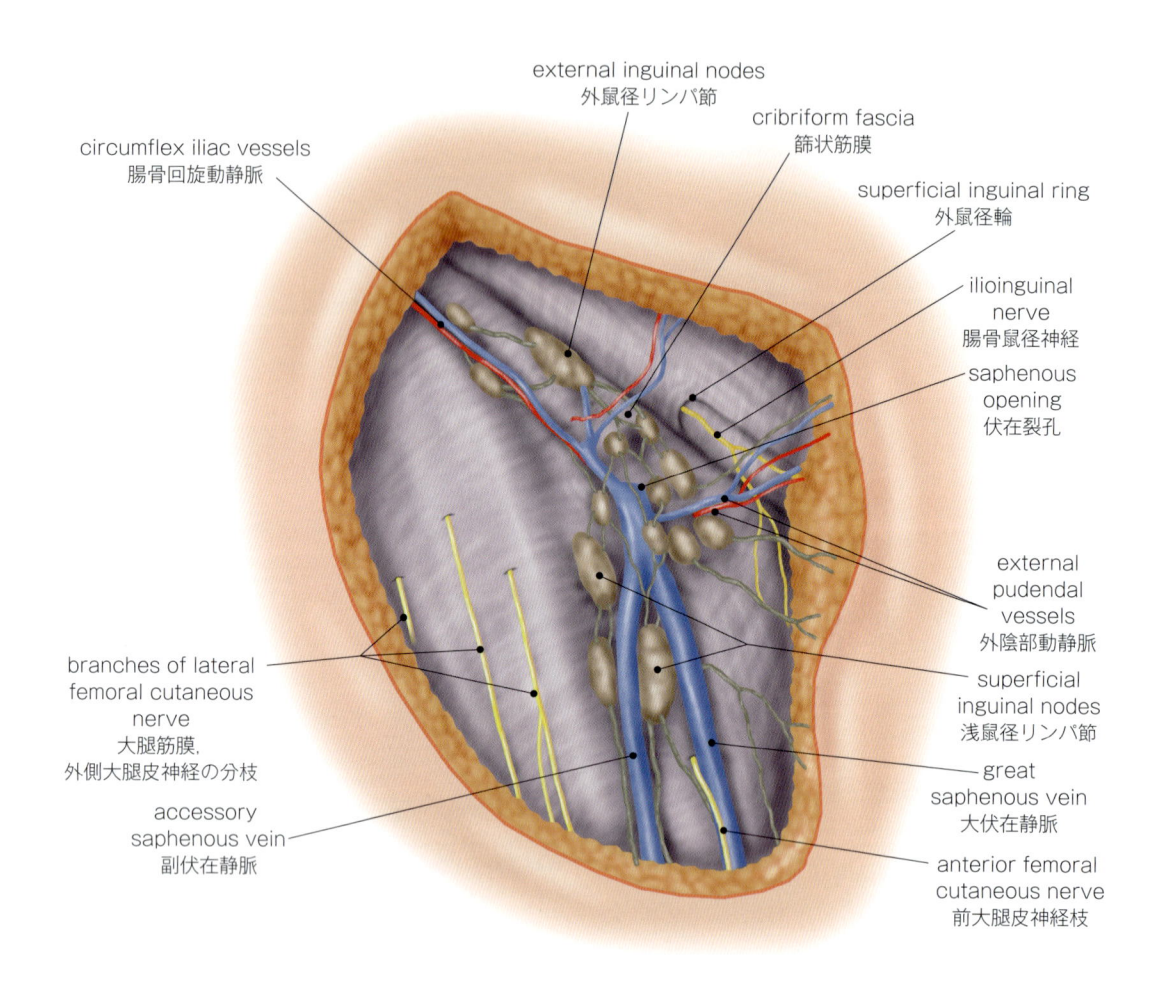

図3 鼠径部の脈管②
〔文献1）より改変〕

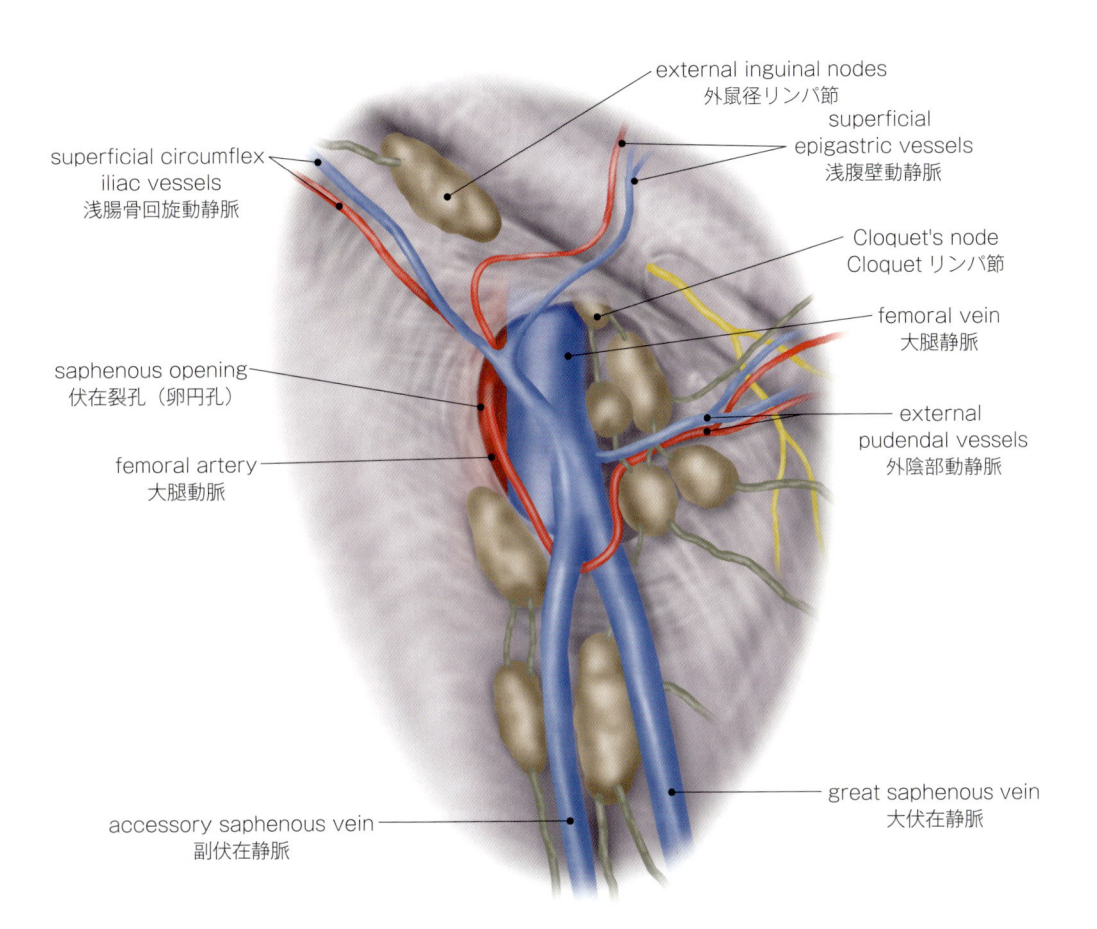

図4 鼠径部の脈管③
〔文献1〕より改変〕

図5 鼠径部の脈管④
〔文献1)より改変〕

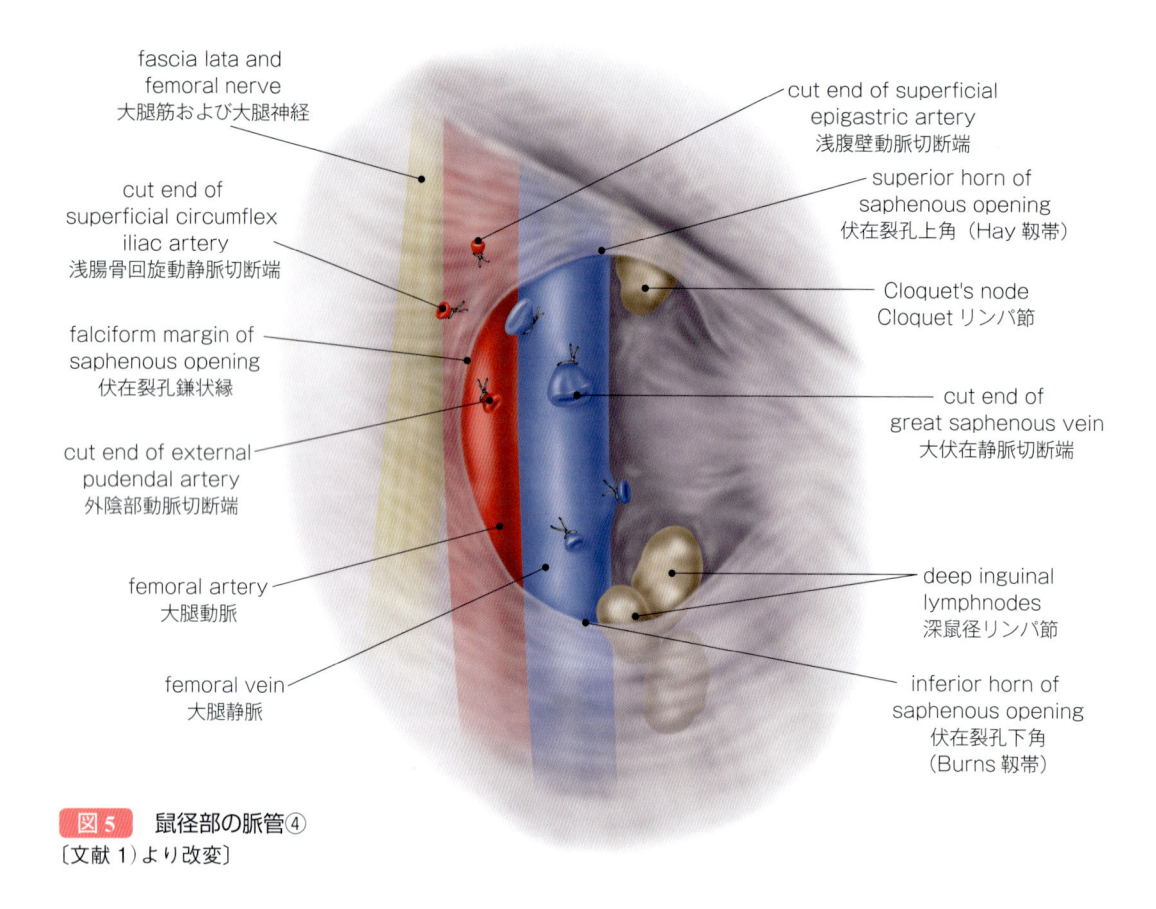

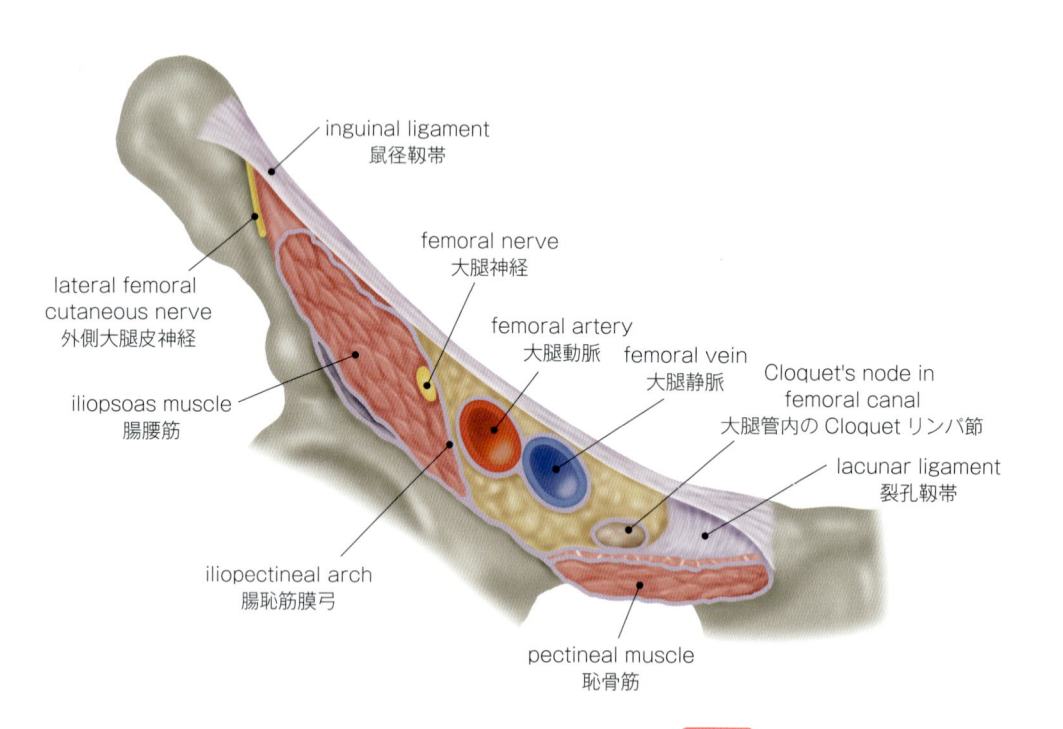

図6 鼠径靱帯下面を通る脈管と筋群
〔文献1)より改変〕

腟式手術の臨床解剖

1 腟式の手術を解説するにあたって

腟式の手術操作を進めていくときは，腹腔内の解剖も同時に意識しておくとよい．本章にて，腟式に手術を進めるに際して参考になると考えられる図をまず解説したい．

図1は，腟の側から見た骨盤内臓器の解剖図である．腟式手術においては直視できないために，できるだけ臓器相互の関係が解るべく立体的に図示した．腹側から腹壁腹膜が膀胱を被い子宮に移行する状態，恥骨，馬蹄形に腟管を取り囲む膀胱と外陰部で開口する尿道，子宮腟部を取り囲む腟管，子宮腟部，腟壁の背側の直腸と会陰背側に開口する肛門を図示した．

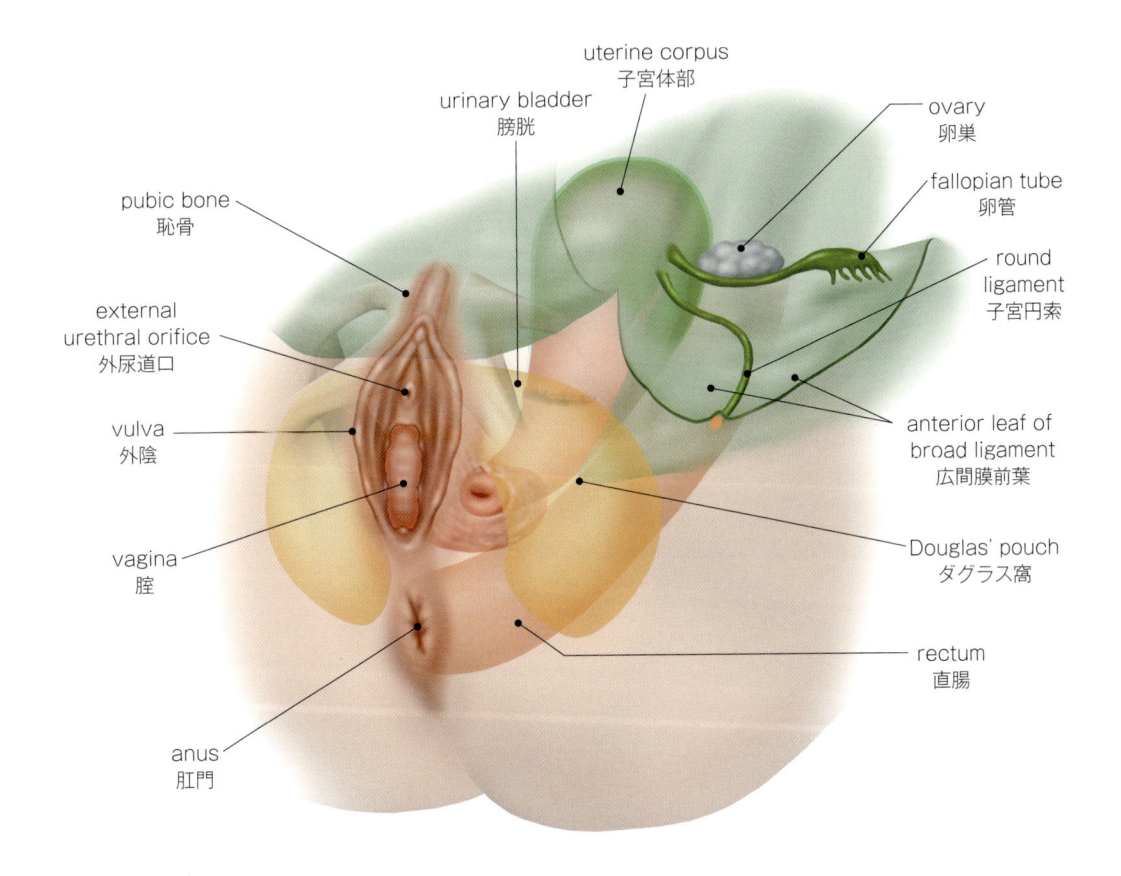

図1　外陰側からみた膀胱，腟，子宮，直腸の関係を示した図

図2は左側の外陰・腟壁の一部および直腸側の腟壁の一部を取り除いた図において，膀胱の骨盤内の位置を理解するために膀胱三角部の位置を描き加えた図である．腟壁から骨盤内臓器の位置を理解しやすくする目的で描いたものである．

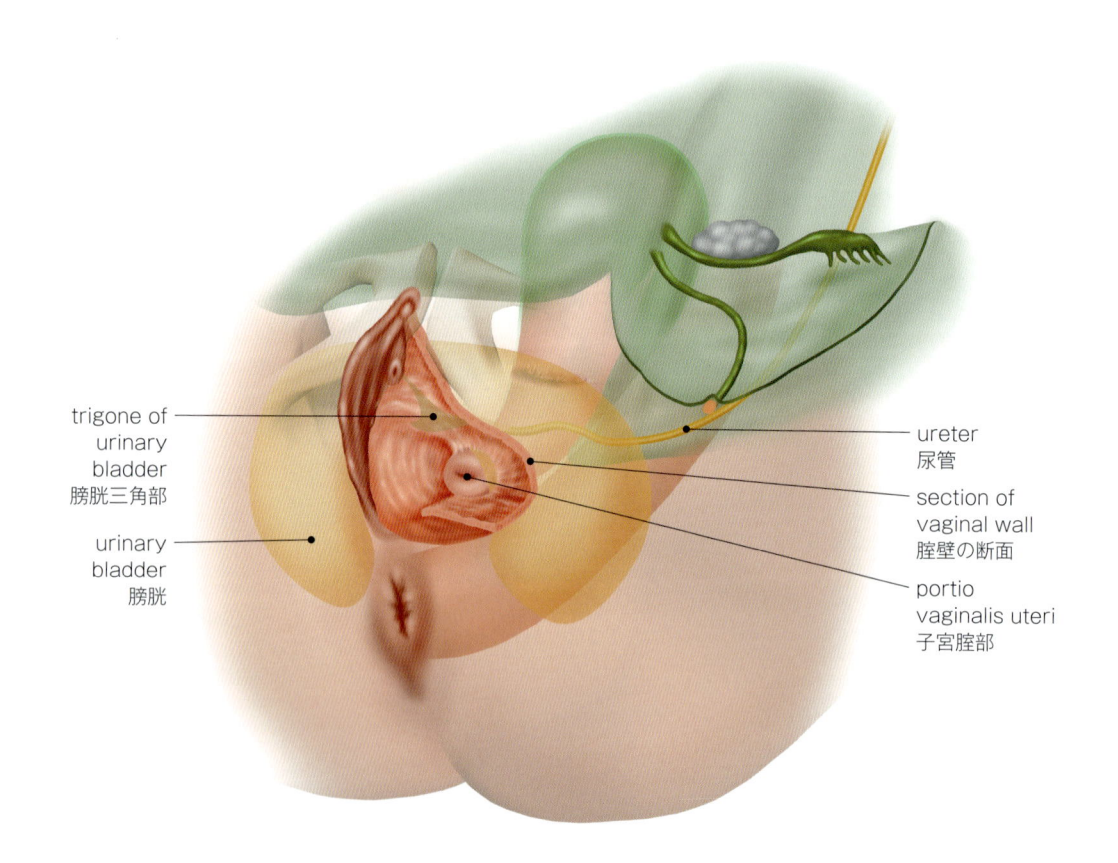

trigone of urinary bladder
膀胱三角部

urinary bladder
膀胱

ureter
尿管

section of vaginal wall
腟壁の断面

portio vaginalis uteri
子宮腟部

図2　図1における左側の腟壁を一部取り除きその断面をつくり，膀胱三角部と尿管の走行を強調した図

腟式手術の臨床解剖 ◆ 49

　図3は図2の図において膀胱を半切し膀胱腔内を見せることによって尿管の膀胱三角部までの走行と，子宮頸部・腟部と膀胱・尿管の関係を理解しやすくするために描いた図である．

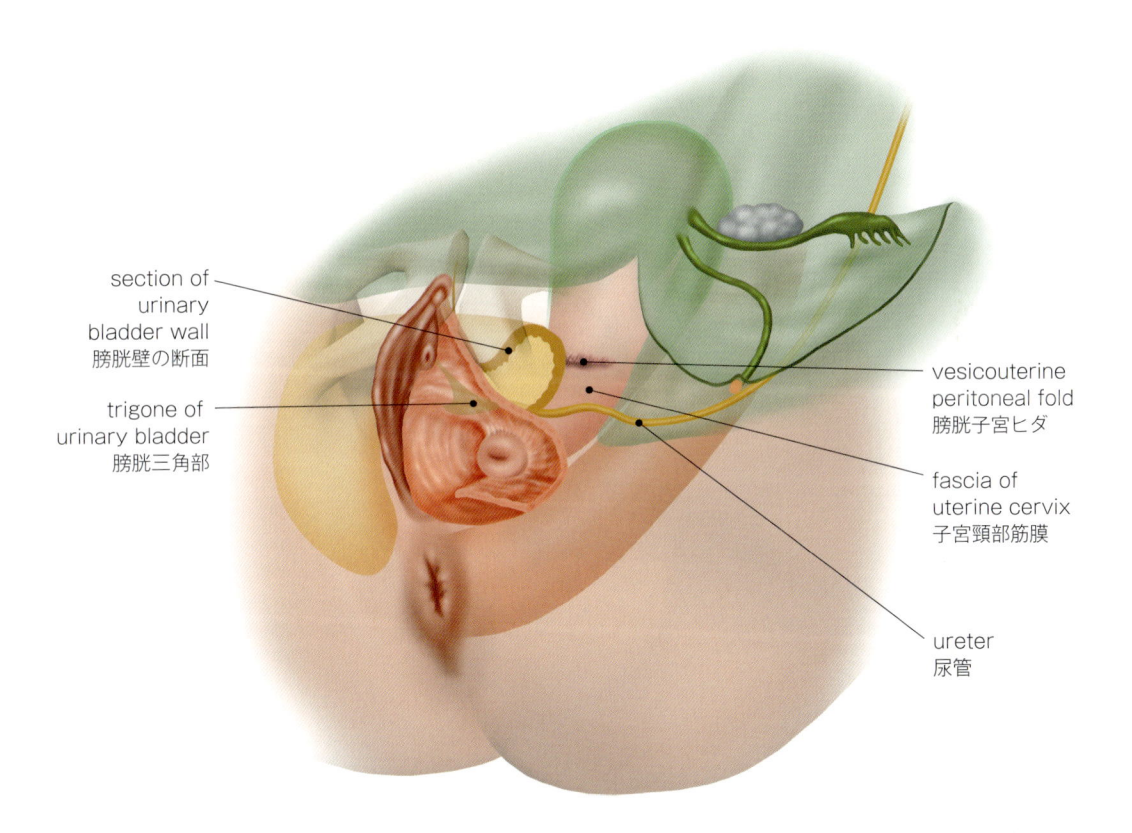

- section of urinary bladder wall
  膀胱壁の断面
- trigone of urinary bladder
  膀胱三角部
- vesicouterine peritoneal fold
  膀胱子宮ヒダ
- fascia of uterine cervix
  子宮頸部筋膜
- ureter
  尿管

図3 図2において膀胱の中央に断面を加えることにより，膀胱，尿管と子宮との関係を強調した図

図4は子宮頸部・腟周辺の靱帯を一つずつ描き加えることによって腟側から子宮を摘出する際の参考にするための図である．まず図3に仙骨子宮靱帯を描き加えた．

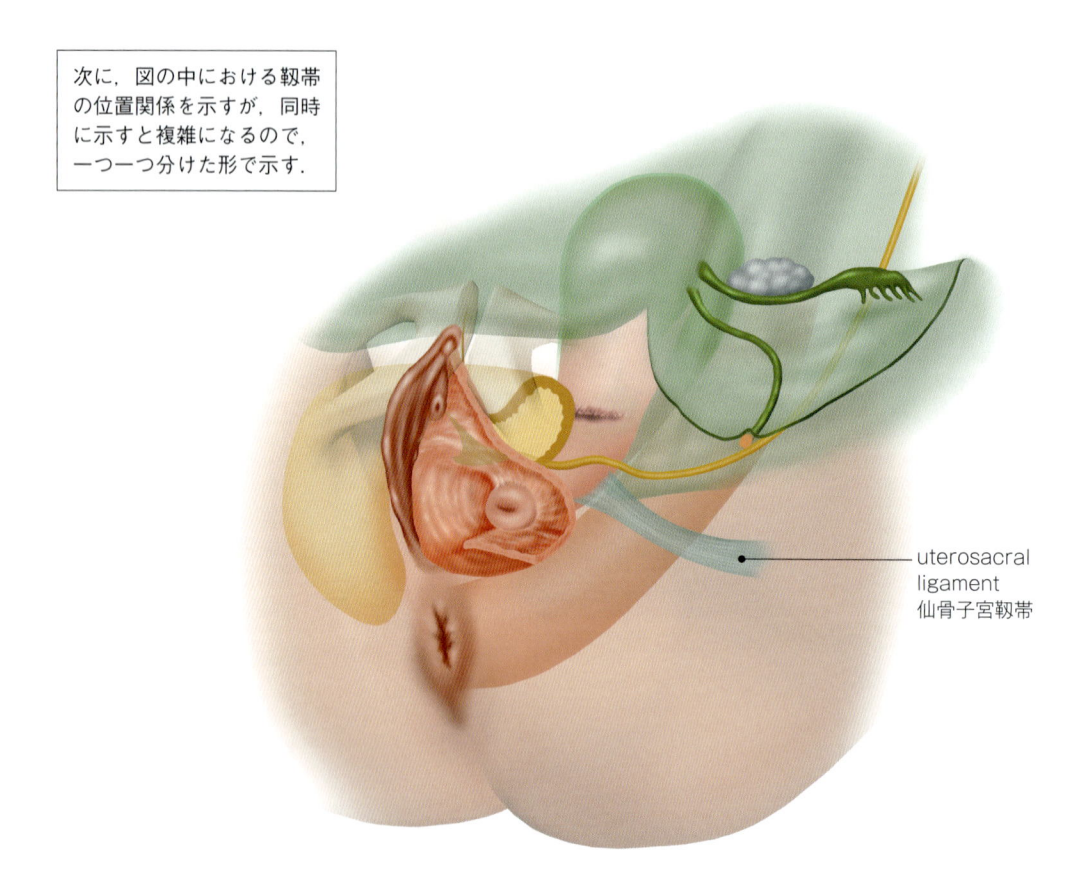

次に，図の中における靱帯の位置関係を示すが，同時に示すと複雑になるので，一つ一つ分けた形で示す．

uterosacral ligament
仙骨子宮靱帯

図4　仙骨子宮靱帯の位置

図5は図4に基靱帯を描き加えた図である．図では結合組織の束のように描いてあるが構成組織は深部子宮静脈などの血管である．

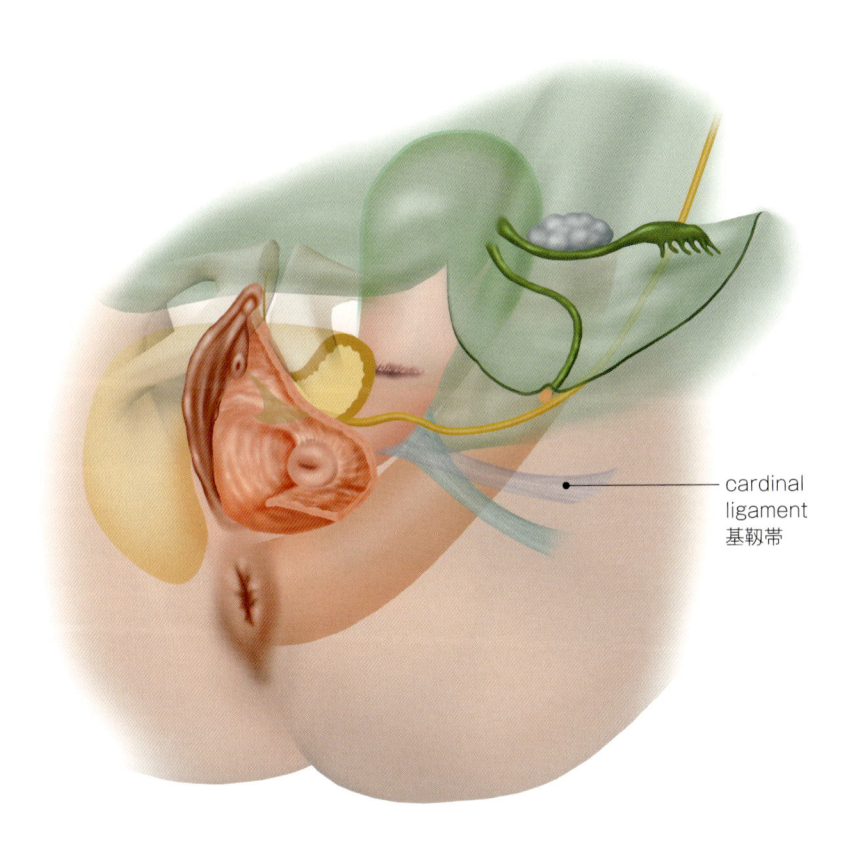

cardinal ligament
基靱帯

図5 基靱帯の位置

図6Aは子宮頸部側方の主たる血管を描いた図である．基靱帯の主たる血管である深部子宮静脈とそれに流入する膀胱静脈の位置関係を描いた図．この図では膀胱が半切してあるので膀胱静脈の膀胱との位置関係がわかりにくくなっているが，膀胱静脈は膀胱子宮靱帯後層を構成する静脈である．また膀胱子宮靱帯前層のcervicovesical vesselsも描いているがこれも膀胱との関係がわからない図になっている．図7Aも参照しながら見るとわかりやすくなる．

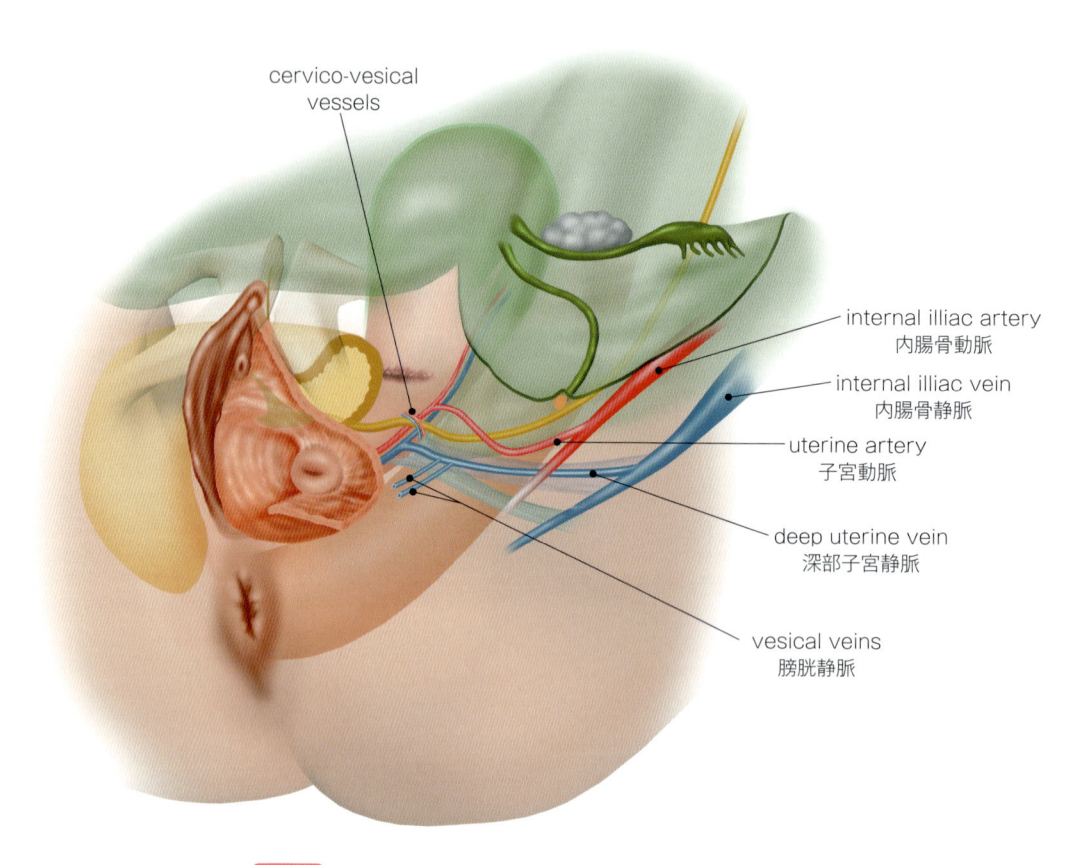

図6A　子宮頸部側方の主な血管

図5の基靱帯の主たる血管は子宮から内腸骨静脈に流入する深部子宮静脈である．
膀胱子宮靱帯の前層：主として子宮頸部と膀胱間に存在するcervicovesical vesselsである．
膀胱子宮靱帯の後層：主として膀胱から深部子宮静脈に流入する膀胱静脈である．

図 6B は骨盤臓器の矢状断に基靱帯の血管(深部子宮静脈),子宮動脈・静脈,尿管を描き加え,膀胱子宮靱帯前層と後層をイメージしたものも描き加えている.

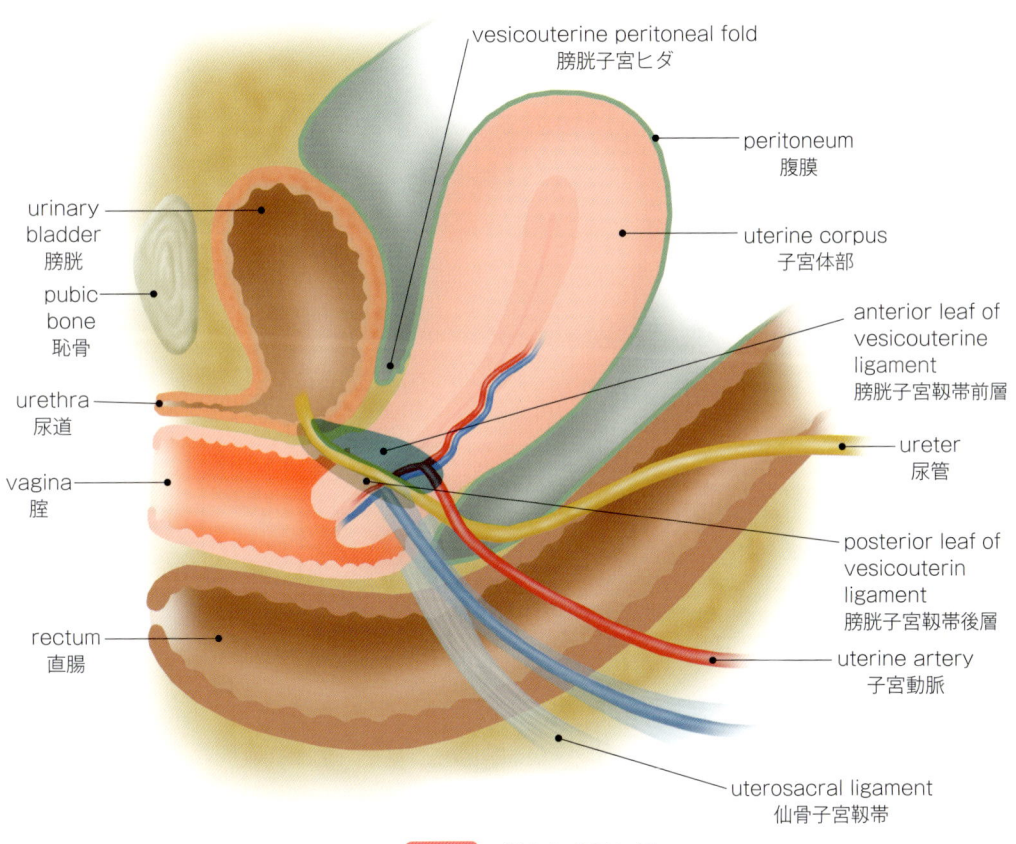

図 6B　側方から見た図

図7Aは子宮腟部を外陰側に牽引した際の，膀胱，尿管とその周囲の血管の位置関係を描写したもの．

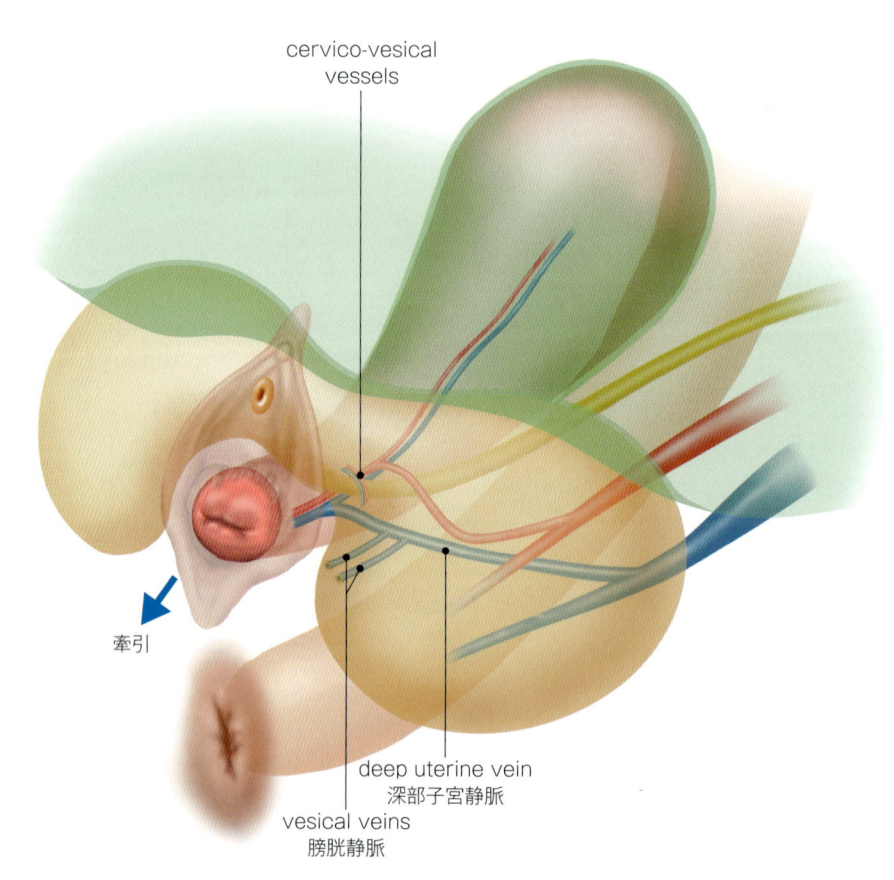

図7A　手術操作で子宮を外陰側に牽引した時に子宮，膀胱その他の位置関係がどのように変化するかを示した図(図6と比較してほしい)

図 7B は子宮腟部を外陰側に牽引した際の骨盤臓器の矢状断に基靱帯の血管（深部子宮静脈），子宮動脈・静脈，尿管を描き加え，膀胱子宮靱帯前層と後層をイメージしたものも描き加えてある．

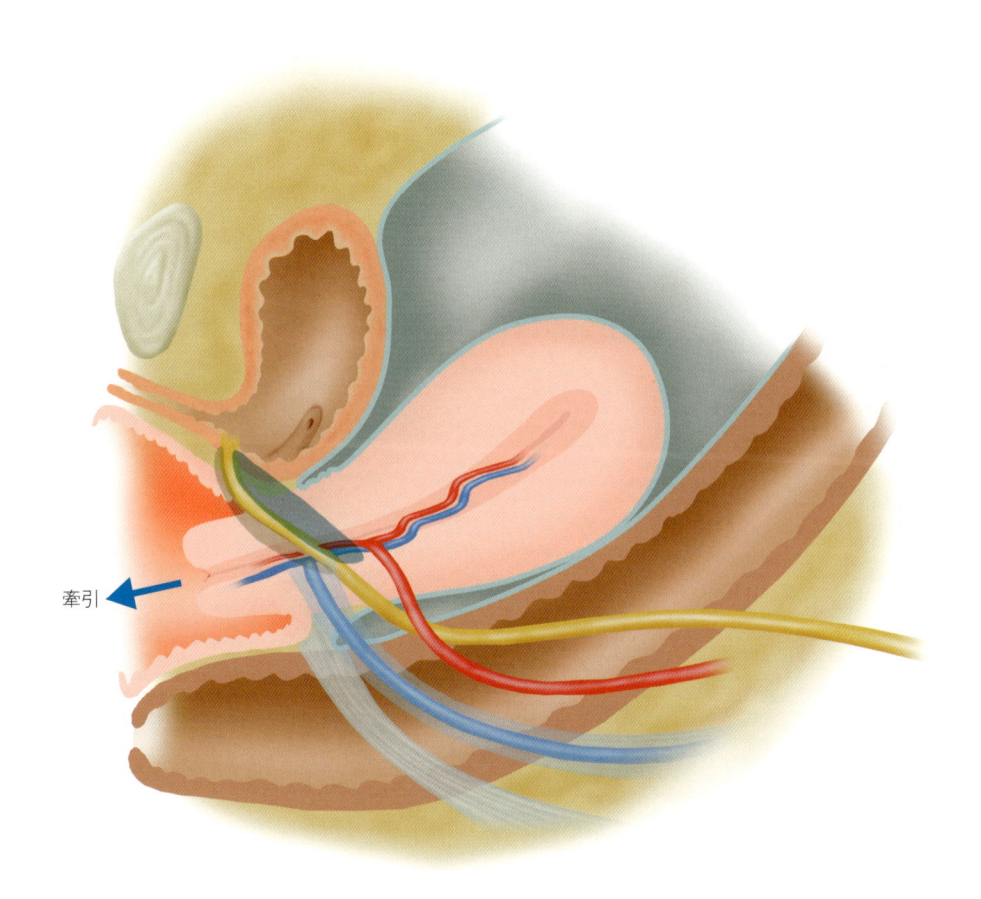

牽引

図 7B　子宮を外陰側に牽引した時の側面図

56 ◆ 臨床解剖学に基づいた 新版 産婦人科手術シリーズ Ⅲ

　図8は図6Aに骨盤全体の図を描き，後腹膜腔を走行する尿管と血管群の位置関係を描写して腟式手術における外陰側から骨盤内の解剖を理解しやすくするための図である．

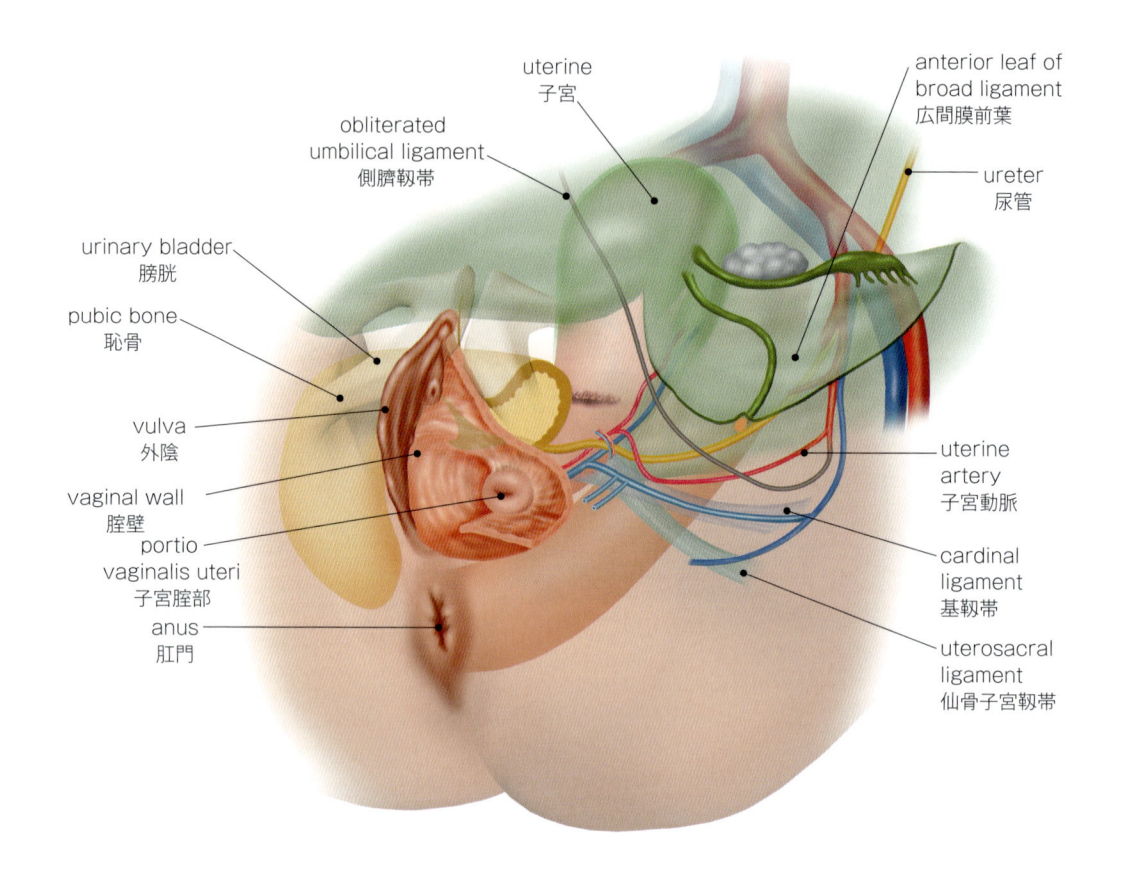

図8　骨盤内の解剖（外陰側から見た場合）

腟式手術の臨床解剖 ◆ 57

　図9は外陰正面から子宮腟部，腟壁，直腸を描きその頭側の膀胱・子宮とその周辺の動静脈の位置関係を透見した形で描写したものである．腟式の手術はこの位置から手術するので，こうした解剖を理解しておけば手術が安全になる．

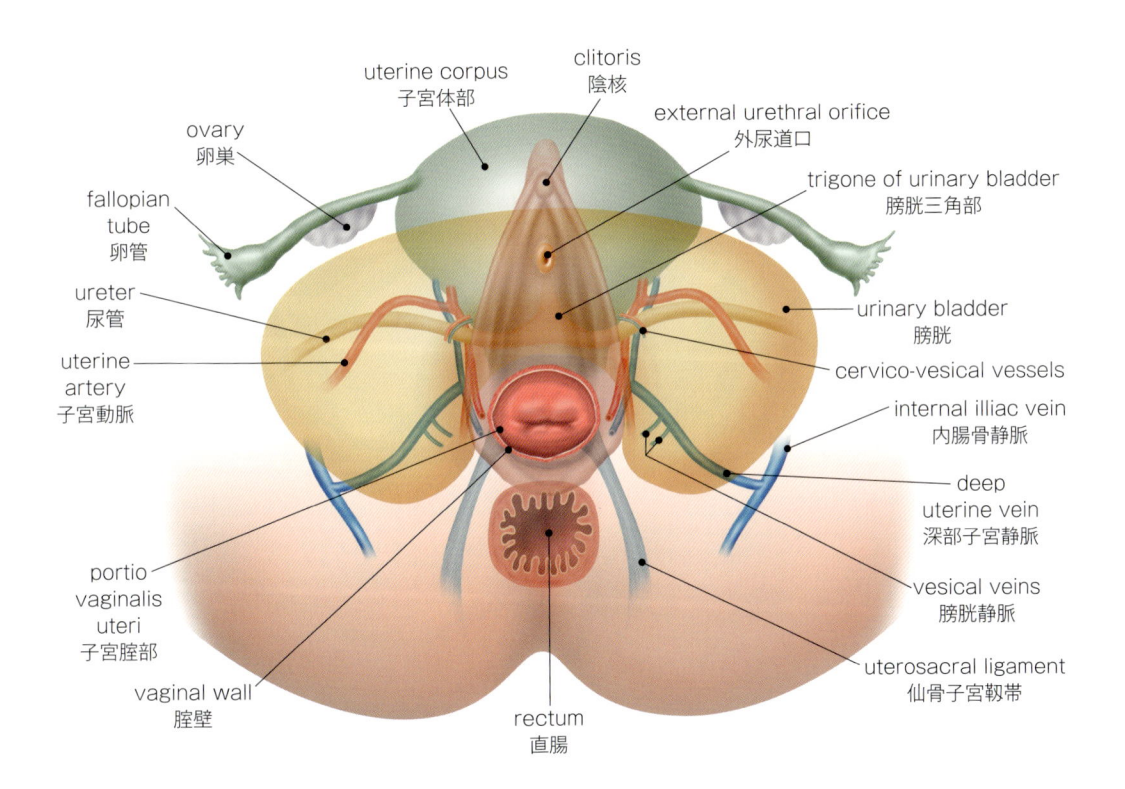

図9　外陰正面から骨盤を透見した図

図 10 は子宮腟部を外陰側に牽引した状態での子宮頸部・腟周辺および尿管周囲の血管を透見した形の図．図 8，9 を参照しながら見ると理解しやすい．

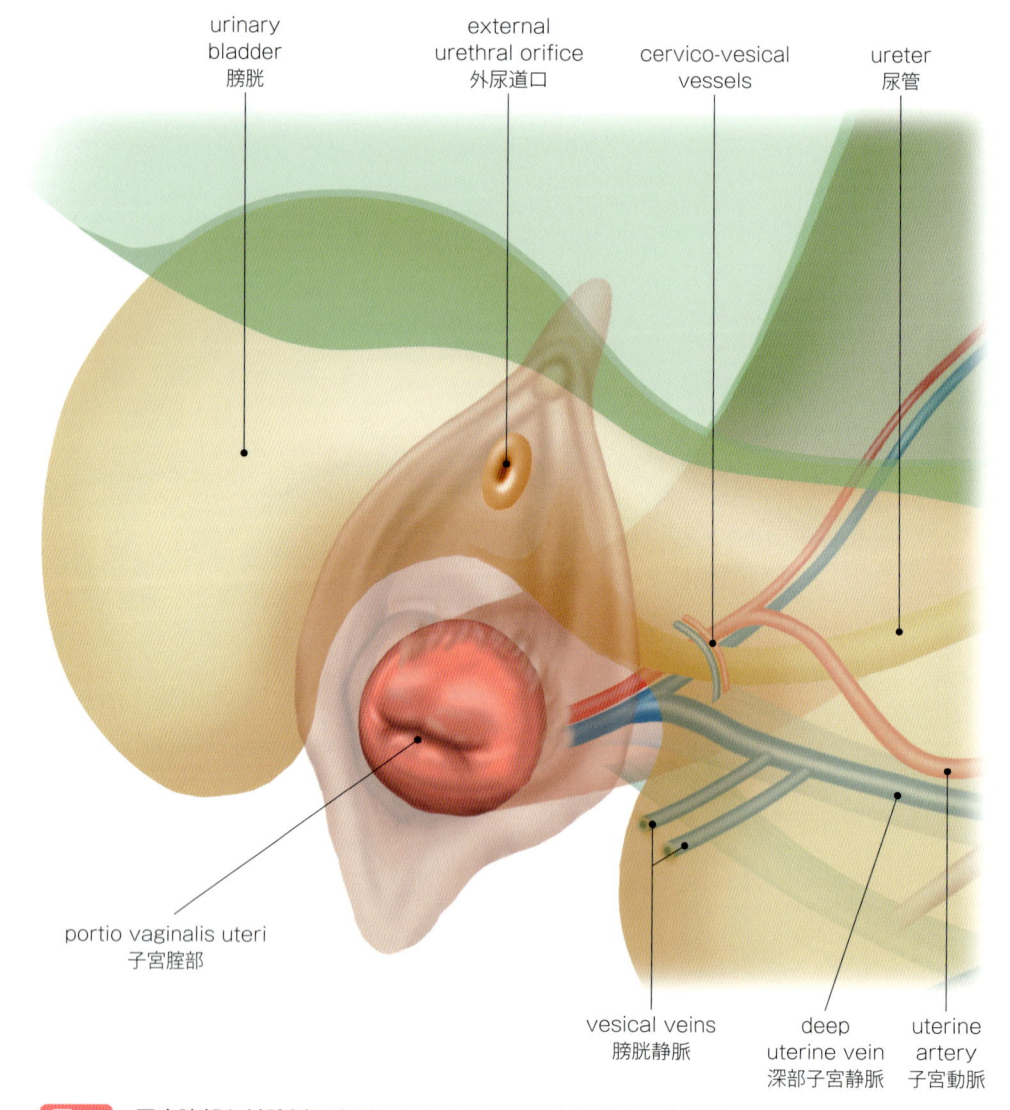

図10 子宮腟部を外陰側に牽引したときの膀胱子宮靱帯と子宮動静脈との関係を拡大した図

図11 は膀胱子宮靱帯のやや頭側部位の横断面を描写したものである．膀胱子宮靱帯の血管の位置関係を考える際に参考となる図である．この図は頭側での断面であるので，尿管が膀胱子宮靱帯前層の cervico-vesical vessels の下方を通って膀胱三角部に流入する様子は描いていない．あくまでも一断面を図示しているので図 10 を参考にしていただきたい．

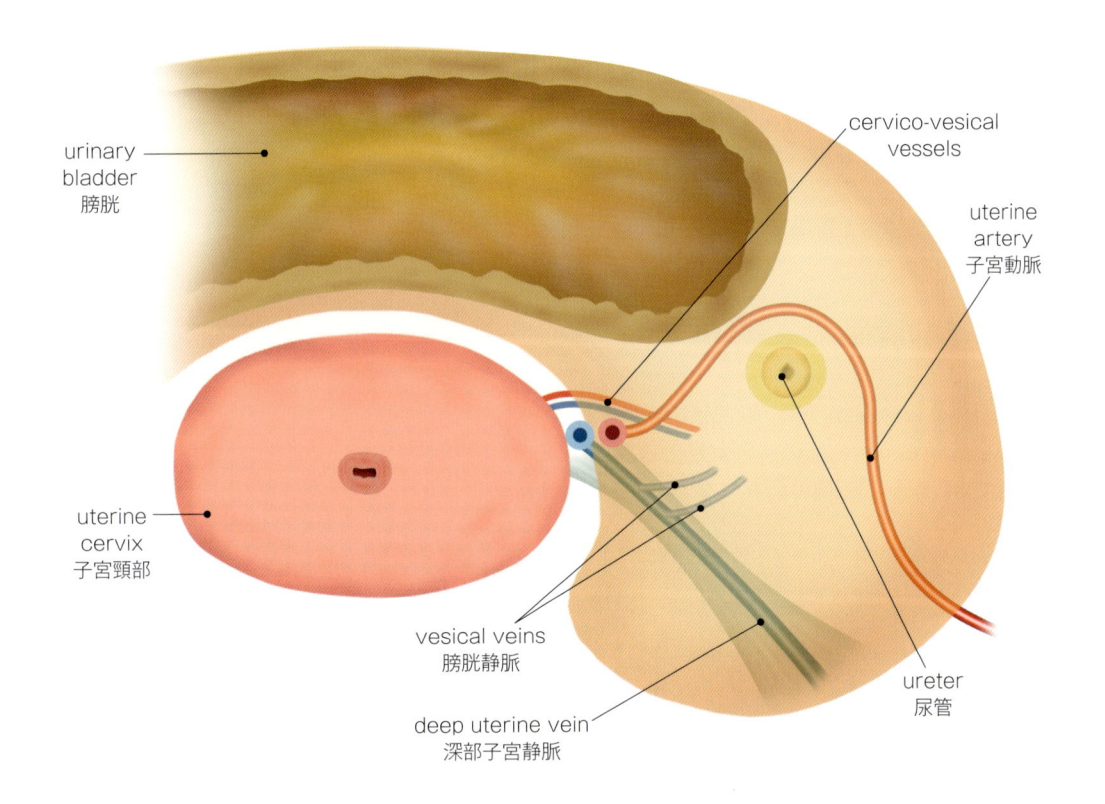

図11 膀胱子宮靱帯の断面（頭側から見た図）

腟式単純子宮全摘術

腟式手術は腹式手術と異なり術野がせまく，手術を行うにあたっては，直視下にない各臓器，組織の解剖学的位置関係を熟知しなければならない．しかも，子宮に発生した悪性腫瘍が進行している場合，腫瘍のサイズ（筋腫など）が大きすぎる場合，また子宮が他臓器に強固に癒着している場合などでは経腟的な手術が難しいことが多い．近年は腹腔鏡手術と経腟的アプローチを組み合わせて，幅広い状態に対応が可能となっているが，本章では，基本的な経腟操作による単純子宮全摘術を解説する．

1 手術時の体位

1）患者の体位と固定

患者の体位は砕石位とし，殿部は手術台から少し出るぐらいがよい．両足を開き，足台または吊りひもを用いて挙上し足のうらがみえるような位置で固定する（図1）．手術台はやや高めとし，骨盤高位で術野が術者の胸の高さになるよう調節する．

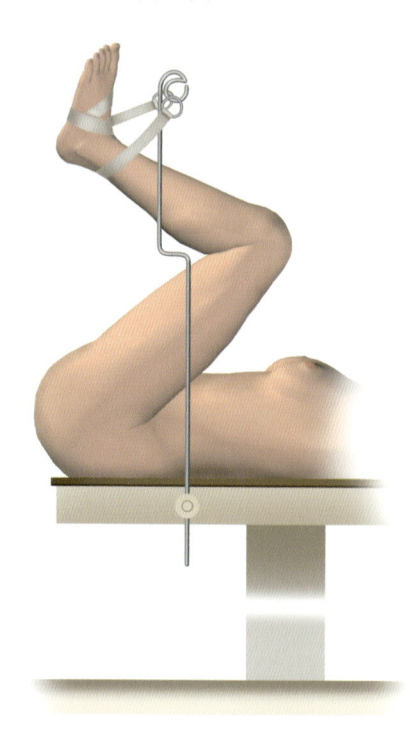

図1 患者の体位と固定

2）手術操作
a. 導尿と膀胱下縁の確認（図2）

S状金属カテーテルを用い導尿し膀胱を空虚にし，同時に子宮頸部前壁に付着する膀胱下縁を確認する．

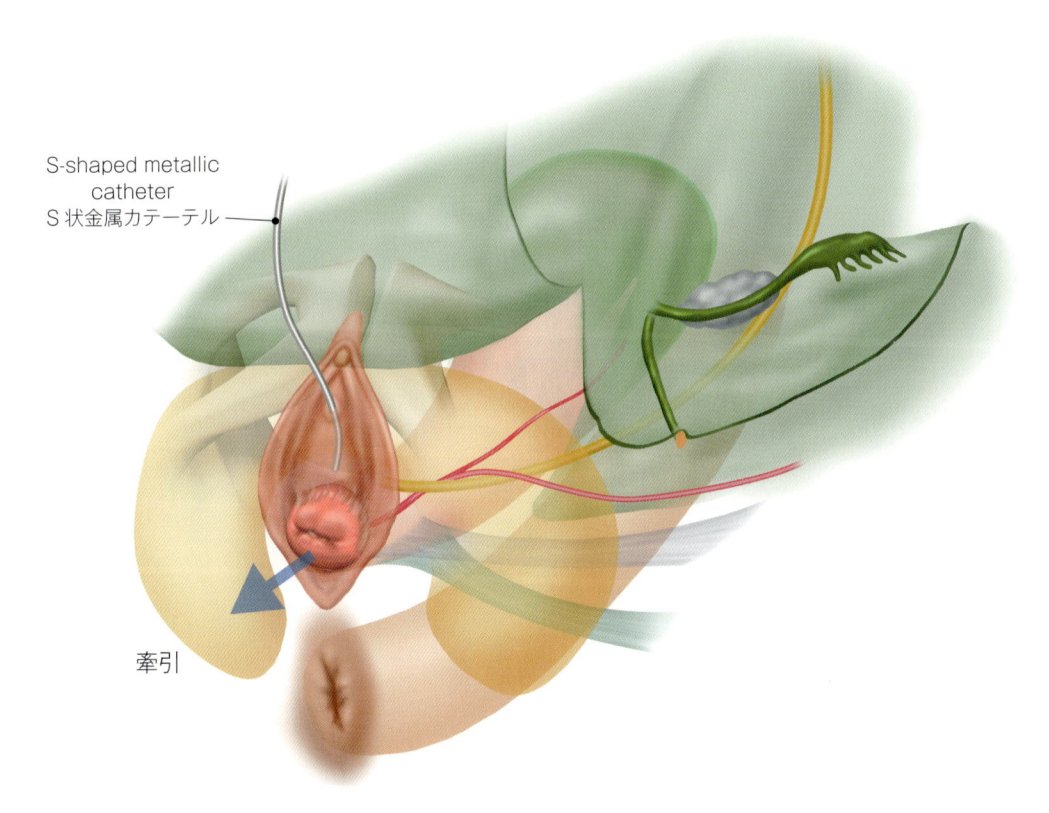

S-shaped metallic catheter
S状金属カテーテル

牽引

図2 導尿と膀胱下縁の確認
尿道からカテーテルを入れ，膀胱下縁を確認する．

b. アドレナリン加生理食塩水の注射(図3)

ミューゾー鉗子を子宮腟部前唇にかけ, 足側・背側に牽引して, 20万倍〜100万倍に希釈したアドレナリン加生理食塩水またはアドレナリン入りキシロカイン10ml〜20mlを予定切開線の手前から腟粘膜, および粘膜下に注射する. 局部から赤みがとれ, 白色となる程度がよい.

c. 子宮頸部前腟壁の切開(図4, 5)

膀胱の下縁より約1cm足側のところで, 子宮頸部前腟壁8時から4時の方向に横切開を加える. これはメスか電気メスにて行うが, 切開は深めに, 頸管に切り込むように行う. 初心者のうちはS字カテーテルで膀胱の下縁を確認しておいたほうがよい.

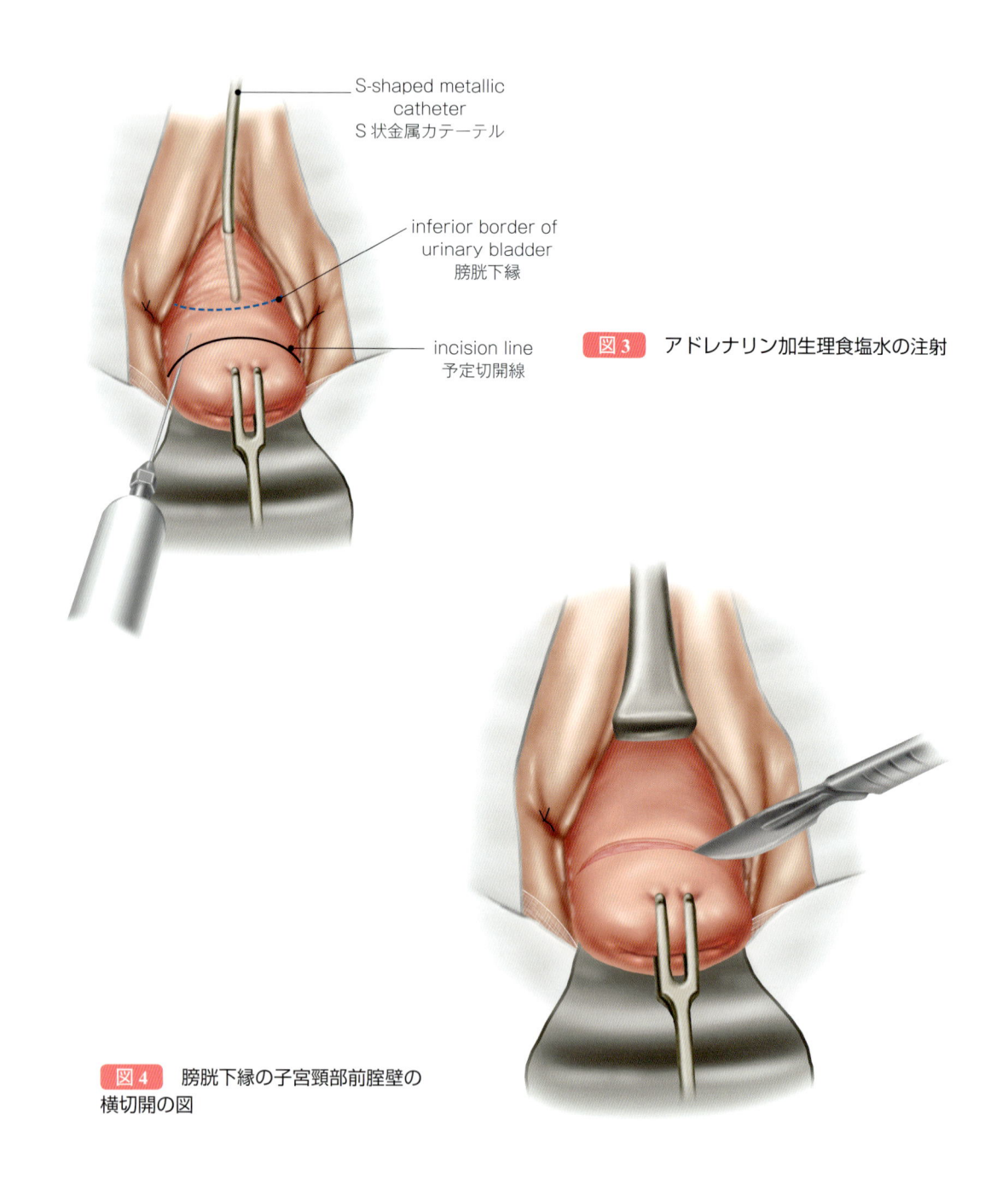

図3 アドレナリン加生理食塩水の注射

図4 膀胱下縁の子宮頸部前腟壁の横切開の図

d. 子宮頸部後腟壁の切開（図 4, 5）

　ミューゾー鉗子を後唇に持ち替えて子宮頸部の後腟壁に同様に切開を加え，子宮頸部を一周する輪状切開とする．後方の切開は前方より深めに行っておいたほうが，腹腔内に到達しやすい．

e. 膀胱の剥離と膀胱子宮窩腹膜の確認（図 6）

　クーパー剪刀にて膀胱下縁の結合組織を子宮頸部側に向かって切開を加えながら膀胱を子宮頸部筋膜から剥離・挙上する．

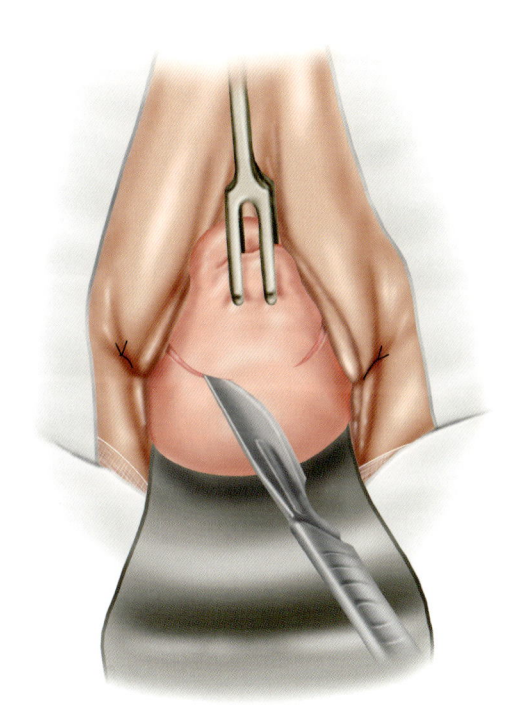

図 5　子宮頸部後腟壁の切開図

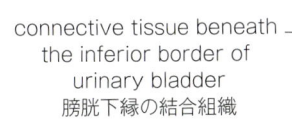

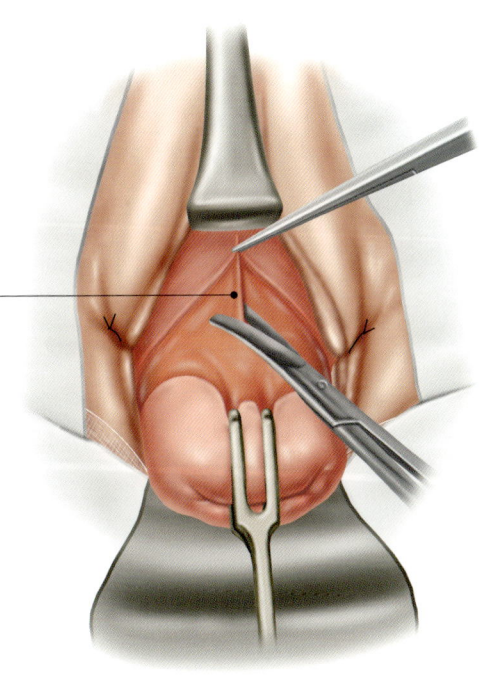

connective tissue beneath the inferior border of urinary bladder
膀胱下縁の結合組織

図 6　膀胱の剥離と膀胱子宮窩腹膜の確認

f. 剥離した膀胱を鉤で恥骨側に押し上げる（図7）
　L字鉤をかけて剥離した膀胱の子宮腟部側を包み込むように押し上げる．
g. 膀胱子宮靱帯の確認（図8）
　示指にて左右に膀胱を剥離しながら，両側の膀胱子宮靱帯（膀胱脚）を触知する．

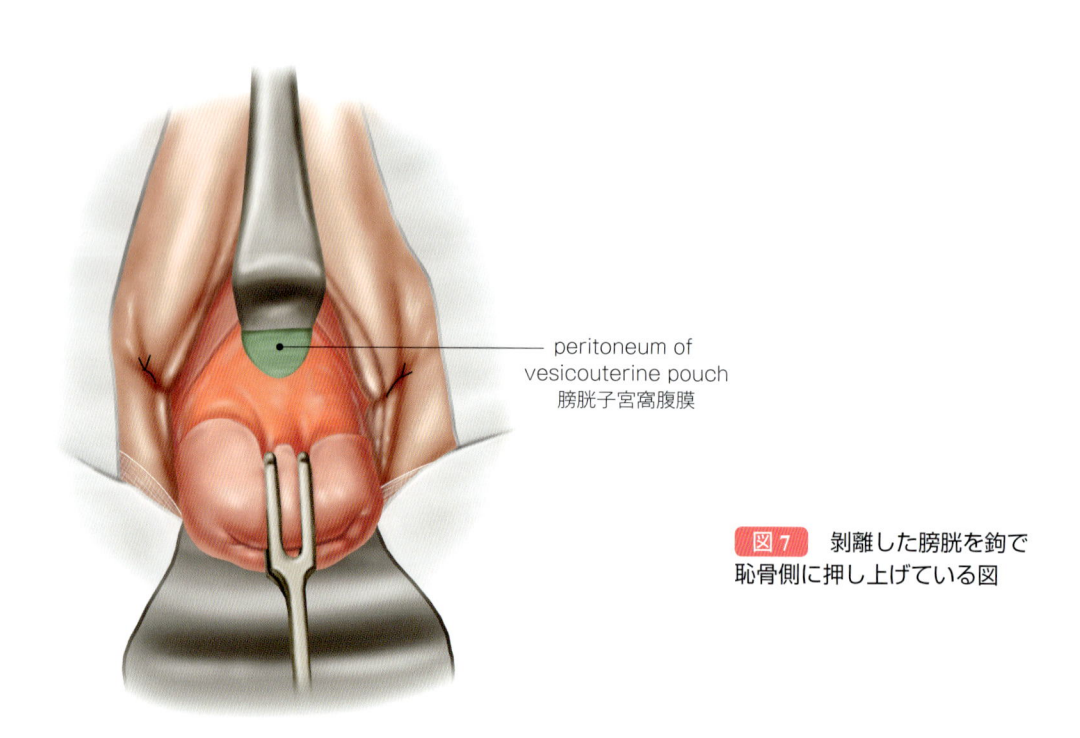

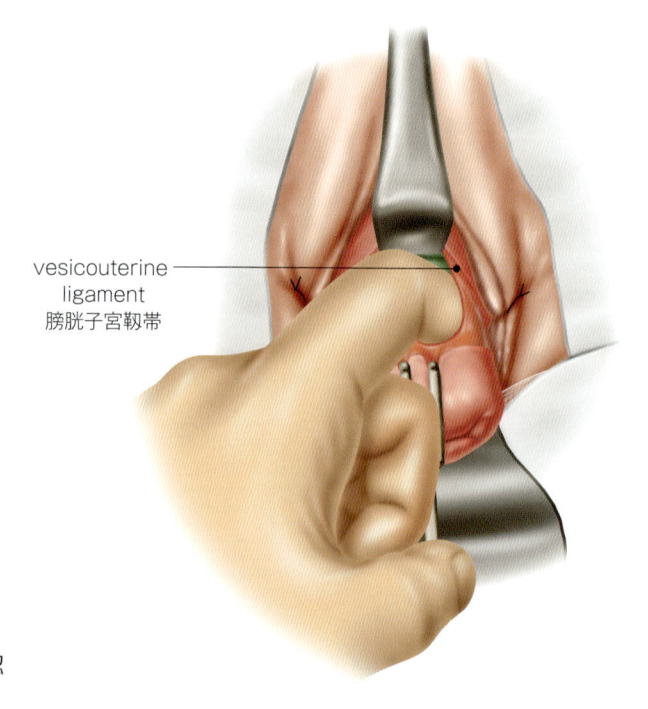

peritoneum of vesicouterine pouch
膀胱子宮窩腹膜

図7 剥離した膀胱を鉤で恥骨側に押し上げている図

vesicouterine ligament
膀胱子宮靱帯

図8 膀胱子宮靱帯の確認

h. 子宮頸部側壁の腟上皮の剥離(図9)

子宮頸部側壁の腟上皮をクーパー剪刀で押し上げるように，鈍的に剥離する．そのときミューゾー鉗子は，子宮頸部を反対側に牽引する．対側でも同様な操作を行う．

i. ダグラス窩腹膜の開放(図10)

ミューゾー鉗子で，子宮頸部を上方に牽引する．長摂子または長曲りペアンで，ダグラス窩腹膜をつまんで，その前方をクーパー剪刀にて切断し開放する．ダグラス窩の癒着が考えられる場合は，クーパー剪刀での切断は浅く数回にわたって行う．強固な癒着のためダグラス窩が開放できない例では，開腹手術に変更する．

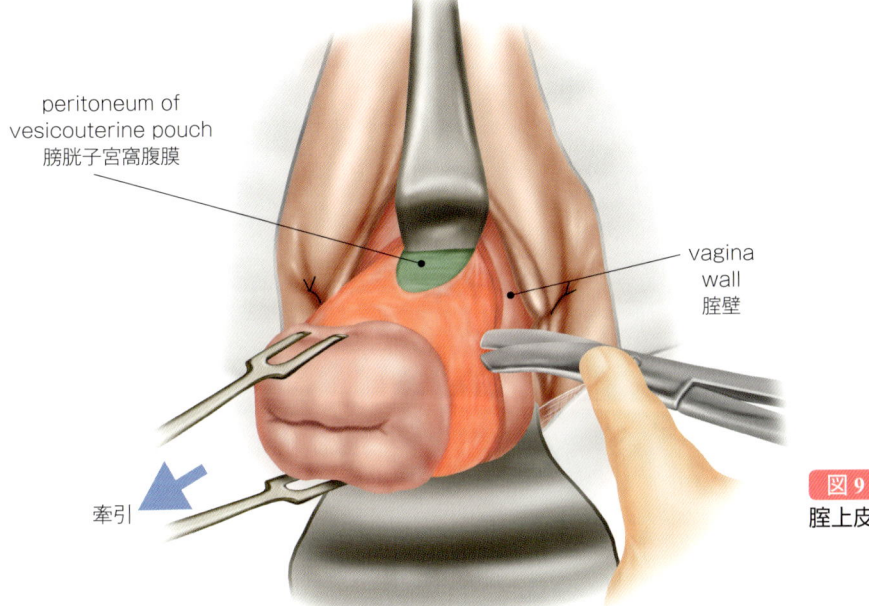

図9 子宮頸部側壁の腟上皮の剥離

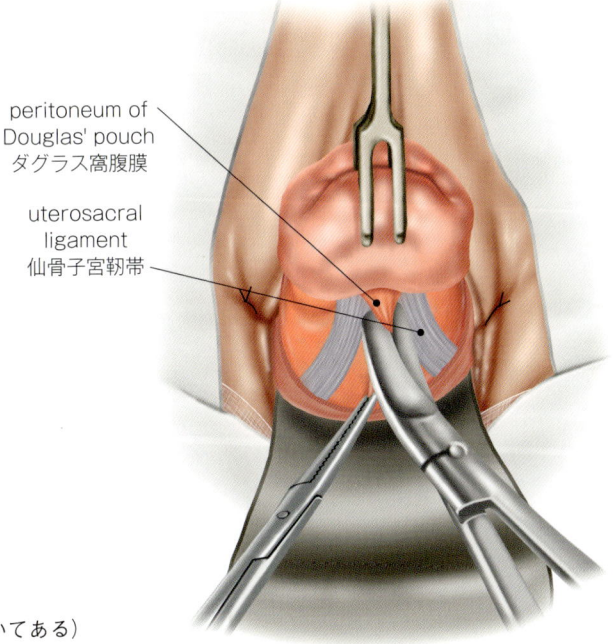

図10 ダグラス窩腹膜の開放
(この図では仙骨子宮靱帯を強調して描いてある)

j. ダグラス窩腹膜の開放の開大（図11）
　腹膜が開放されたら，クーパー剪刀を挿入し開くとさらに切開部が広がる．もし切開創が小さい場合，クーパー剪刀で側方に切開を加えておく．ダグラス窩の癒着の有無を，示指を挿入し確認する．

k. ダグラス窩から仙骨子宮靱帯を切断（図12）
　子宮頸部をミューゾー鉗子で，反対側上方に牽引し，仙骨子宮靱帯を鋸歯曲鉗子にて挾鉗，結紮切断する．この部分は無結紮で切断することも可能であるが，初心者は結紮しておくほうが無難である．対側も同様な操作を行う．

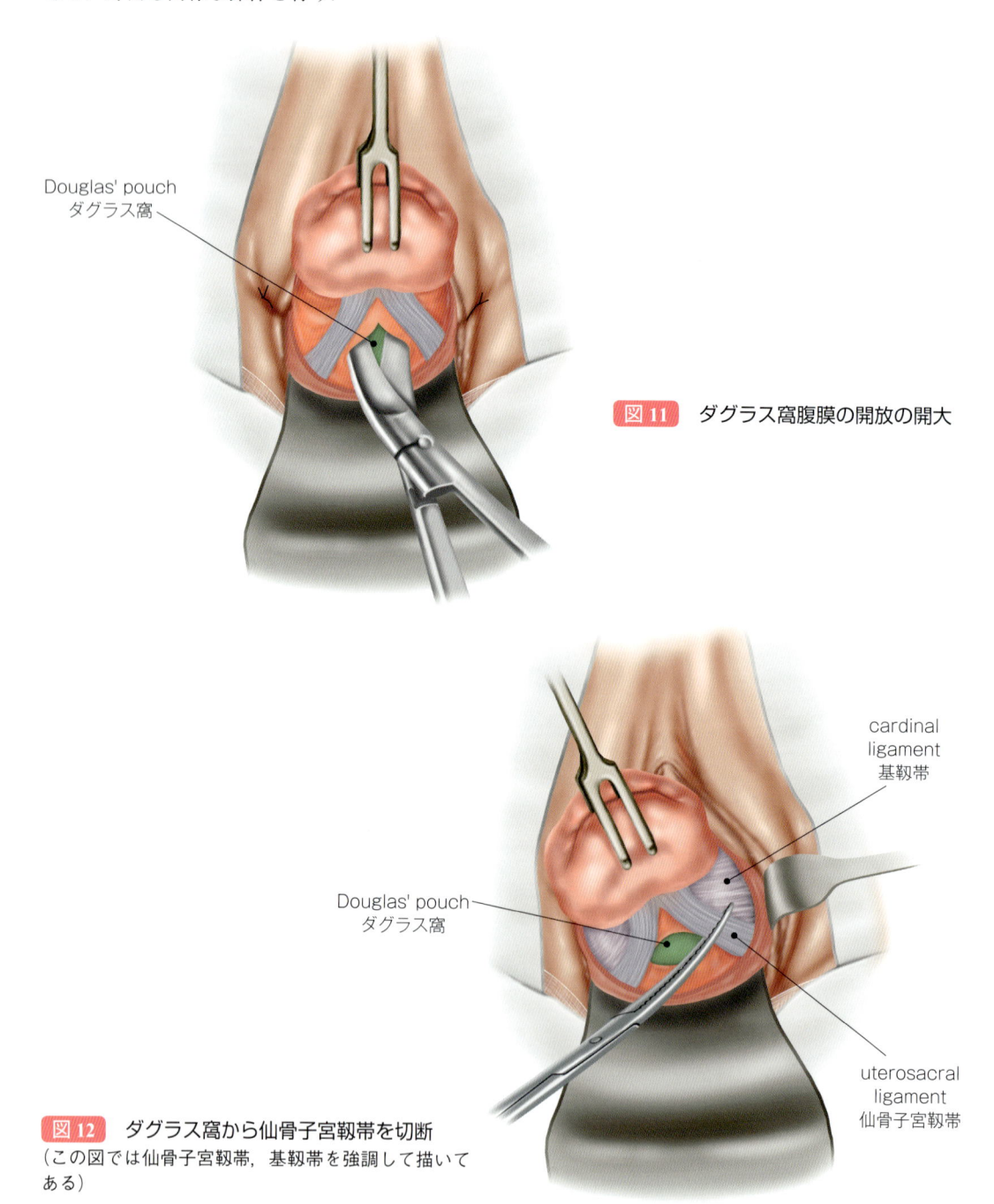

図11　ダグラス窩腹膜の開放の開大

図12　ダグラス窩から仙骨子宮靱帯を切断
（この図では仙骨子宮靱帯，基靱帯を強調して描いてある）

l. 基靱帯の処理（図 13）

子宮頸部をミューゾー鉗子で，反対側やや下方に牽引し，基靱帯の処理を行う．鋸歯曲鉗子にて基靱帯と膀胱子宮靱帯一部を挟鉗し，結紮切断する．鉗子は子宮頸部にむかってかけたほうが安全である．

m. 膀胱子宮窩腹膜の開放（図 14）

まずミューゾー鉗子で，子宮頸部を下方に牽引する．鉤にて膀胱を上方に圧排すると膀胱子宮窩の腹膜の折り返しが見える．その約 1cm 上方の腹膜を長摂子でつまんでその下方をクーパー剪刀で切断する．小切開で出血がある場合は，膀胱が十分剥離されていない可能性があり，膀胱損傷の危険があるため，膀胱剥離の再確認を行う．腹膜が開放されたら，クーパー剪刀を挿入し開くと，さらに切開部が広がる．もし切開創が小さい場合クーパー剪刀で側方に切開を加えておく．

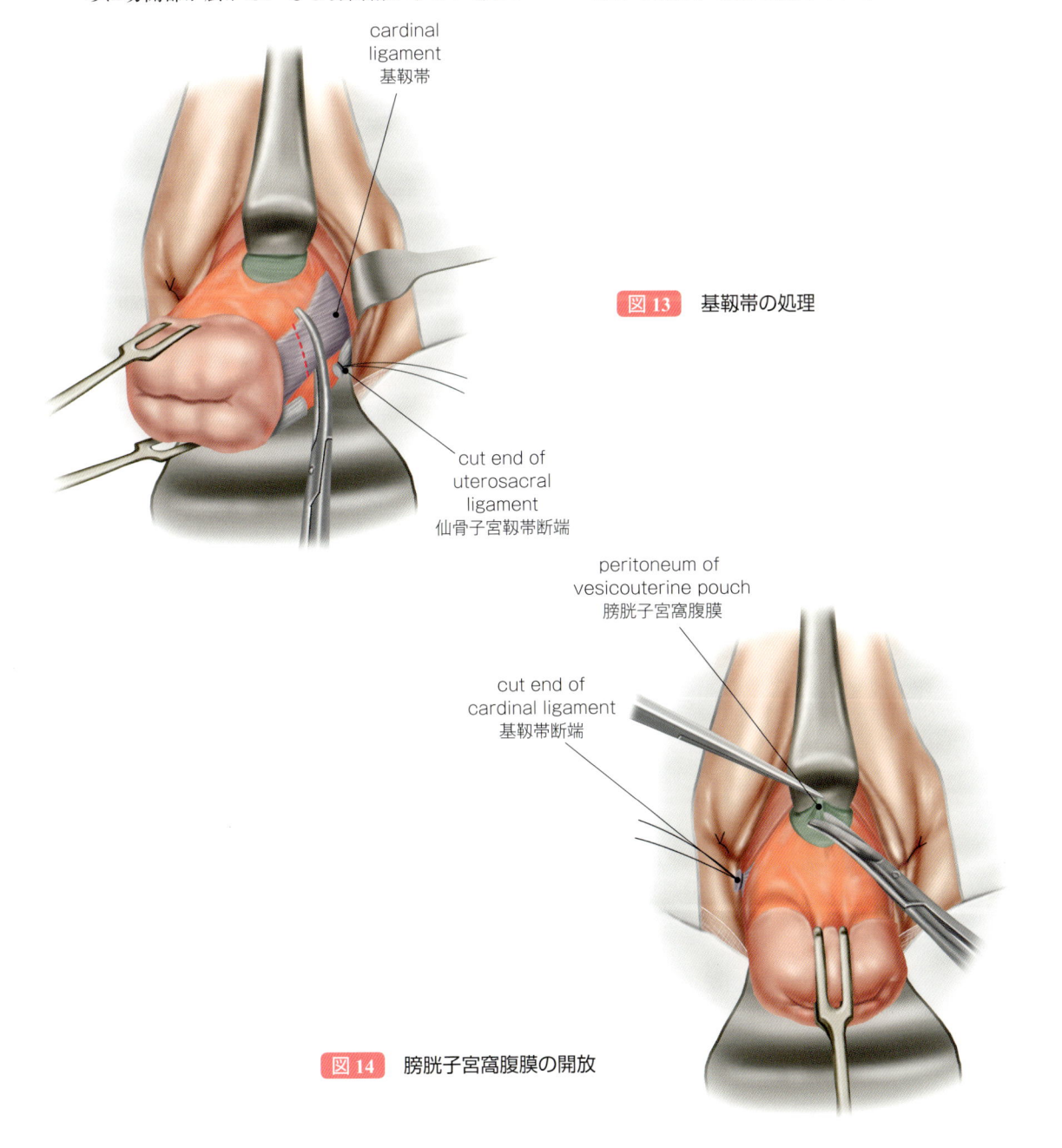

図 13　基靱帯の処理

図 14　膀胱子宮窩腹膜の開放

n. 子宮動脈と基靱帯の処理準備(図15)

次に行うのは，子宮動脈と，残った基靱帯の切断である．この図は切断線と子宮動脈，尿管の位置関係を模式的に示してある．膀胱を上方に圧排し，子宮を下方に牽引することにより，尿管が挙上され，子宮動脈の本幹が下降してくる．子宮動脈の本幹と残っている基靱帯を一括して結紮切断する．

o. 子宮動脈と基靱帯の処理(図16)

基靱帯と子宮動脈の切断を，実際に行っている図である．このように，尿管，子宮動脈は見えないが，膀胱の圧排，子宮の牽引により，安全に操作することができる．鉗子で挟鉗している組織の中に，子宮動脈が含まれているため，二重に鉗子を装着している．術者によっては，子宮側の安全鉗子を省略することもある．この部分の結紮は2重結紮とする．

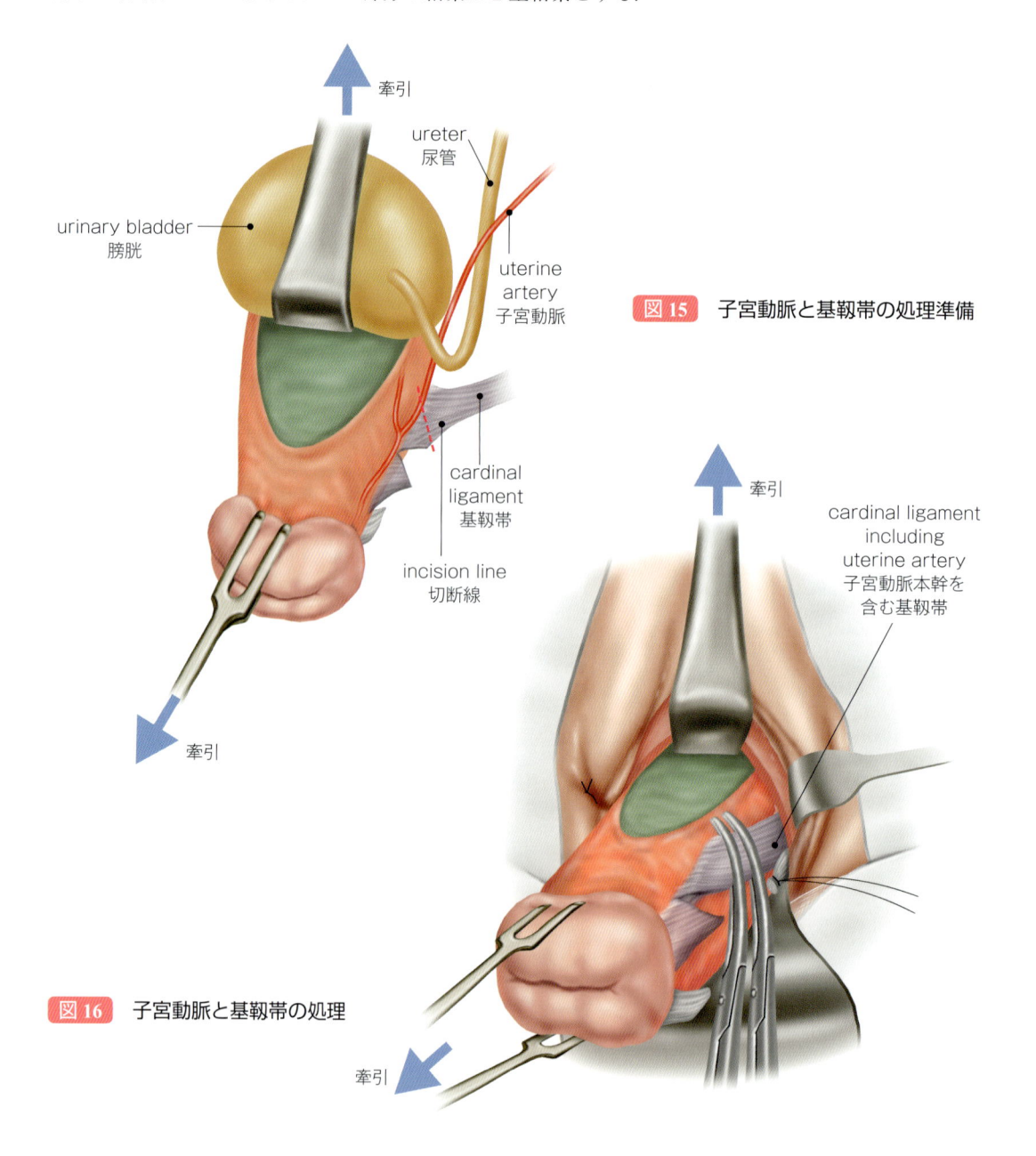

図15 子宮動脈と基靱帯の処理準備

図16 子宮動脈と基靱帯の処理

p. 子宮動脈と基靱帯の結紮法（図17）

　2重結紮の方法は術者により異なるがここでは3種類の方法を示す．
　A）結紮部位の一側に2本針糸をかけ，それぞれ単結紮する．
　B）第1の針糸は一側と中央の2カ所にかける．第2の針糸はその外側に1カ所かける．第2の糸から結紮する．
　C）まず第1の針糸を一側にかける．第2の針糸はその外側にZ縫合のように2カ所かけ，その後，第1の糸から結紮する（小林式2重結紮法）．

q. 残る広間膜の処理（図18）

　基靱帯と子宮動脈の切断が終わって，広間膜の一部が残っている．幅が広い時には，さらに広間膜を子宮体部に接して切断する．この場合，血管はほとんど含まれていないことが多いが，念のため，結紮切断するほうが無難である．

図17　子宮動脈と基靱帯の結紮法

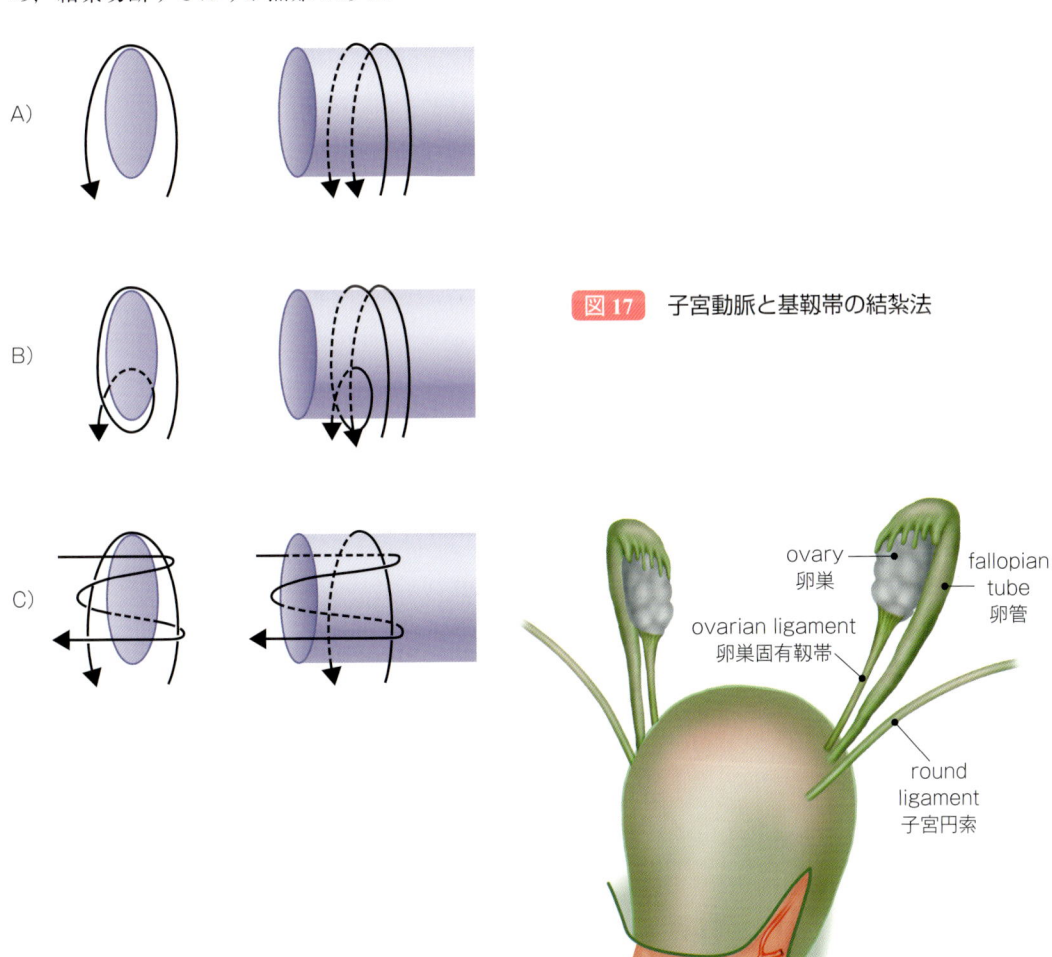

図18　残る広間膜の処理と円靱帯，卵管・卵巣固有靱帯

r. 円靱帯，卵管・卵巣固有靱帯一括挟鉗（図19）

前回までの操作で，子宮は円靱帯，卵巣堤索のみで固定されていることになる．子宮の大きさがそれほど大きくないときは，子宮体部を牽引し，腟外に脱出させる．その後，円靱帯，卵巣固有靱帯を一括，挟鉗切断する．挟鉗する組織が大きいため，滑脱防止のため，短コッヘルで端を挟んでおいてもよい．結紮は2重結紮とする．子宮が大きいときは2分割することもある．

s. 子宮反転（図20）

円靱帯，卵巣固有靱帯の処理を行う場合，子宮を反転する方法もよく行われる．反転は前方からでも，後方からでもよい．

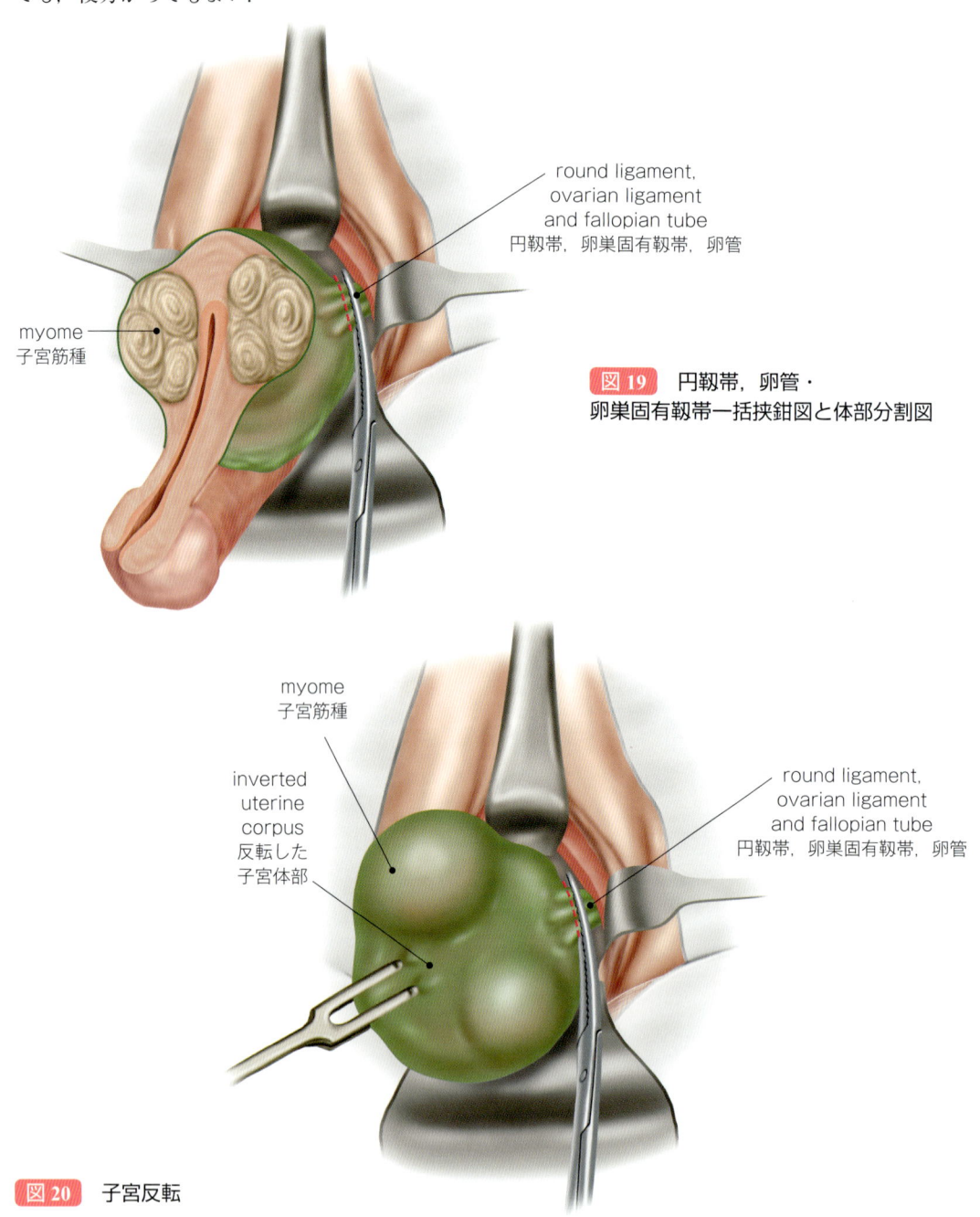

図19 円靱帯，卵管・卵巣固有靱帯一括挟鉗図と体部分割図

図20 子宮反転

t. 子宮サイズの減量策としての筋腫を核出（図21）

　子宮が大きい場合，反転後も子宮が腟外に牽引できないことがある．その場合，子宮筋腫があれば，まず核出を行い，その後，子宮の摘出操作を行う．

u. 腹膜縫合（1）（図22）

　子宮摘出後，後腹膜の閉鎖を行う．各靱帯の断端は腹膜外になるよう，断端を牽引しながら両側端の後腹膜の縫合を行う．

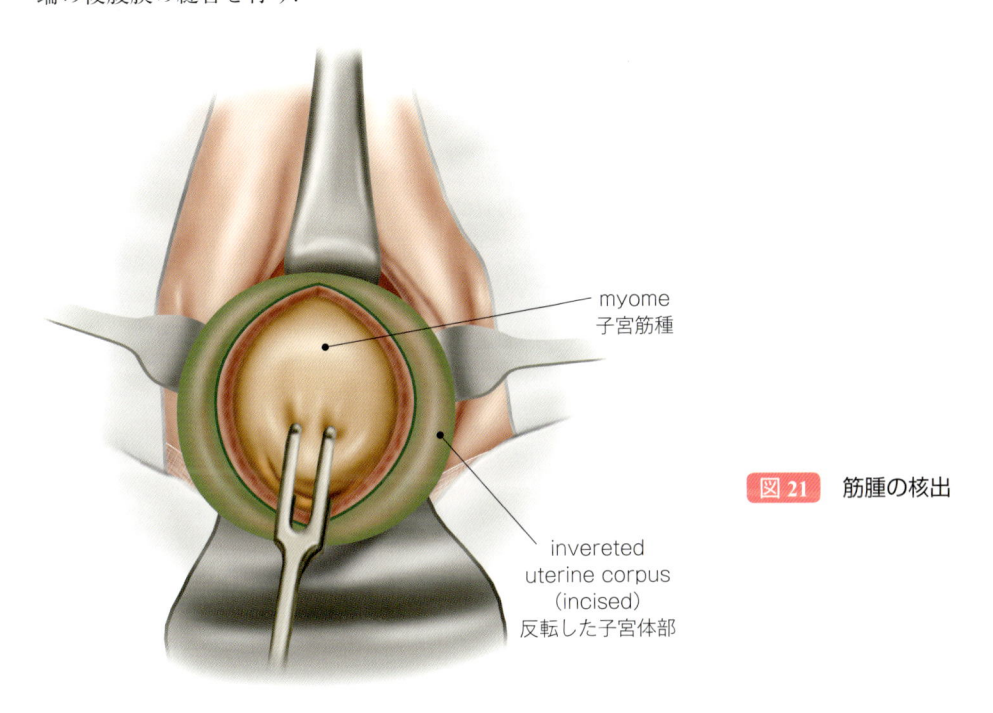

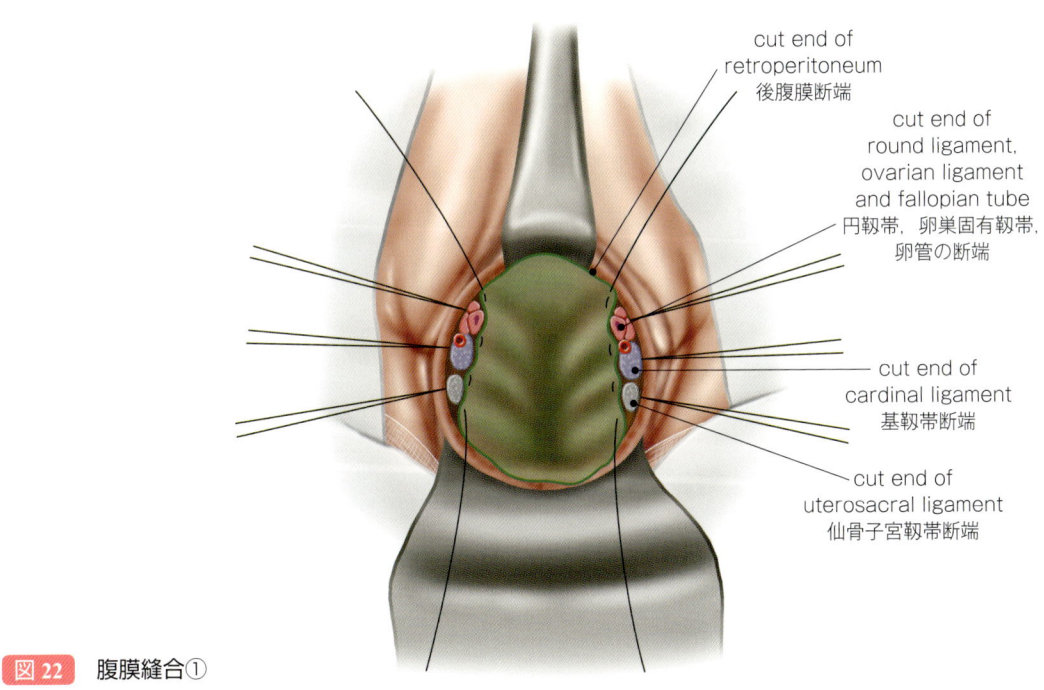

図21　筋腫の核出

図22　腹膜縫合①

72 ◆ 臨床解剖学に基づいた 新版 産婦人科手術シリーズ Ⅲ

v. 腹膜縫合(2)（図 23）
　後腹膜の閉鎖を終了したところである．後腹膜の縫合は連続縫合でもよい．
w. 腟断端縫合（図 24）
　最後に止血を確認し，腟断端の縫合を行う．ドレーンを置く場合，腟断端と後腹膜の間に留置する．

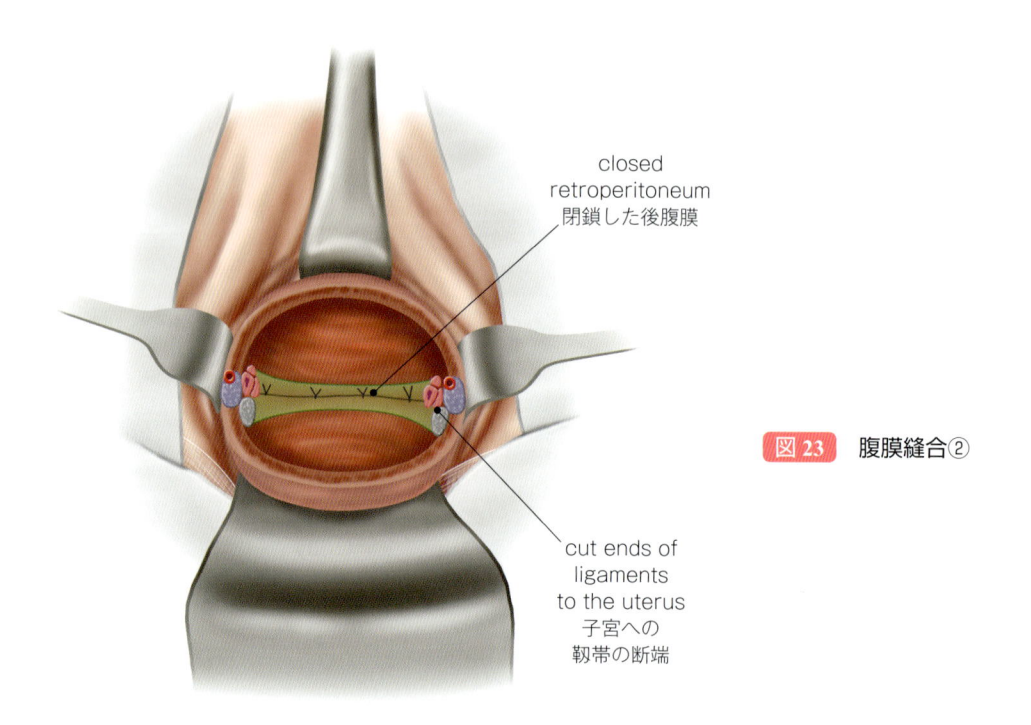

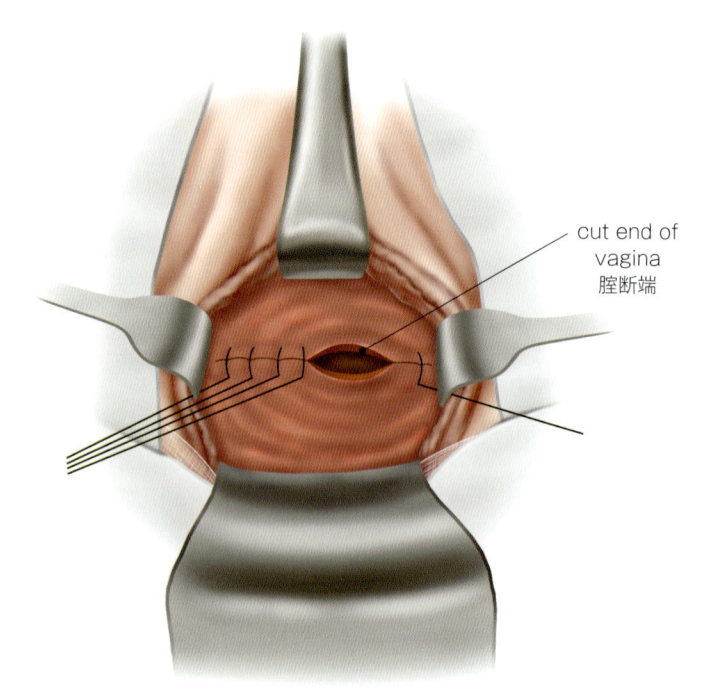

図 23　腹膜縫合②

図 24　腟断端縫合

x. 終了時断面（図25）

　手術終了後の模式図である．各靱帯の断端と子宮動脈の断端は腟壁と後腹膜の間に位置することになる．

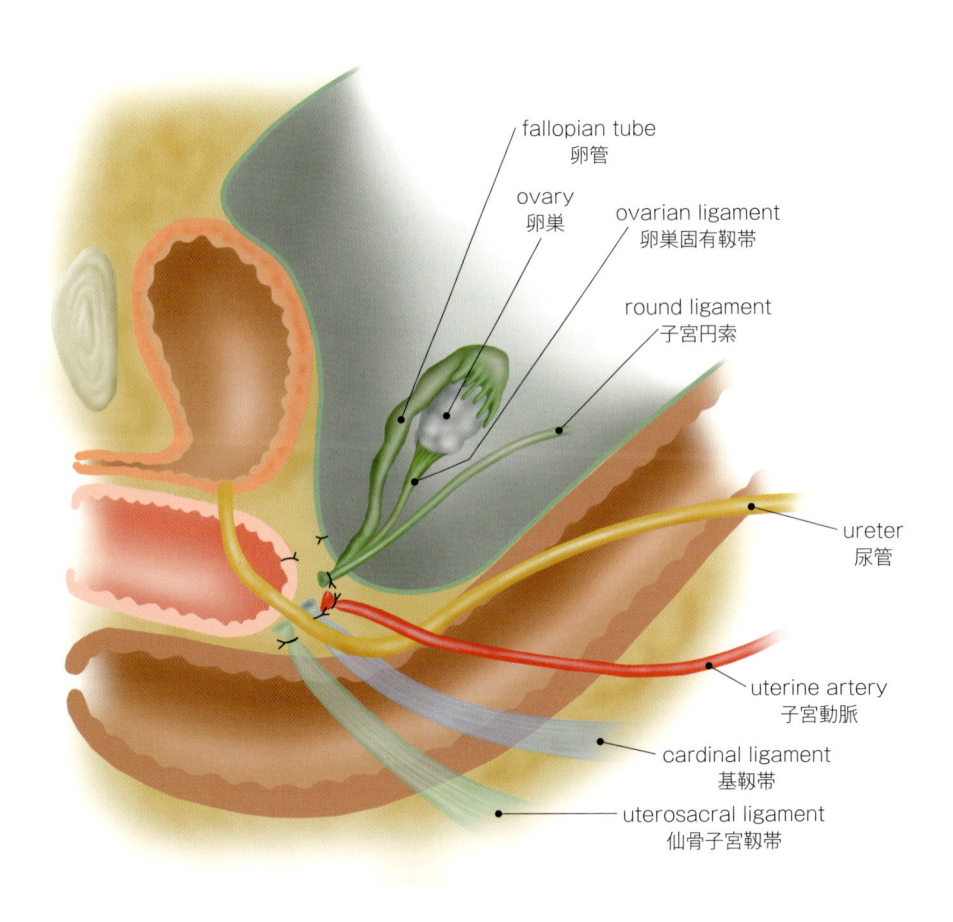

図25　終了時断面

子宮脱・膀胱脱・直腸脱の手術

　本章では腟式単純子宮全摘術，膀胱縫縮術，前腟壁形成術，肛門挙筋縫合，後腟壁形成術を解説する．古典的方法であるが，腟式手術における基本をすべて備えている術式であるのでこの方法を代表として記す．

　子宮脱には通常少なくとも軽度の膀胱脱と直腸脱を伴っている．したがって，膀胱脱と直腸脱に対応した手術が必要である．膀胱脱は膀胱の膨隆で把握しやすいが，直腸脱の有無は，はっきりとした脱でないと診断しにくい．この診断には直腸診が有用である．直腸に挿入した指を後腟壁方向に持ち上げると，直腸と腟間の組織が疎になっている場合は，後腟壁が指で持ち上げられ会陰を超えて出てくることが観察される．このような場合は，直腸脱があると考えて肛門挙筋縫合と後腟壁形成術をやったほうが良い．

1 腟式単純子宮全摘術

1）腟式手術の術野確保

　良好な腟腔内の術野を確保するために，両側小陰唇を外側に牽引し，腟腔内の術野確保のため左右小陰唇に結紮糸を通して大陰唇外側の皮膚に結節縫合で固定する（図1）．

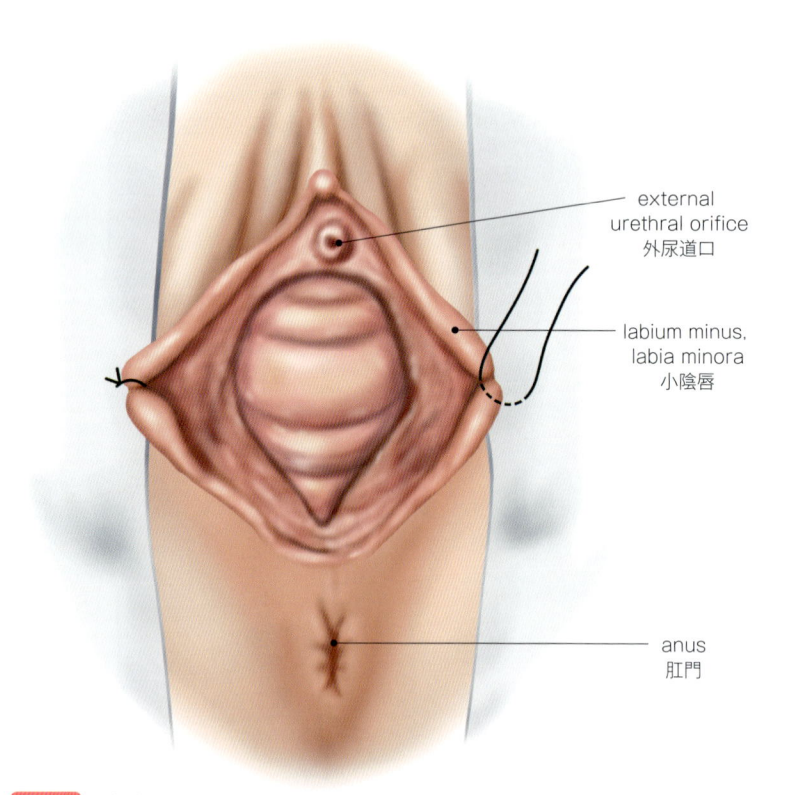

図1 小陰唇に結紮糸を通して大陰唇外側の皮膚に結節縫合する

2) 子宮腟部の確認と手術野の確保

腟鏡で腟内の視野を確保し，子宮腟部を確認する（図2）．腟後壁には幅広い鉤をかけ重りをかけて背側に牽引して十分に腟腔内の術野を確保する．

3) 子宮腟部の牽引

子宮腟部前唇を双鈎鉗子で把持し，足側（術者の側）に牽引する（図3）．

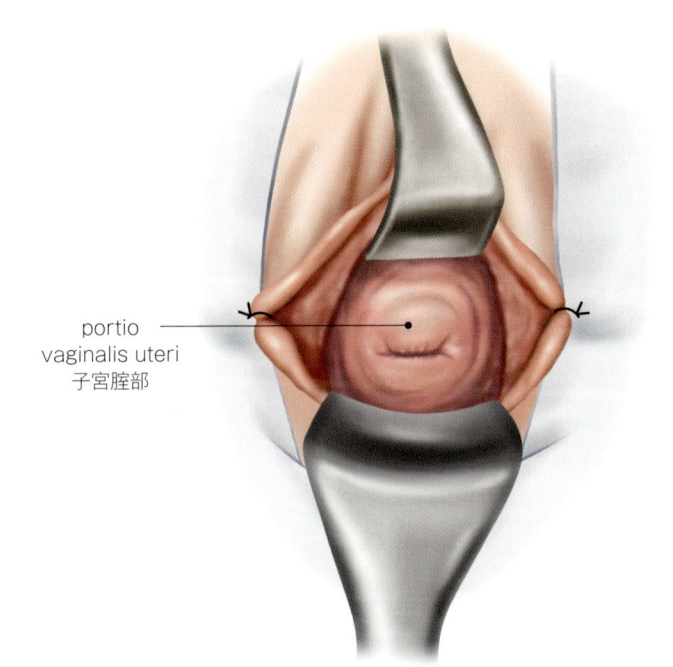

portio vaginalis uteri
子宮腟部

図2　前腟壁（腹側）と後腟壁（背側）に腟鏡（L-字鉤）をかけ子宮腟部の確認と手術野を確保する

anterior lip of portio vaginalis uteri
子宮腟部前唇

図3　子宮腟部牽引図

4）導尿と膀胱子宮腟部側最下端の確認

金属製尿道カテーテルを尿道口より膀胱内に挿入し，導尿する．この際に，金属カテーテル先端を腟壁から触診することで，膀胱の子宮腟部側最下端（腹腔内において腹膜側で言えば膀胱子宮ヒダに最も近い膀胱）の位置を確認する（図4）．

5）前腟壁の剥離操作

子宮腟部の前腟壁の上皮下の結合組織にカテラン針を挿入し，膀胱・腟間の結合組織内にアドレナリン加生理食塩水（または，アドレナリン入りキシロカイン）を注入し，膀胱と前腟壁を剥離しやすくする（図5）．

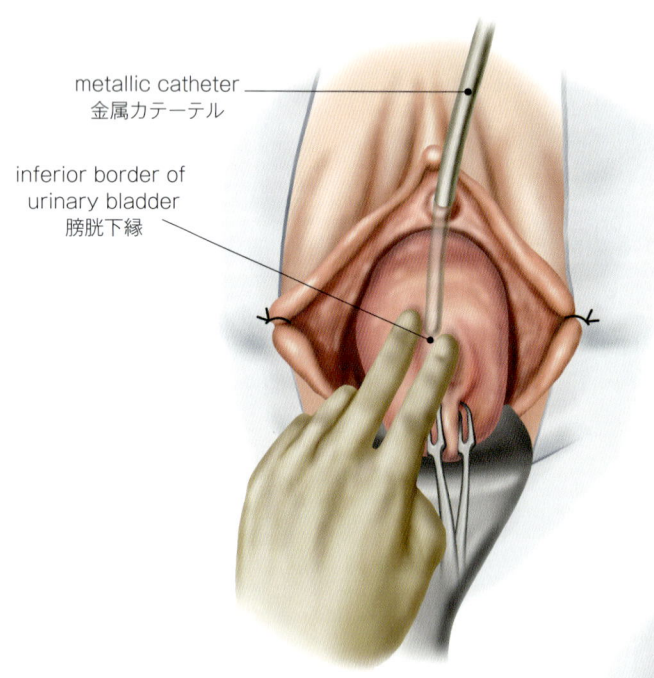

図4 金属カテーテルで導尿する際にカテーテル先端を腟壁から触診して膀胱の子宮腟部側最下端を確認する

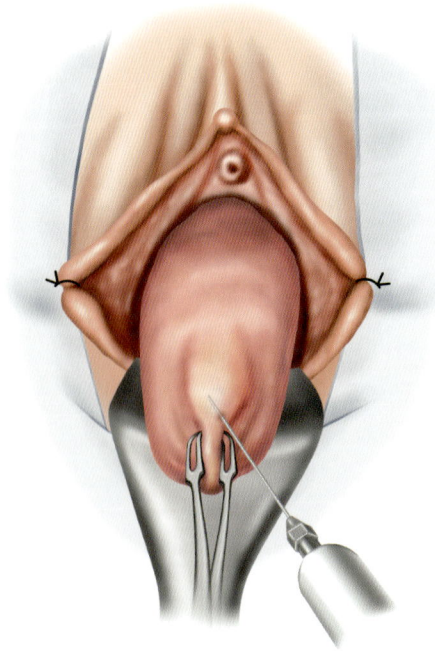

図5 前腟壁の膀胱・腟管の結合組織の剥離に向けてアドレナリン加生理食塩水を注入

6）前腟壁への横切開

前腟円蓋部における膀胱の子宮腟部側最下端よりほんの少し子宮腟部先端側に横切開を加える．この際に腟壁のヒダ（transverse fold）（このヒダは膀胱内の尿充満と排尿の繰り返しによって腟壁にできるので，膀胱の子宮腟部側最下端よりやや子宮腟部先端側に確認される）に注目し，このヒダのすぐ上で切開する（図6）．

7）前腟壁上皮の子宮頸部筋膜からの剝離操作

切開を加えた前腟壁をケリー鉗子の先端で把持し，これを挙上し前腟壁上皮下の結合組織を子宮頸部筋膜方向にクーパー剪刃で切開を加え，前腟壁上皮を再度強く牽引して，前腟壁上皮と子宮頸部筋膜間の結合組織を緊張させ，その結合組織に切開を加えて前腟壁上皮を剝離する（図7）．

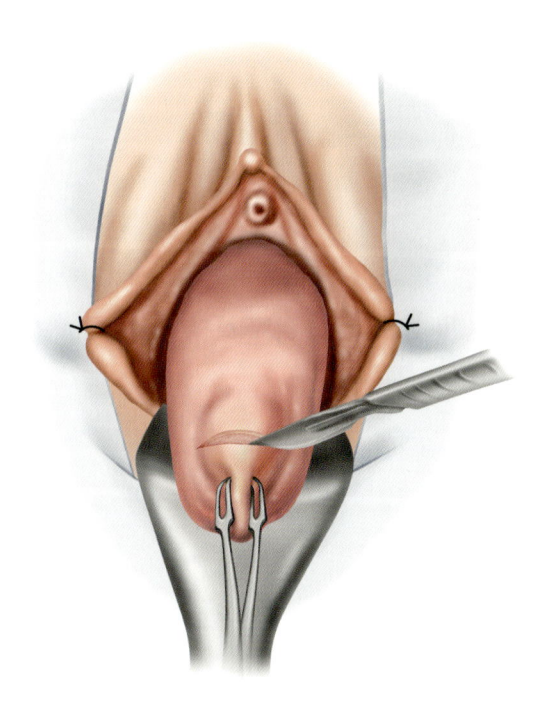

図6　膀胱の子宮腟部側最下端よりやや子宮腟部先端側に確認される腟壁のヒダ（transverse fold）のすぐ上で切開した図

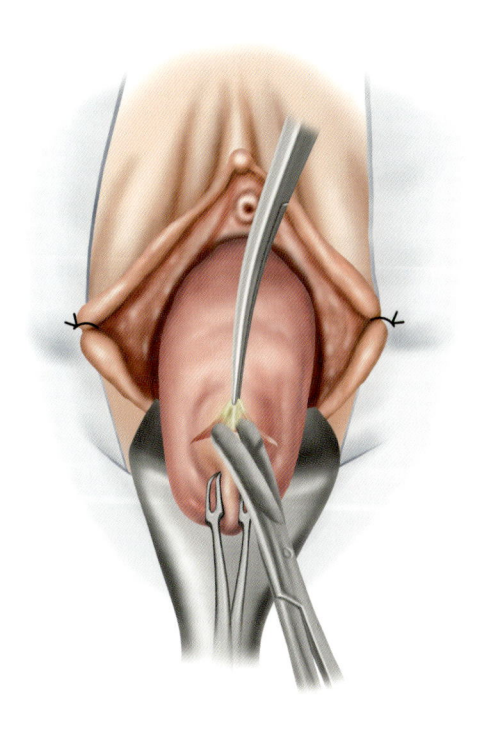

図7　前腟壁上皮の子宮頸部筋膜からの剝離操作

8）前腔壁上皮の膀胱からの剥離操作

切開を加えた前腔壁上皮をケリー鉗子の先端で把持し，これを挙上し前腔壁上皮下の結合組織の中にクーパー剪刀の先を少し開いた状態で，剪刃の先を前腔壁上皮下に沿わせて押し入れる．尿道の方向（恥骨側）に剪刀の先を押し進めると，腔上皮と上皮下の腔筋膜が膀胱筋膜からあまり抵抗なく剥離できる．剪刀の先は決して膀胱側に向けてはならない（図8）．

9）剥離した前腔壁の正中切開

膀胱から剥離した前腔壁の正中を尿道口に向かって切開する（図9）．クーパー剪刀で切開してもほとんど出血はないが，電気メスで切開するとよい．尿道下部まで切開する．

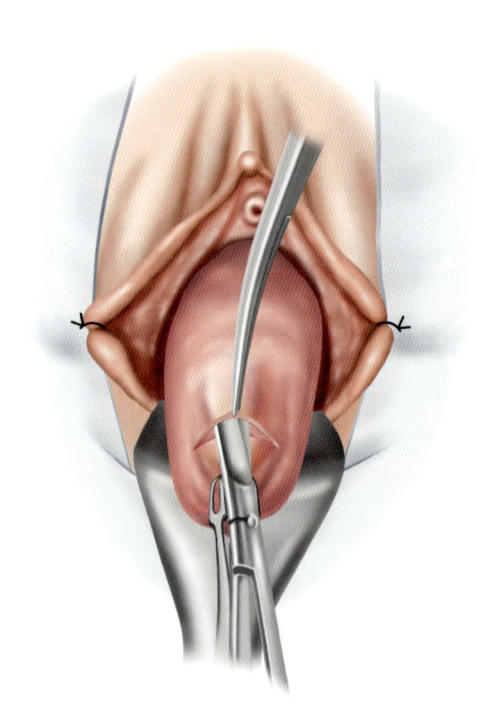

図8 前腔壁上皮を膀胱からの剥離する操作

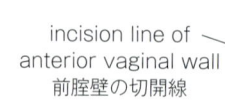

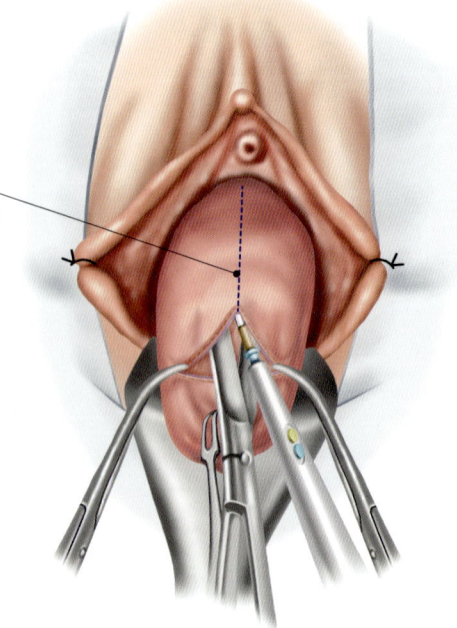

incision line of anterior vaginal wall
前腔壁の切開線

図9 電気メスを用いて剥離した前腔壁の正中切開図

10）正中切開した左右の前腟壁を膀胱から剝離する

正中切開した前腟壁の左右断端をケリー鉗子で挟鉗し外側へ挙上し，膀胱周囲の結合織を緊張させ，腟壁背面と膀胱間の結合組織をクーパー剪刀あるいは電気メス，またはメスの把持部の先端（鈍的な部分）を用いて剝離する（図10）．

11）前腟壁・膀胱間の結合組織の剝離

膀胱と前腟壁との間の疎な結合織を展開して，腟壁背面に沿ってクーパー剪刀，電気メスあるいはメスで剝離する．メスを用いた剝離はメスの刃面を寝かせて，刃全体で半円弧を描くように動かしながら結合組織を剝離する．膀胱を常に保護しながら剝離する（図11）．

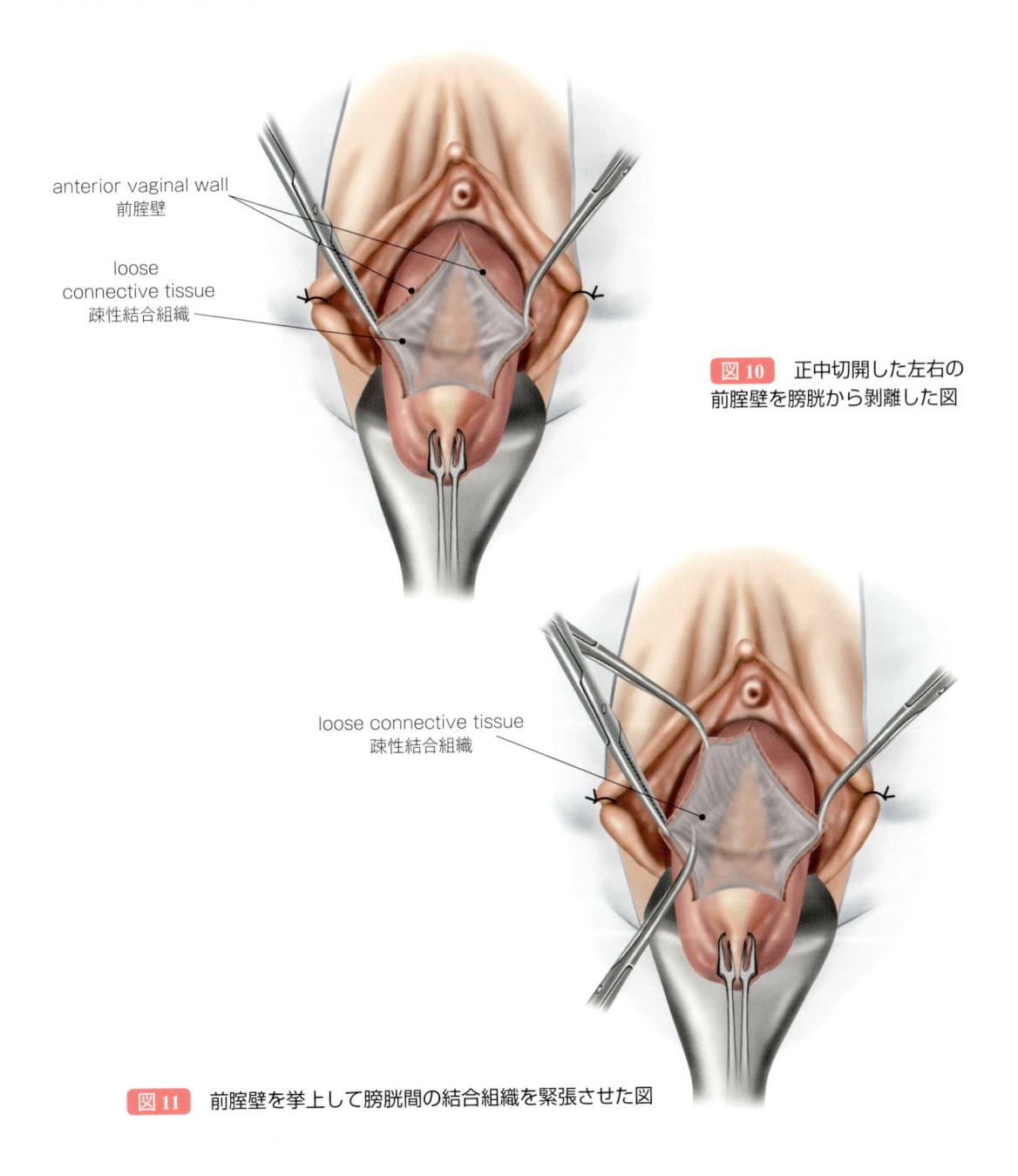

図10 正中切開した左右の前腟壁を膀胱から剝離した図

図11 前腟壁を挙上して膀胱間の結合組織を緊張させた図

12）腟壁の牽引による前腟壁背面と膀胱間の緊張状態

子宮腟部を術者側にきっちりと牽引し，腟壁にかけたケリー鉗子を側方に牽引し，腟壁背面と膀胱間の結合組織に適度な緊張を加えて剥離することが重要である（図12）．

13）膀胱の前腟壁背面からの剥離

膀胱と前腟壁との間を穿通する小血管は，モノポーラー等の電気凝固で処理するが，血管の主体は膀胱側にあるので，腟壁背面の結合組織を剥離していけばほとんど出血しないで剥離ができる（図13）．膀胱はできるだけ幅広く剥離する．両側方に腟壁の剥離を広げるときにはメスの把持部を膀胱と腟壁背面の間の結合組織にあてメス把持部の先端は腟壁背面に押し当て，把持部で膀胱を保護しながら剥離すると，大変剥離しやすい．尿道の左右は出血しやすいが，丁寧にできるだけ剥離しておくとよい．

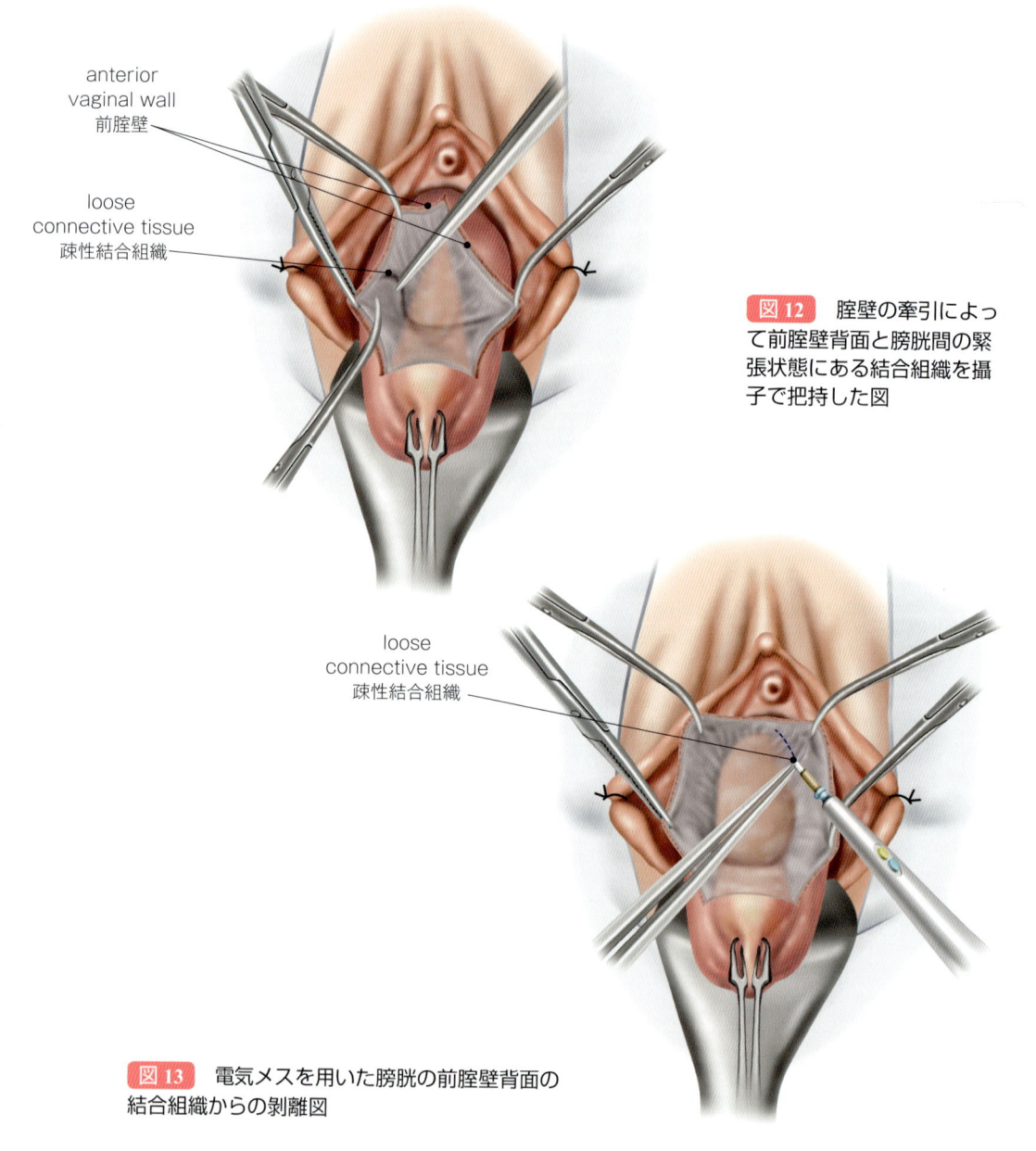

図12 腟壁の牽引によって前腟壁背面と膀胱間の緊張状態にある結合組織を攝子で把持した図

図13 電気メスを用いた膀胱の前腟壁背面の結合組織からの剥離図

14）膀胱の前腟壁背面からの完全剥離

子宮頸部前面に位置する膀胱を前腟壁から完全に剥離する（図 14）．子宮頸部前面で前腟壁背面に存在する膀胱の全貌が現れてくる．

15）膀胱腔内の位置関係の確認

金属カテーテルを尿道口より挿入し，膀胱の子宮腟部側下端を確認する（図 15）．

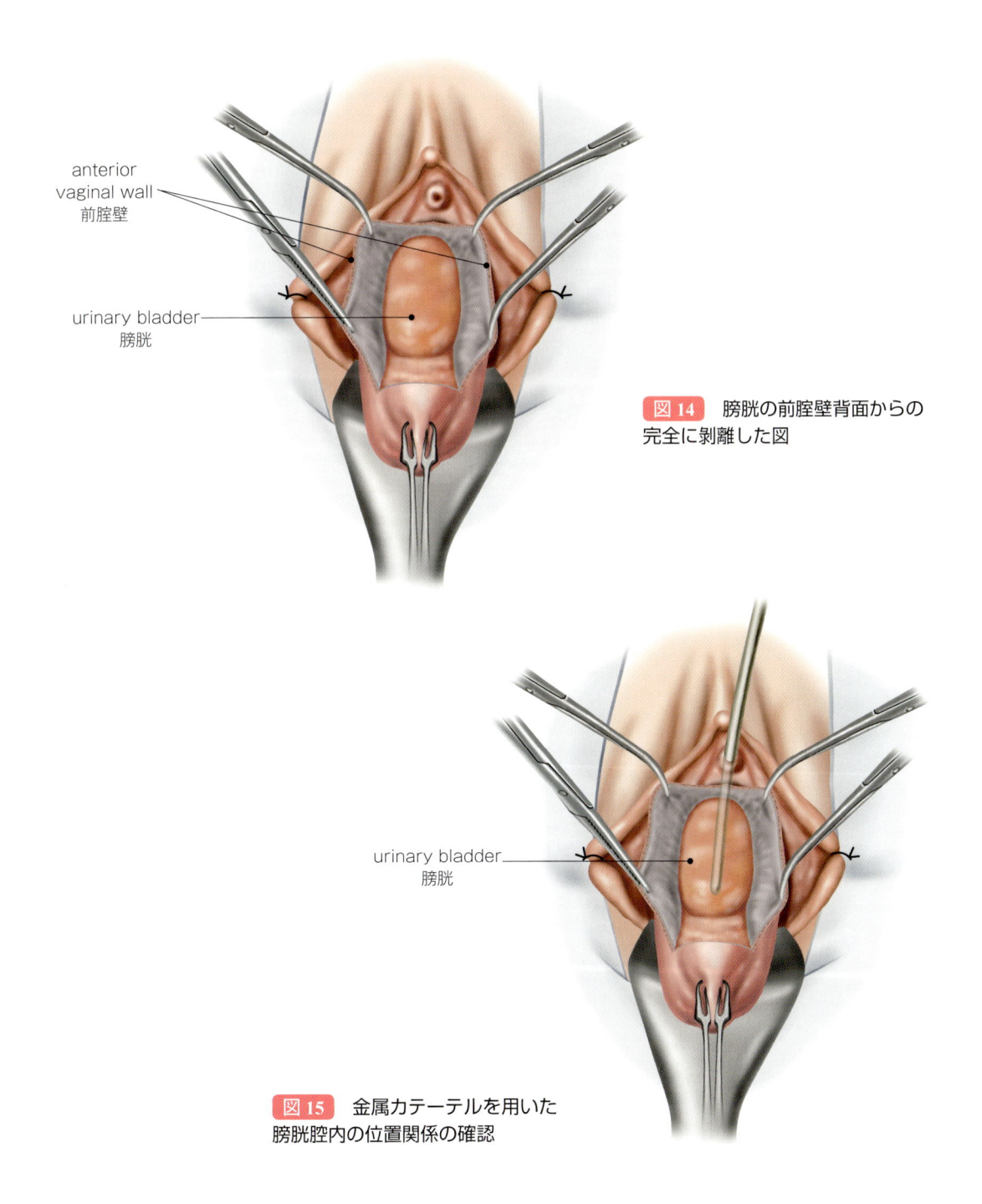

図 14　膀胱の前腟壁背面からの完全に剥離した図

図 15　金属カテーテルを用いた膀胱腔内の位置関係の確認

16）膀胱の子宮頸部筋膜からの剥離

膀胱の子宮腟部側下端を攝子で把持・挙上し，膀胱と子宮頸部筋膜間の結合組織を緊張させる（図16）．

17）膀胱の膀胱子宮窩方向への剥離

膀胱下端を子宮頸部筋膜から持ち上げ，子宮腟部を背側に牽引して，膀胱と子宮頸部筋膜間の結合組織を緊張させる．この緊張した結合組織を子宮頸部筋膜に沿ってクーパー剪刃の先で開放するように剥離する（図17）．

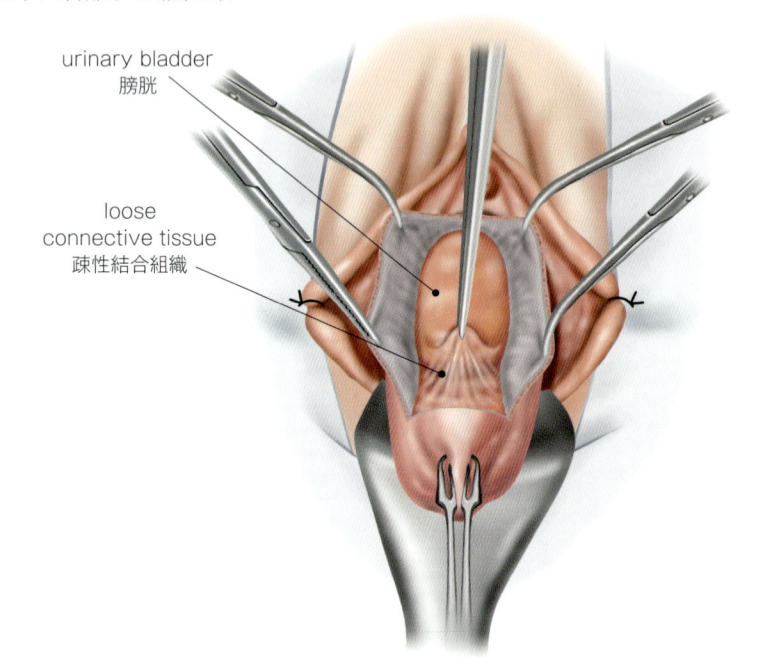

図16 膀胱と子宮頸部筋膜間の結合組織を緊張させる

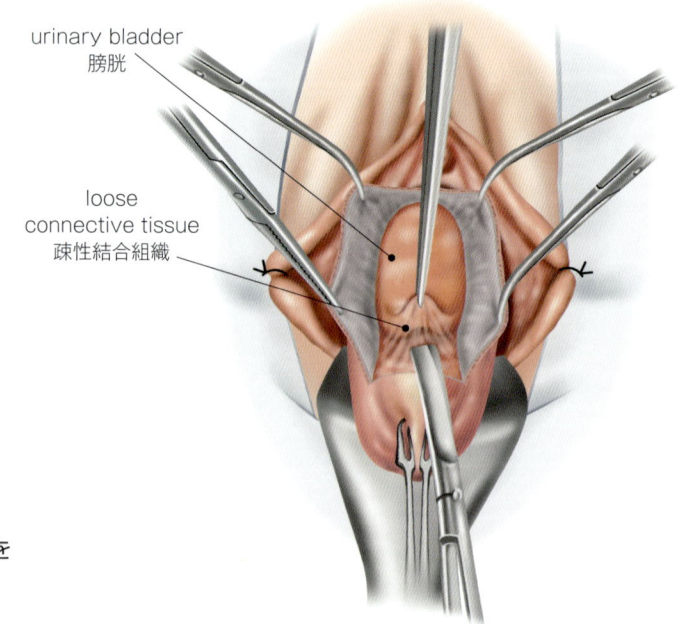

図17 膀胱子宮窩の疎性結合組織をクーパー剪刀で剥離している図

18）膀胱が膀胱子宮窩方向に剥離されるに従って左右の膀胱脚が現れる

　膀胱の剥離が子宮頸部中央部で進むと，子宮頸部と膀胱間の結合組織の束が左右に残ってくる．この結合組織の束を膀胱脚と呼んでいる．開腹時に観察される膀胱子宮靱帯で言えば，膀胱子宮窩方向に形成されてくる膀胱子宮靱帯の疎な結合組織の部分である（図18）．

19）膀胱脚の切断

　膀胱脚部は疎な結合組織で形成されていることがほとんどであるので，モノポーラーで切開あるいは剪刀で切開してもほとんど出血しない．たまに出血したとしても電気凝固で十分であるが，結紮しても良い（図19）．

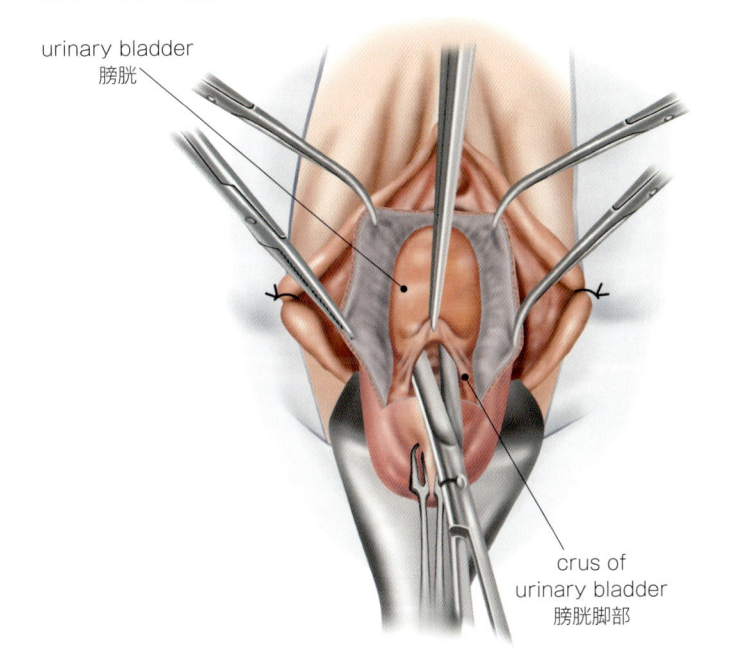

図18 剥離により左右の膀胱脚が現れた図
子宮頸部中央部からの膀胱の剥離によって，膀胱と子宮頸部筋膜との間に繋がる結合組織の束が両側方にできてくる．これを膀胱脚部と称している．開腹時に観察される膀胱子宮靱帯で言えば，膀胱子宮窩方向に形成されてくる膀胱子宮靱帯の疎な結合組織の部分である．

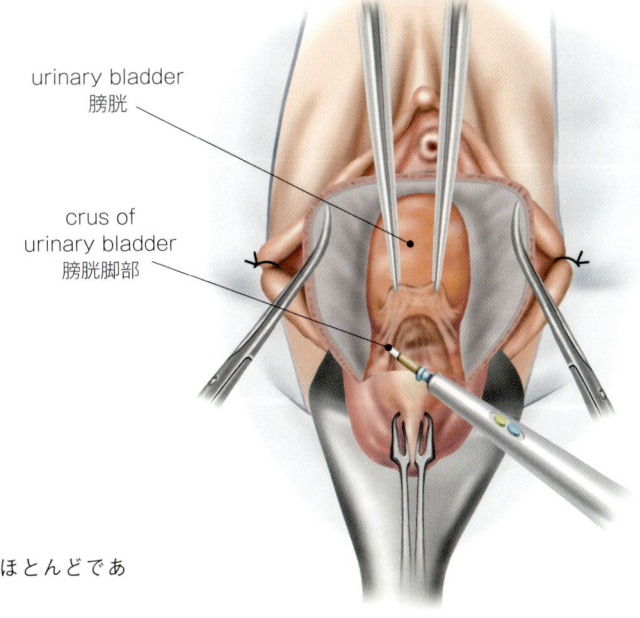

図19 膀胱脚の切断
疎な結合組織で形成されていることがほとんどであるこれを切断する．

20）膀胱の膀胱子宮窩腹膜方向への剝離

左右の膀胱脚を切断して，膀胱を子宮頸部筋膜側から恥骨側に剝離すると膀胱子宮窩腹膜の背面を剝離する形になる．子宮脱の手術では，子宮頸部がいちじるしく延長したもの（Elongatio colli）がある．この場合は膀胱子宮窩翻転部の腹膜が現れるまでかなりの膀胱剝離が必要である．（図20）

21）膀胱子宮窩翻転部の腹膜の確認

膀胱を子宮頸部から剝離していくと，膀胱子宮窩腹膜翻転部の腹膜の背側が確認できる（図21）．

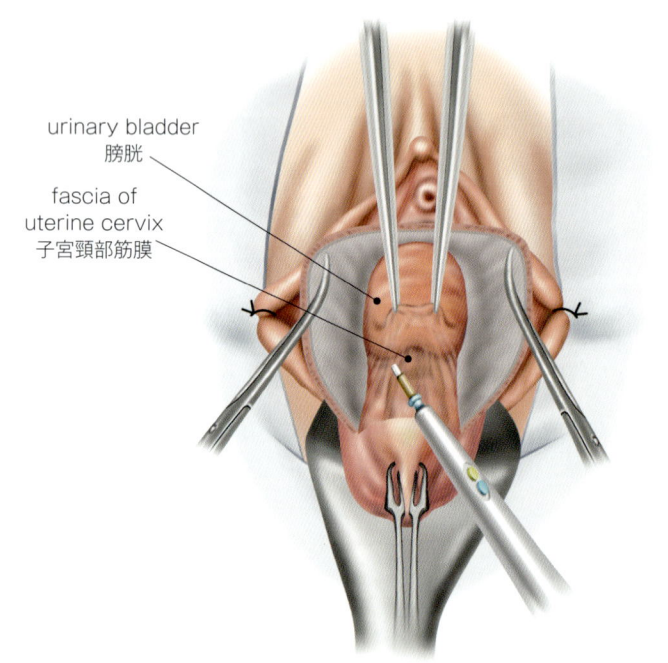

図20 膀胱の膀胱子宮窩腹膜方向への剝離
左右の膀胱脚を切断すると膀胱が全体として子宮頸部筋膜から離れ，膀胱子宮窩腹膜面の方向に剝離を進めることになる．

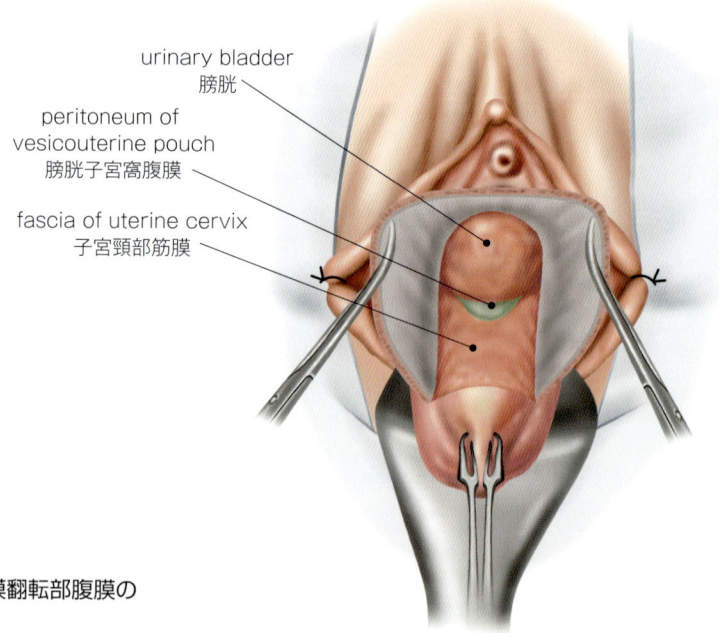

図21 膀胱子宮窩腹膜翻転部腹膜の背側の確認

22) 後腟円蓋の後腟壁の切開と剥離

子宮腟部にかけたミュゾー双鉤鉗子を恥骨側に挙上するように牽引すると，子宮腟部後壁の後腟円蓋が現れる．この皮下にアドレナリン加生食水を注入する（図22）．

23) 後腟円蓋部の腟壁横切開

このアドレナリン加生食水を注入した後腟円蓋の腟壁にメスで最初の横切開を加える．位置は子宮腟部を一周して前腟壁切開部と連続させることができる部位である（図23）．

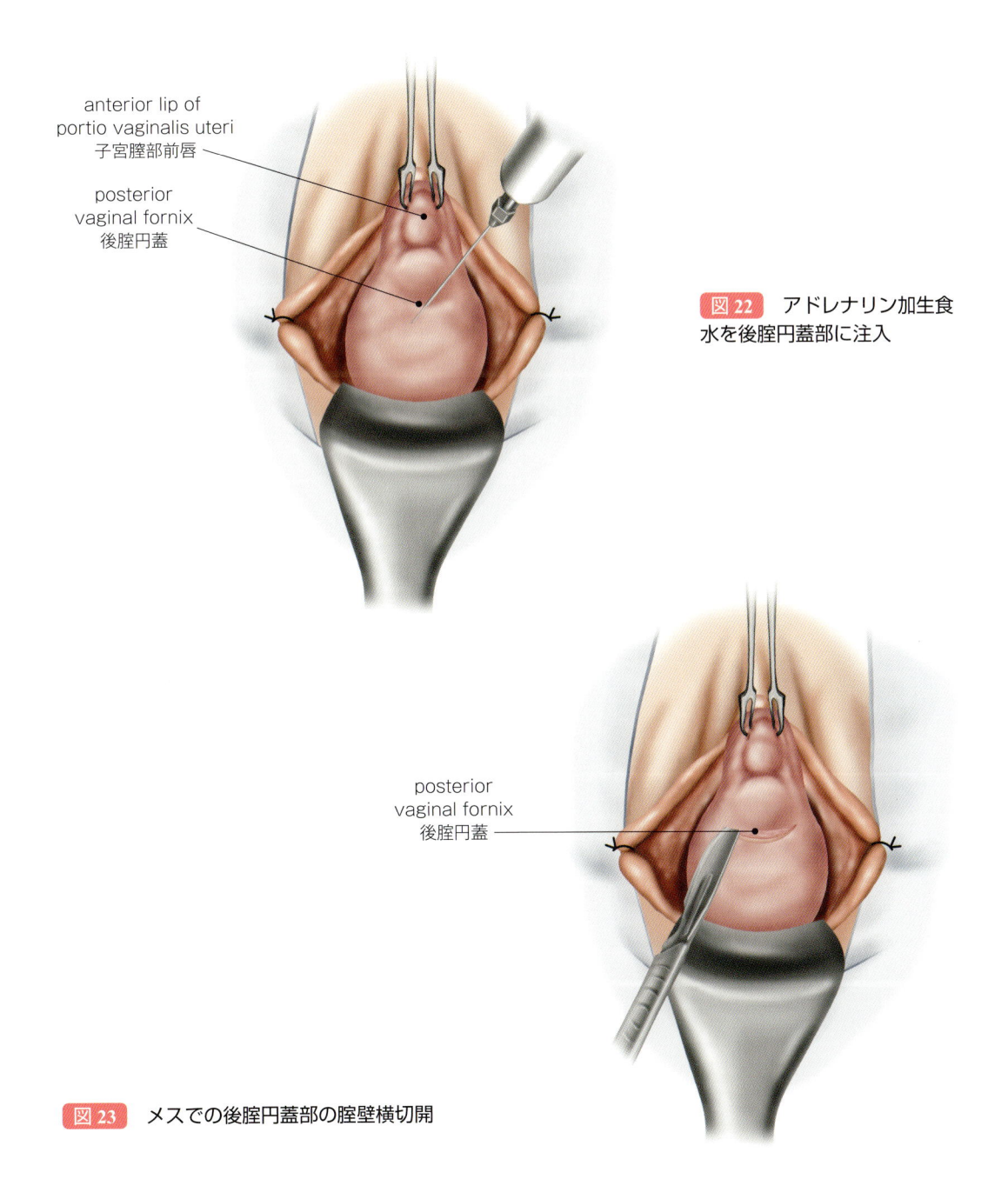

図22 アドレナリン加生食水を後腟円蓋部に注入

図23 メスでの後腟円蓋部の腟壁横切開

24）後腟円蓋の後腟壁の横切開の延長

子宮腟部の背側部にもミュゾー双鉤鉗子をかけて左右や恥骨側あるいは直腸側にも牽引しやすい状態を作り後腟円蓋部の腟壁切開を両側方まで延長し，すでに切開している前腟円蓋部の切開端につなげるように切開を延長させる（図24）．

25）後腟円蓋の腟壁切開を前腟円蓋の切開に連続させる

後腟円蓋部の腟壁切開を側方まで延長し，すでに切開している前腟円蓋部の切開端につなげる（図25）．

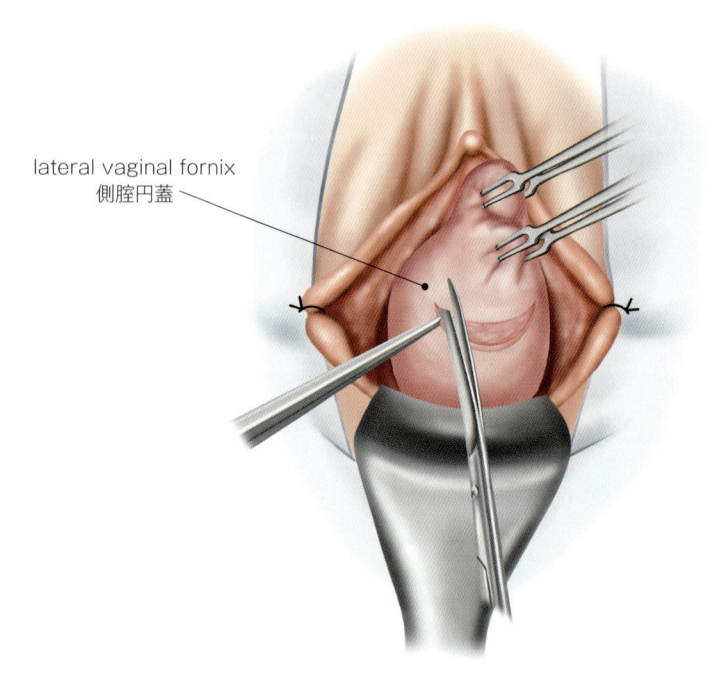

図24 腟円蓋部の腟壁切開の延長

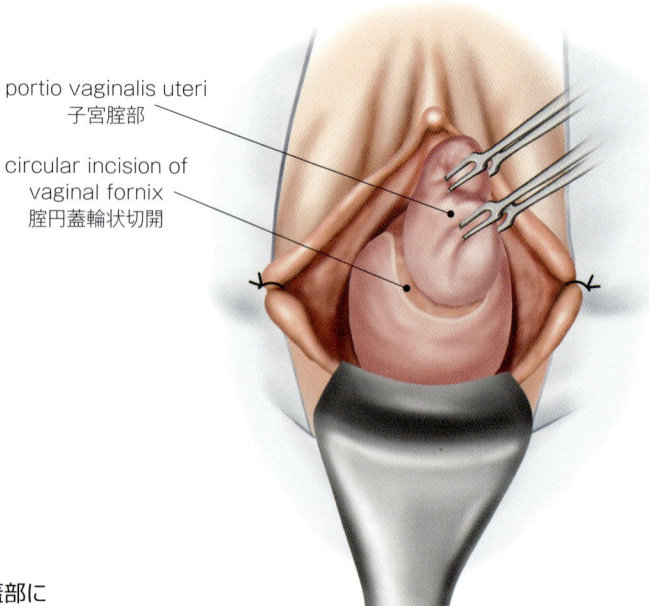

図25 後腟円蓋の切開を前腟円蓋部につなげた図

26) 後腟円蓋の子宮頸部背側中央部を剥離しダグラス窩腹膜を同定する

子宮腟部を恥骨側に牽引挙上し，後腟円蓋に加えた腟壁切開創の中央部を把持し，子宮頸部背側中央部に沿って結合組織の剥離を行う．剥離の方向は子宮頸部の背側部の中央であり，決して直腸側に向かってはいけない．子宮頸部背側の剥離が頭側に進むに従って，子宮頸部背側の腹膜翻転部位であるダグラス窩腹膜の背面が現れてくる．直腸を幅広の直腸圧排鉤で背側に押しやって，ダグラス窩腹膜を確認する．このダグラス窩腹膜をペアン鉗子と攝子で持ち上げて，クーパー剪刀で切開し，腹腔に達する（図26）．

27) ダグラス窩腹膜から後腟壁開放端の直腸側の腹膜に絹糸を通してマーキングする

開放したダグラス窩腹膜の開放端を常に確認できるように，ダグラス窩腹膜から絹糸を通して後腟壁切開端に抜いて，以後の操作のマーカーとして使用する．子宮を摘出した後の腹膜縫合の際には大変分かりやすく，確実に腹膜縫合が行える（図27）．

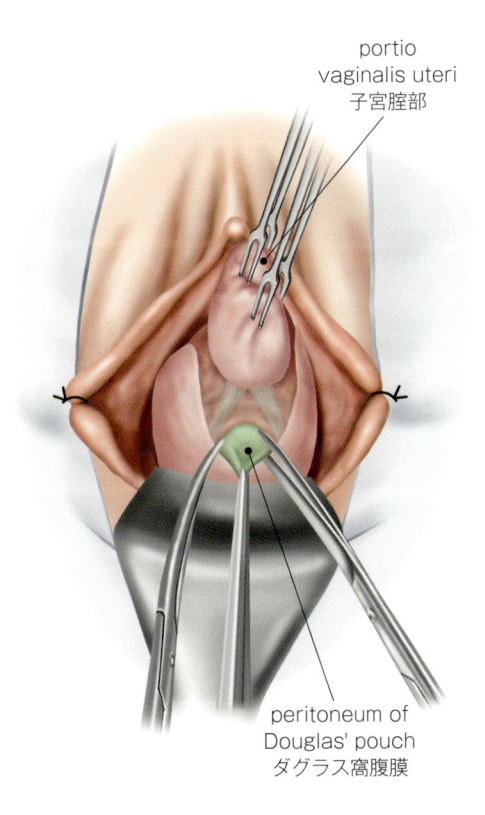

図26 ダグラス窩腹膜を同定・切開し，ダグラス窩より腹腔に達する図

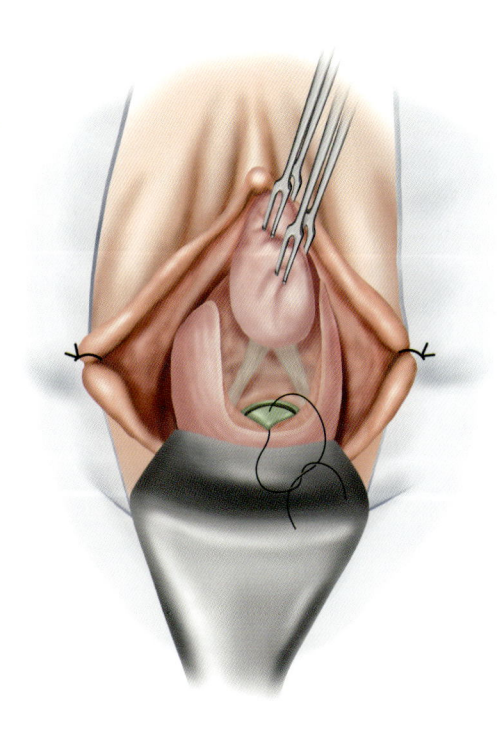

図27 ダグラス窩腹膜の直腸側に絹糸でマーキングしたところ

28) 前腟壁に戻り膀胱子宮窩腹膜翻転部の腹膜を同定して切開する

すでに剥離して，確認している膀胱子宮窩腹膜翻転部に切開を加える．時に腹膜翻転部がわかりにくい場合は，すでに開放したダグラス窩に示指を入れ，子宮頸部の腹側に指示を回して腹膜内より腹膜翻転部に圧力を加えるとより明瞭となる（図28）．

29) 膀胱子宮窩腹膜の前腟壁へのマーキング

開放した膀胱子宮窩腹膜の膀胱側開放端を常に確認できるように，絹糸を通して以後の操作のマーカーとして使用する．子宮摘出した後の腹膜縫合の際には大変分かりやすく，確実に腹膜縫合が行える（図29）．

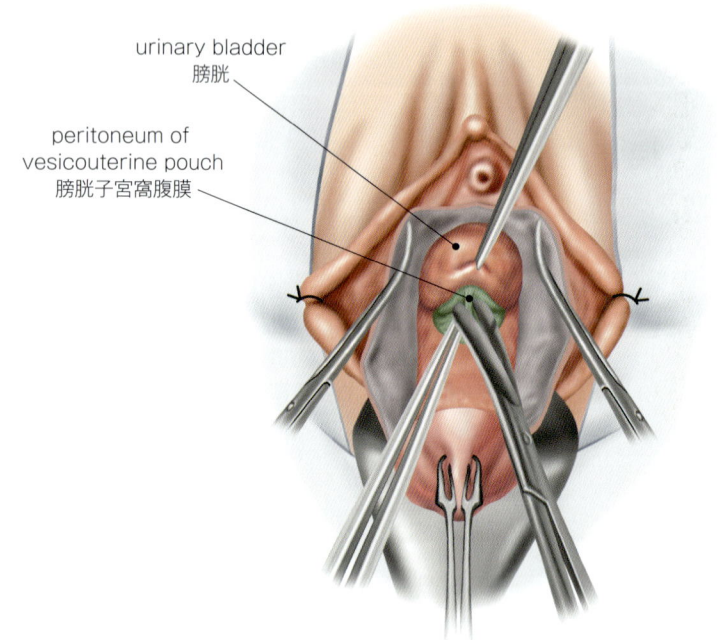

図28 前腟壁に戻り膀胱子宮窩腹膜翻転部の腹膜を同定して切開を加えた図

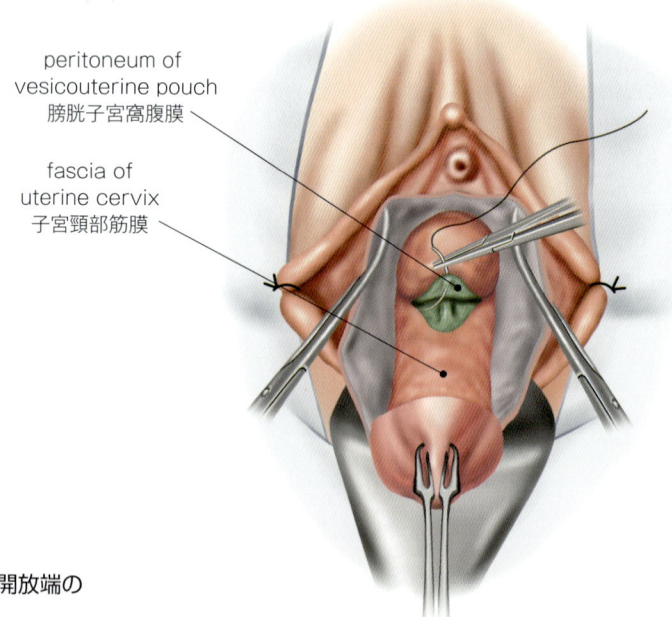

図29 膀胱側の膀胱子宮窩腹膜開放端の腹膜に絹糸でのマーキング

30）膀胱子宮窩腹膜を広く展開する

　子宮腟部を足側に牽引して開放した膀胱子宮窩腹膜にL字型の側板をかけて膀胱を包み込むように恥骨側に圧排して，膀胱子宮窩腹膜を広く展開する．（図30）

31）子宮体部の反転操作

　広く開放された膀胱子宮窩腹膜窩から子宮体部（底部に近い部位が良い）の腹膜を確認して，子宮そのものに単鉤をかけて子宮体部を把持する．子宮底部に近いと簡単に子宮が反転して腟腔内に出てくるが，子宮頸部に近い場合には，反転し難いので，もう一本の単鉤を用意して，少しずつ単鉤のかける位置を子宮底部側に移動させて子宮を反転させる（図31）．

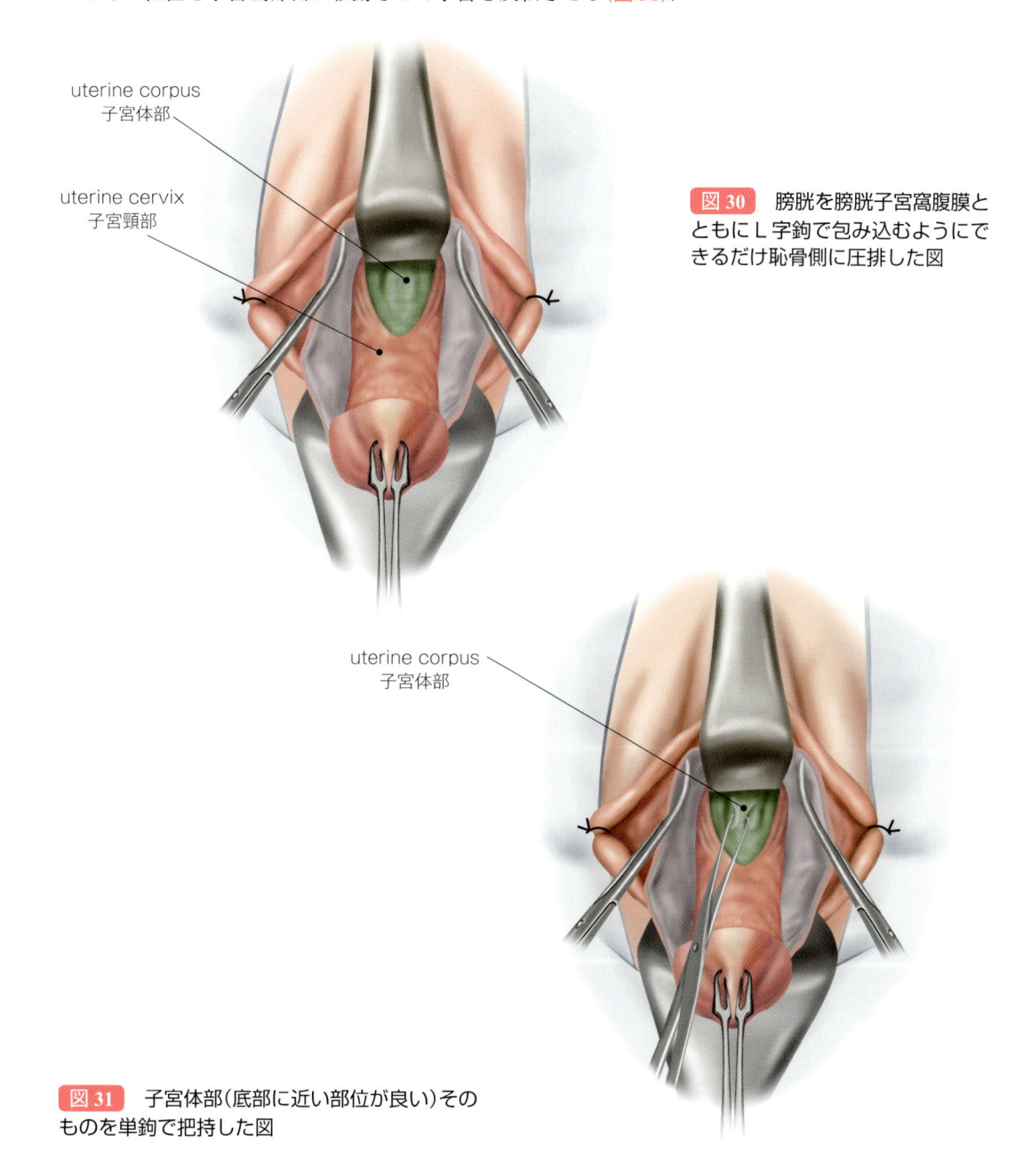

図30　膀胱を膀胱子宮窩腹膜とともにL字鉤で包み込むようにできるだけ恥骨側に圧排した図

図31　子宮体部（底部に近い部位が良い）そのものを単鉤で把持した図

32）子宮体部の反転

子宮底部を把持できれば手前に牽引し，子宮体部を腟腔内に反転させる（図32）．

33）子宮体部を反転させ牽引して左右の円靱帯・卵管・卵巣を確認

子宮体部を反転し，足側に子宮を可能な限り牽引すると，両側の円靱帯・卵管・卵巣を確認することができる．ただし，子宮の周囲に強い癒着がある時は無理な牽引はしないほうが良い．腟式手術では，頭側に対する対応能力が弱いことを最初から認識して，暴力的な牽引で臓器間の無理な剝離による損傷や出血は避けるべきである（図33）．

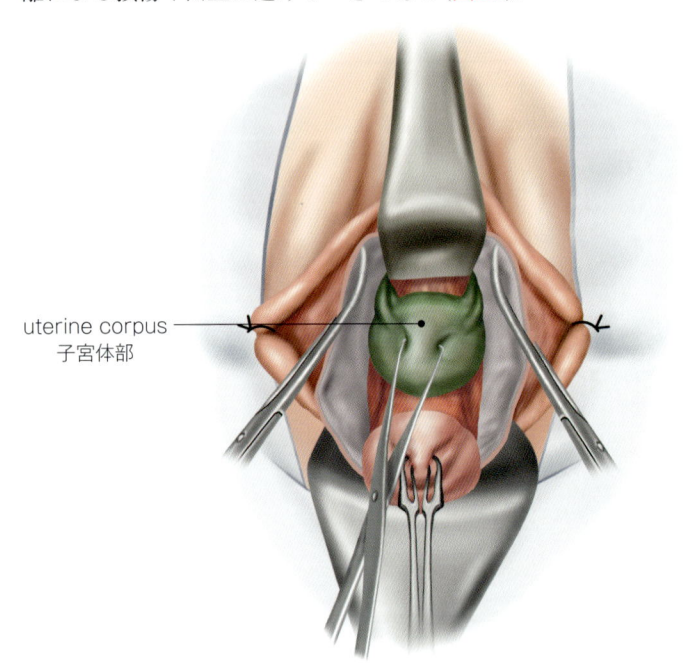

図32 子宮体部の反転

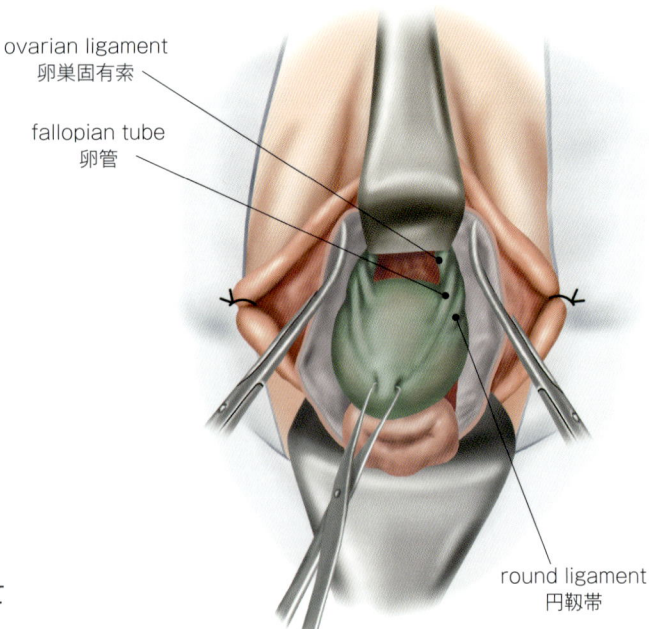

図33 子宮体部を反転させ牽引して左右の円靱帯・卵管・卵巣の確認

34) 子宮体部を反転させ牽引して卵管・卵巣の確認と処理について

　通常の反転では，卵巣を確認することはできても，卵巣動静脈を安全に結紮できるところまで卵巣を露出することは難しい．通常は卵巣・卵管を残した形での手術処理方法になる．

　卵管の子宮体部からの起始部および卵巣固有索を確認する．この両組織の腹膜は広間膜の前葉と後葉である．この広間膜が透見できる場所を両組織の背側に確認して，その部位にケリー鉗子を貫通させる(図34)．この方法は確実に卵管起始部と卵巣固有索を結紮するために行っている方法であり，ペアン鉗子二本で挟鉗し，その間を切断して，ペアン鉗子を結紮糸に置き換えてもよい．

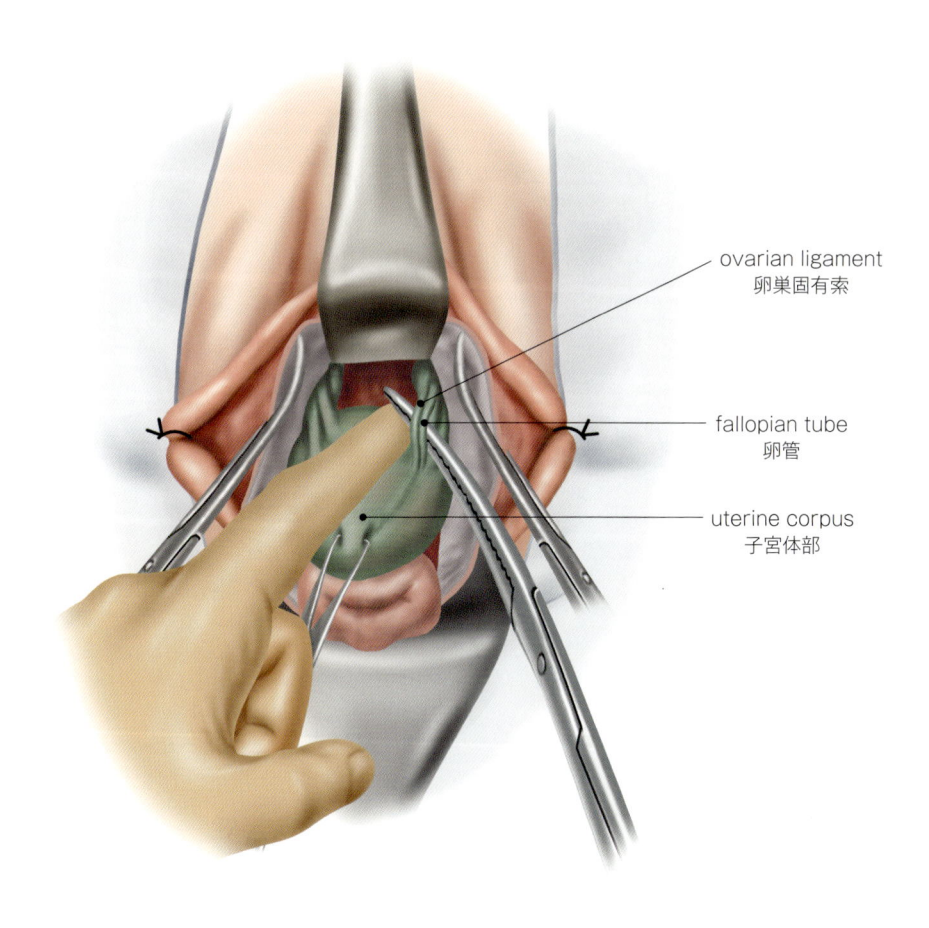

図34　卵管起始部および卵巣固有索の背側の広間膜を貫通したケリー鉗子
ケリー鉗子の先端に結紮糸を把持して広間膜を貫通させて，卵管および卵巣固有索を結紮する．

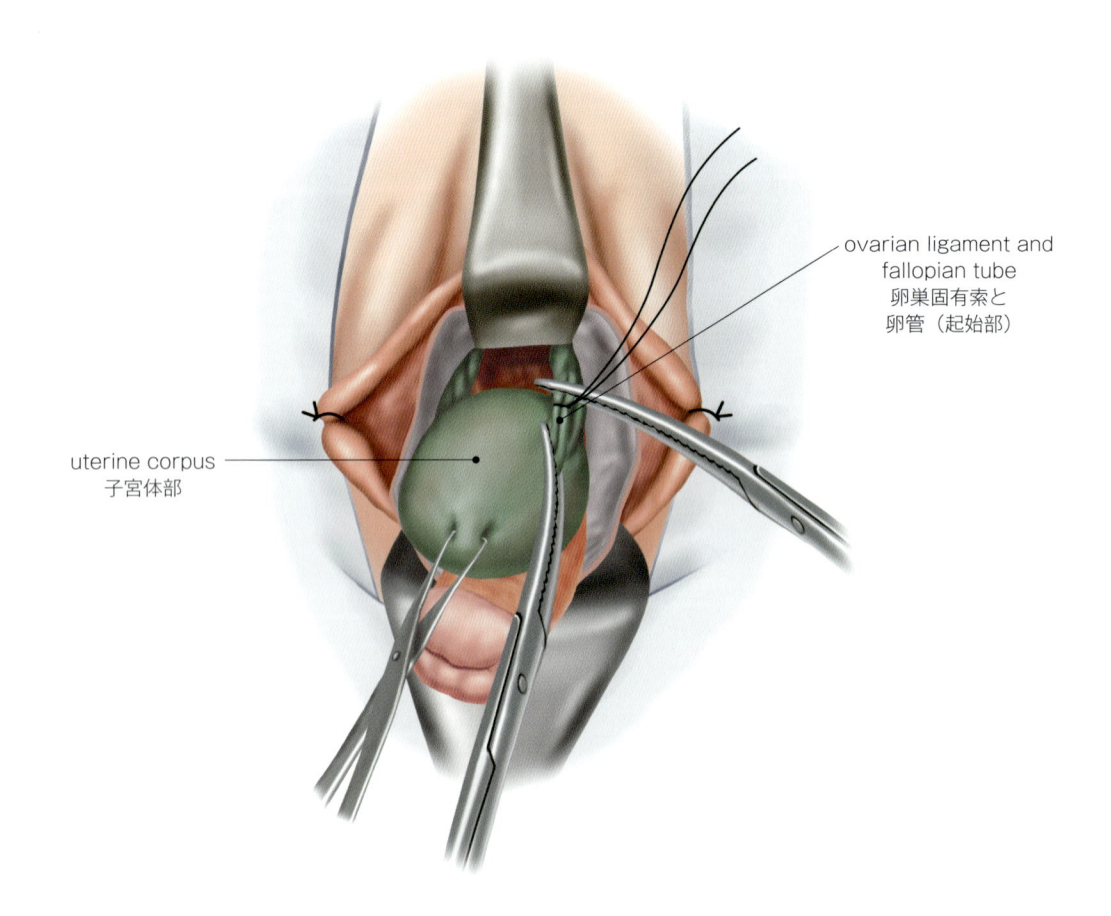

35) 卵管起始部および卵巣固有索の広間膜を貫通させたケリー鉗子に結紮糸をつけて広間膜を通しこれを結紮する．しかる後に子宮側と卵巣側にそれぞれケリー鉗子をかけて挟鉗する（図35）

　広間膜を貫通させたケリー鉗子に結紮糸をつけて広間膜を通しこれを結紮する．しかる後に，この結紮糸を挟むように卵管および卵巣固有索の子宮側と卵巣側にケリー鉗子をかける．これは，結紮糸で子宮摘出後に残存するものを2重結紮にして，より安全なものにするためである．

　まれではあるが，卵巣固有索あるいは卵巣動静脈の結紮糸がはずれて大量出血が起こることもあり，尊い命が失われるということも報告されている．視野の狭い腟式手術であるゆえにより確実な手術を求めているのである．

図35　卵管起始部および卵巣固有索の広間膜を貫通させたケリー鉗子に結紮糸をつけて広間膜を通しこれを結紮する．しかる後に子宮側と卵巣側にそれぞれケリー鉗子をかけて挟鉗する

36) 卵管および卵巣固有索の子宮側を切断し，骨盤側のケリー鉗子を結紮糸に置き換えて2重結紮とする（図36）

すでに結紮した結紮糸を挟むようにかけた子宮側のケリー鉗子に沿うように切断して，卵管・卵巣固有靱帯を子宮から離断する．骨盤側の卵管および卵巣固有索にかけたケリー鉗子の骨盤側に結紮糸をかけて骨盤側は2重結紮にする．子宮側のケリー鉗子も結紮糸と置き換える．

37) 子宮円索をケリー鉗子で把持・牽引する（図37）

次いで，子宮円索を確認し，これをケリー鉗子で把持して，子宮円索が結紮できる状態を作る．

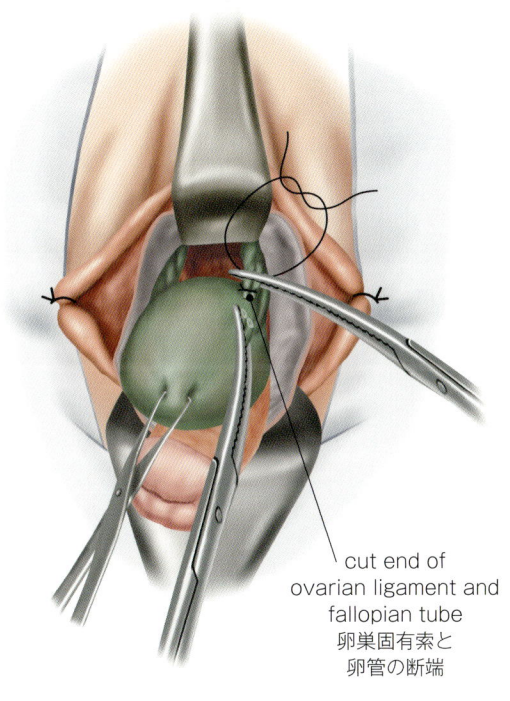

図36 卵巣および卵管固有索の結紮・切断
卵管および卵巣固有索の子宮側を切断し，骨盤側のケリー鉗子を結紮糸に置き換えて2重結紮とする．子宮側もケリー鉗子を結紮糸に置き換える．

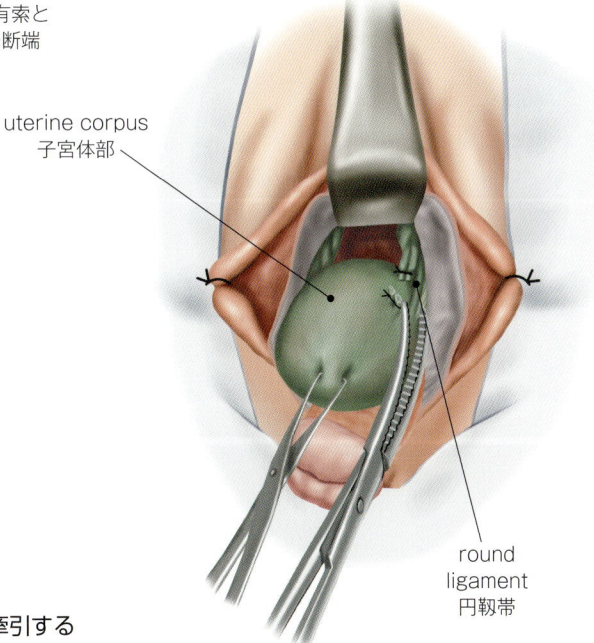

図37 子宮円索をケリー鉗子で把持・牽引する

38) 把持した子宮円索の骨盤側に糸針（吸収糸）を通して結紮する（図 38）

ケリー鉗子で持ち上げた子宮円索の骨盤側に糸針を通す．次いで結紮するが，この結紮糸の先端にはコッヘル鉗子をつけて結紮した糸は残してマーカーとして使用する．

39) 子宮円索のペアン鉗子で把持した部位と骨盤側の結紮糸の間を切断する（図 39）

ペアン鉗子で把持した部位と骨盤側の結紮糸の間の子宮円索を切断する．クーパー剪刀でも良いし，電気メスでもよい．

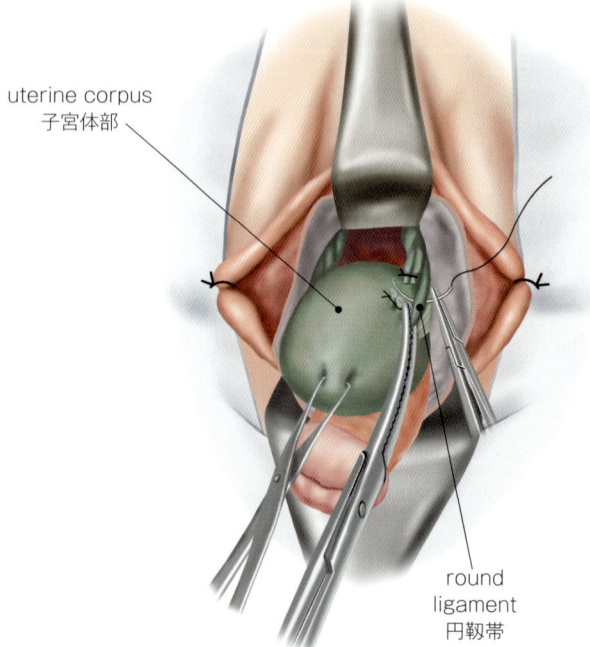

図 38 把持した子宮円索の骨盤側に糸針（吸収糸）を通す

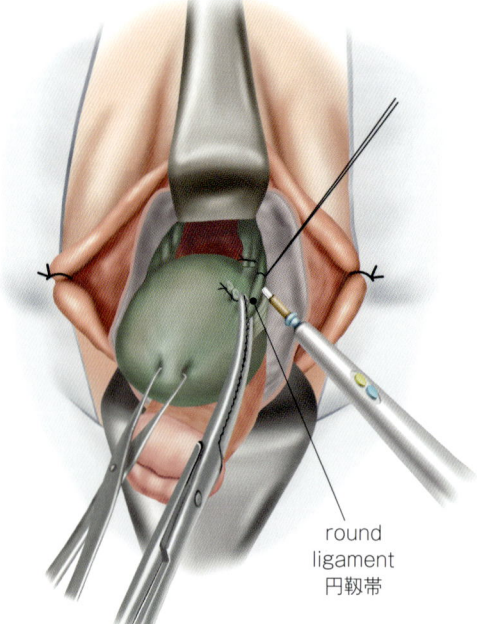

図 39 子宮円索のペアン鉗子で把持した部位と骨盤側の結紮糸の間を切断する

40)子宮円索を切断して広間膜腔を処理する(図40)

　子宮円索を切断すると，子宮広間膜前・後葉が確認できるので，子宮の骨盤側に存在する広間膜の疎性結合織の処理を行う．

41)子宮動脈の同定(図41)

　疎性結合組織を少しずつ剝離していくと子宮に流入する子宮動脈が確認できる．

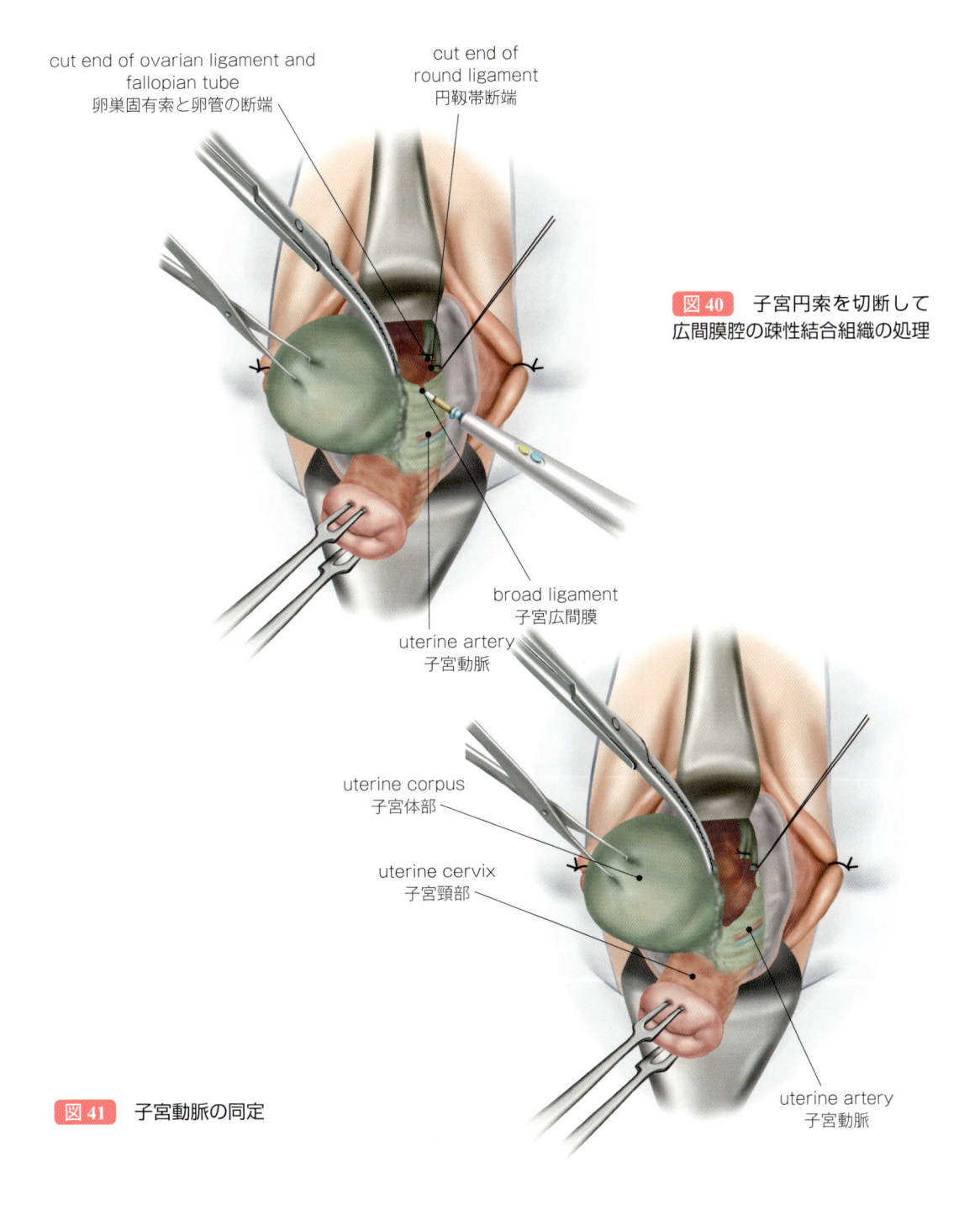

図40 子宮円索を切断して広間膜腔の疎性結合組織の処理

図41 子宮動脈の同定

42）子宮動静脈の挟鉗（図42）

骨盤壁側から子宮に向かう子宮動脈とそれに伴う静脈に対して，子宮側と骨盤壁側にそれぞれケリー鉗子をかけて挟鉗し，両鉗子間に存在する組織を切断する．

43）子宮動静脈の切断（図43）

子宮側と骨盤壁側のケリー鉗子間に存在する組織を切断する．

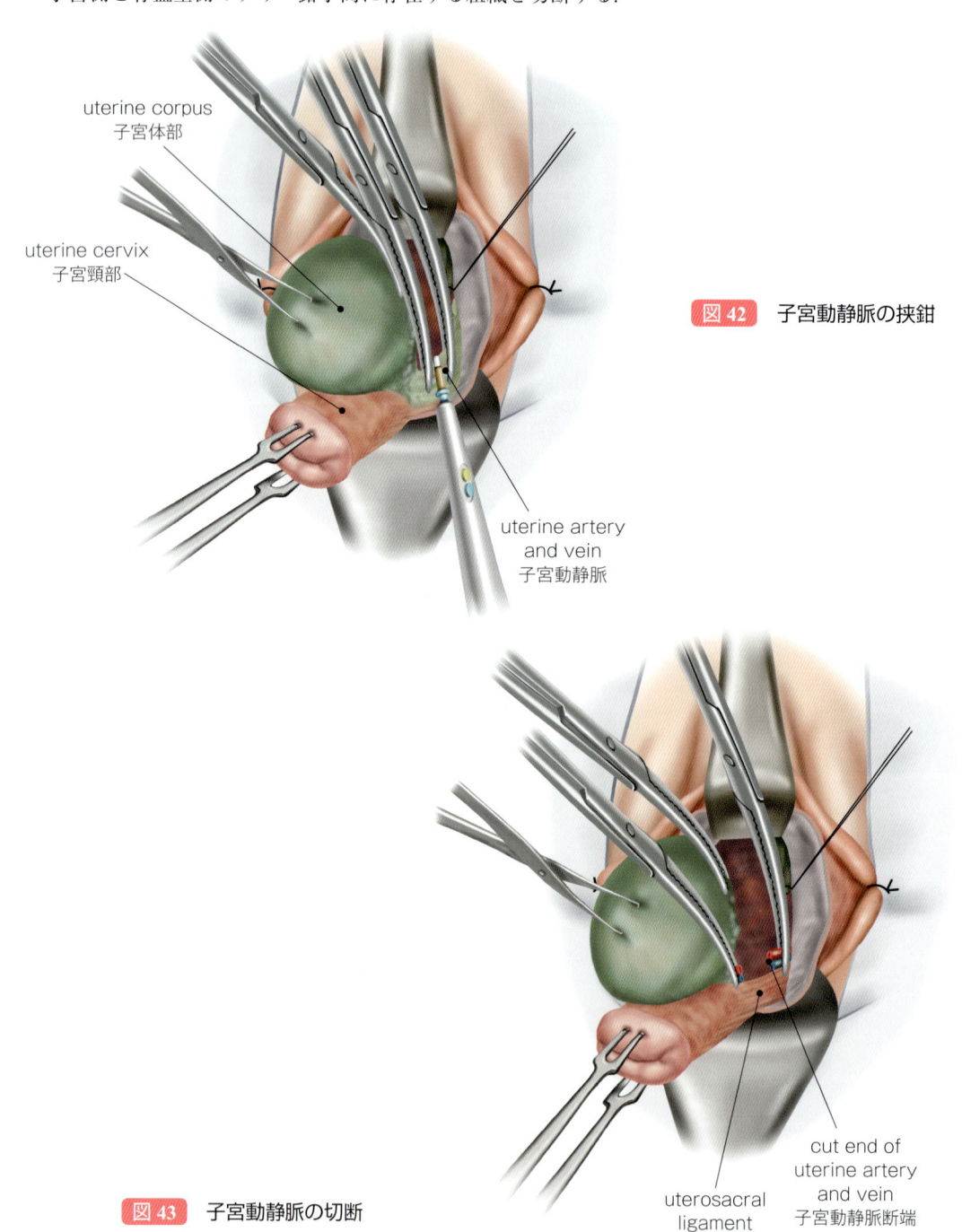

図42　子宮動静脈の挟鉗

図43　子宮動静脈の切断

子宮脱・膀胱脱・直腸脱の手術 ◆ 97

44）子宮動静脈の結紮（図44）

骨盤側の血管切断端を挟鉗したケリー鉗子の外側に，もう1本のケリー鉗子をかけて，二重の挟鉗とし，この骨盤側のケリー鉗子の外側に糸針をかける．

45）骨盤側のケリー鉗子を外して子宮動静脈の結紮（図45）

骨盤壁側の鉗子をはずして子宮動静脈の第一結紮糸とする．子宮動脈や静脈を結紮する際に血管が滑脱し腟式の術野から奥に逃げると止血に苦労するので，安全を求めるためにこのように安全弁として二本のケリー鉗子を用いた手術を記述しているのである．一回の結紮でも十分であるが，より安全な道を手間がかかっても行うかどうかは，術者の心の違いだけである．

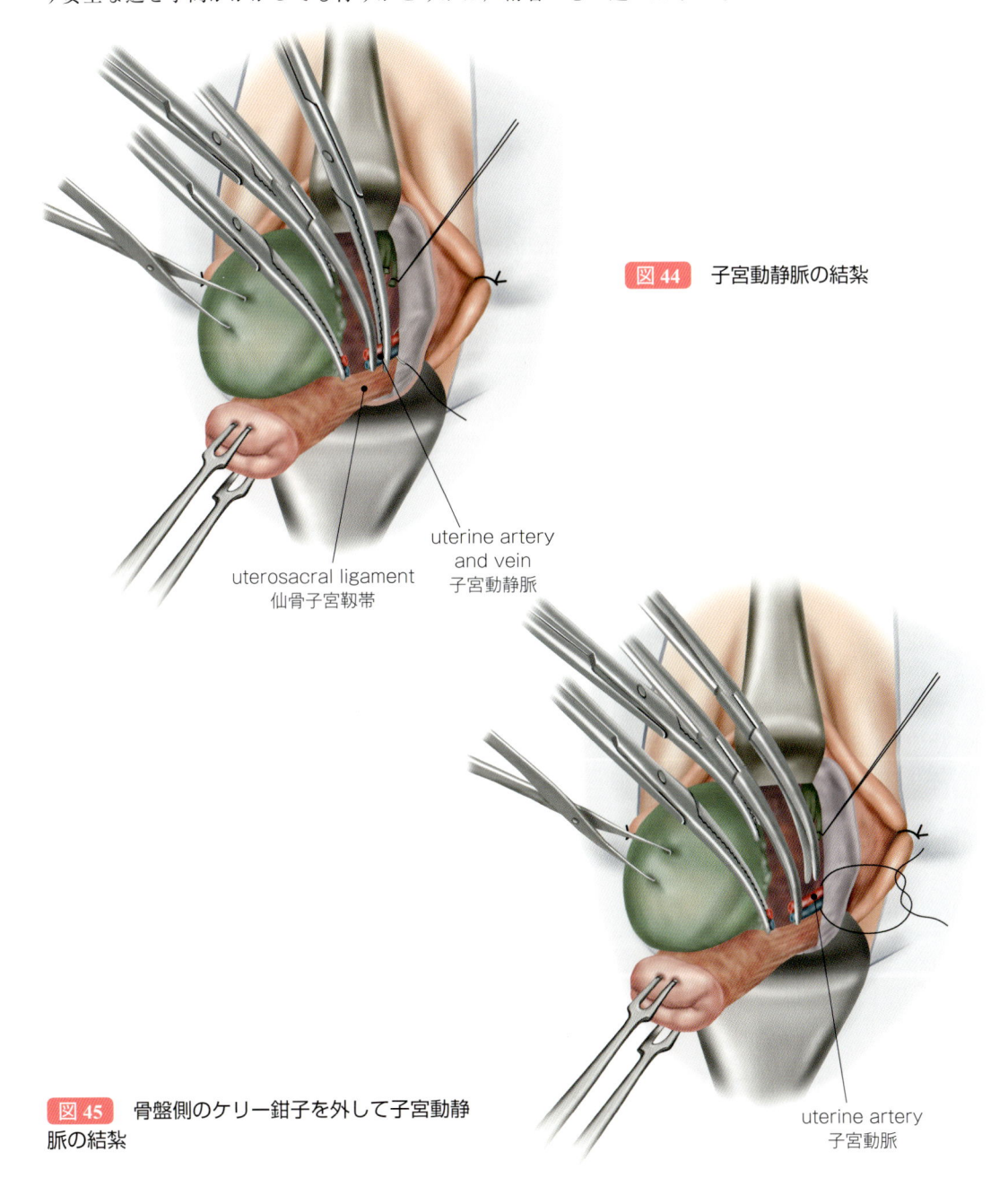

図44 子宮動静脈の結紮

uterine artery and vein
子宮動静脈

uterosacral ligament
仙骨子宮靱帯

図45 骨盤側のケリー鉗子を外して子宮動静脈の結紮

uterine artery
子宮動脈

46）骨盤側の子宮動静脈の二重結紮（図46）

　もう一本のケリー鉗子に沿って二本目の結紮糸を糸針で通す．この糸を結紮してケリー鉗子をはずすと子宮動静脈が骨盤壁側で二重結紮されたこととなる．

47）仙骨子宮靱帯の切断（図47）

　子宮動静脈を切断すると子宮頸部側壁と骨盤壁の間には結合組織および仙骨子宮靱帯が残る．この骨盤壁側をケリー鉗子で挟鉗して，これを電気メスかクーパー剪刀で切断する．

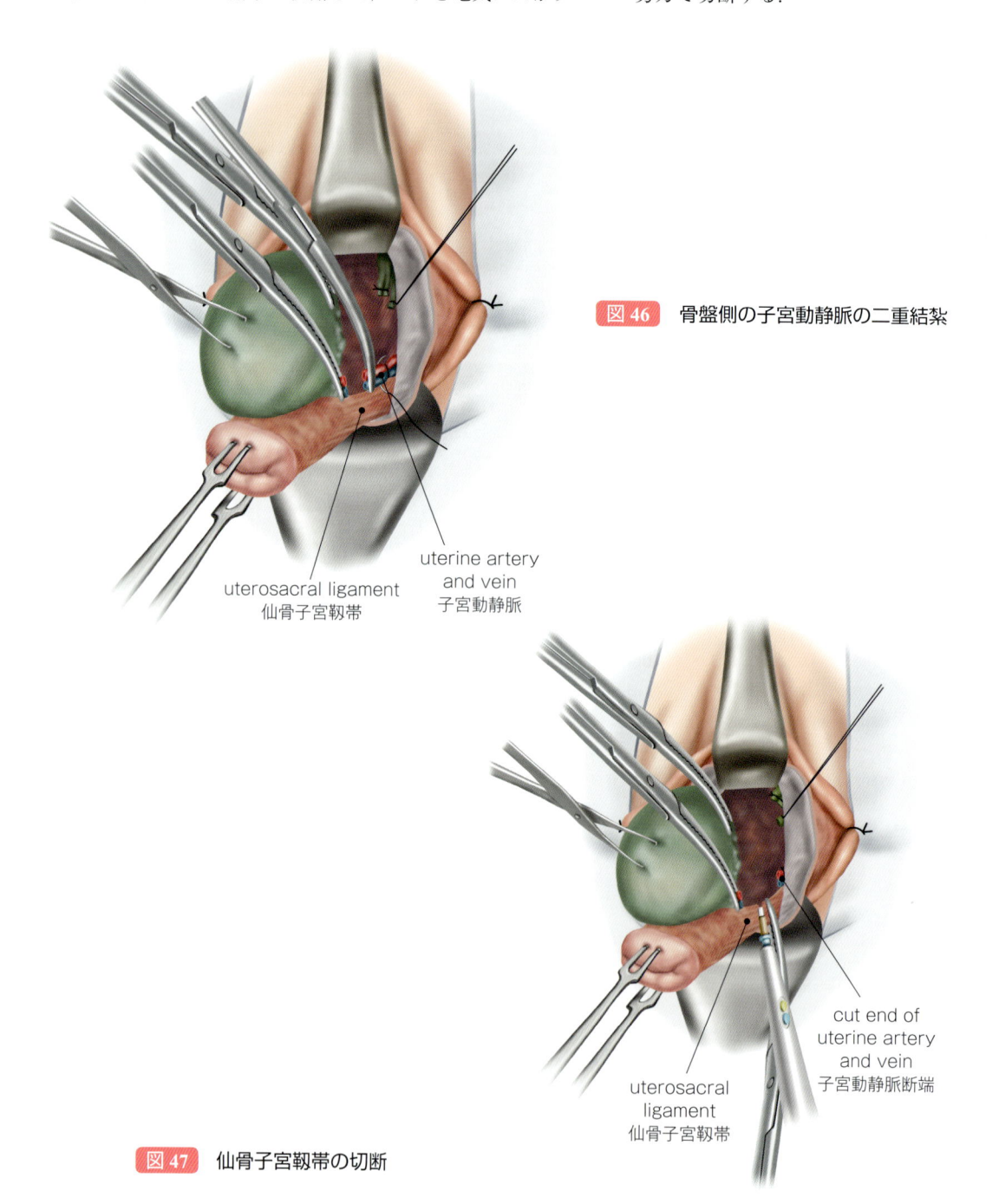

図46　骨盤側の子宮動静脈の二重結紮

図47　仙骨子宮靱帯の切断

48）仙骨子宮靭帯の結紮（図48）

仙骨子宮靭帯切断端を吸収糸で結紮し，結紮糸の先端にコッヘル鉗子をつけてマーカーとして残す．（図47）．

49）反対側での処理（図49）

反対側でも同様に子宮側方の処理を行う．図はこの一点のみ示す．以上の操作で，子宮が摘出される．

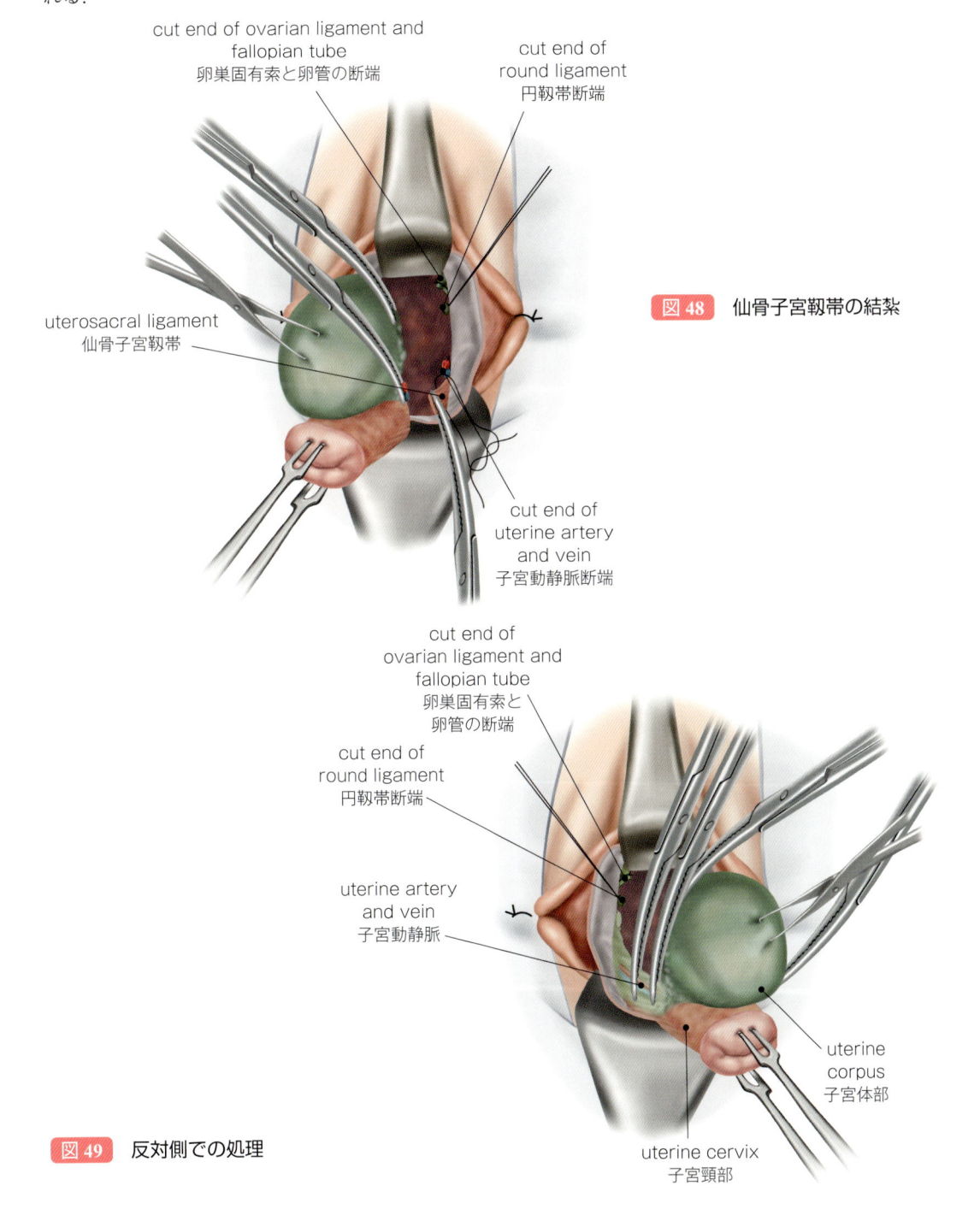

図48 仙骨子宮靭帯の結紮

図49 反対側での処理

50）腹膜縫合前処置（図50）

ダグラス窩腹膜切開端にマーキングした糸を抜糸し，腹膜の縫合に移る．

51）腹膜縫合（図51）

膀胱子宮窩腹膜切開端をマーキングした糸を牽引し，同部位より腹膜縫合を開始する．

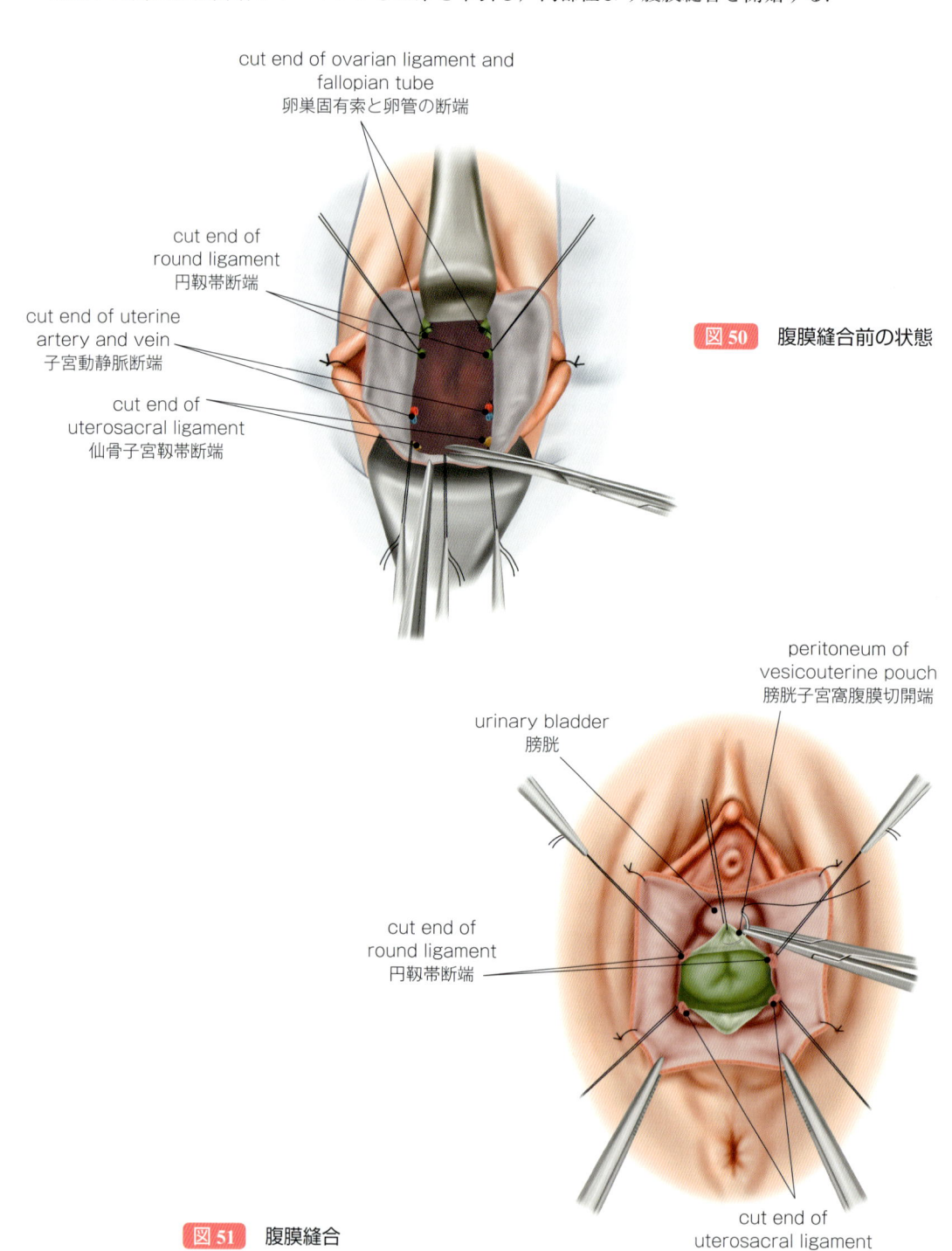

図50　腹膜縫合前の状態

図51　腹膜縫合

子宮脱・膀胱脱・直腸脱の手術 ◆ 101

52）腹膜の巾着縫合（図52）

腹膜の12時方向から時計回りで腹膜を拾うように運針を進める．子宮円索と仙骨子宮靱帯の切断端の縫合糸を手前外側に牽引し，その内側を拾うように運針し，各々の切断端が腹膜外にくるように，腹膜を巾着縫合する．

53）子宮円索断端と仙骨子宮靱帯断端の一体化

子宮円索と仙骨子宮靱帯の切断端を一つにまとめるように，子宮円索切断端の縫合糸を用いて8の字縫合を加える（図53，54）．反対側でも同様にする．

図52 腹膜の巾着縫合

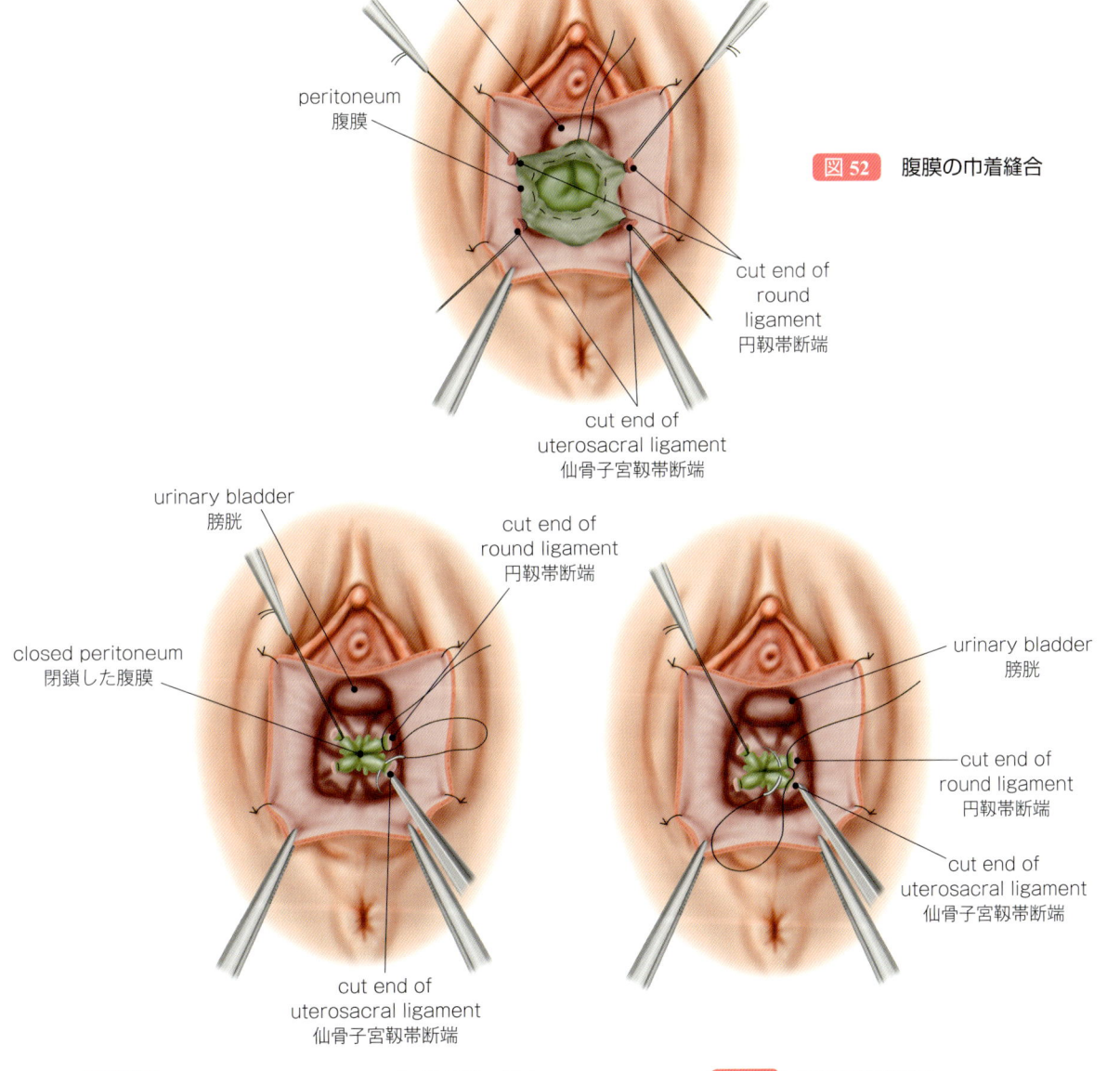

図53 子宮円索断端と仙骨子宮靱帯断端の縫合

図54 子宮円索断端と仙骨子宮靱帯断端の一体化

2 膀胱縫縮術

1）膀胱縫縮

膀胱を確認し，無鈎攝子で優しく把持する（図55）．

前腟壁切断端の正中部を粘膜鉗子で把持し前方に牽引する．膀胱を十分に露出させ，3-0の吸収糸でタバコ縫合を加える（図56）．3針位の縫縮を加えて膀胱の突出状態をみる．針は膀胱腔内に入れてはならない．またこの部位は膀胱三角部に相当するから，膀胱に流入する尿管に針をかけてはならない．とくに左右の膀胱壁側方にさらに縫合糸をかけようとすると尿管を巻き込んでしまうこともあるので注意が必要である．（膀胱腟中隔を用いた膀胱底の再建を行えば，タバコ縫合は不要とする考えもある．）

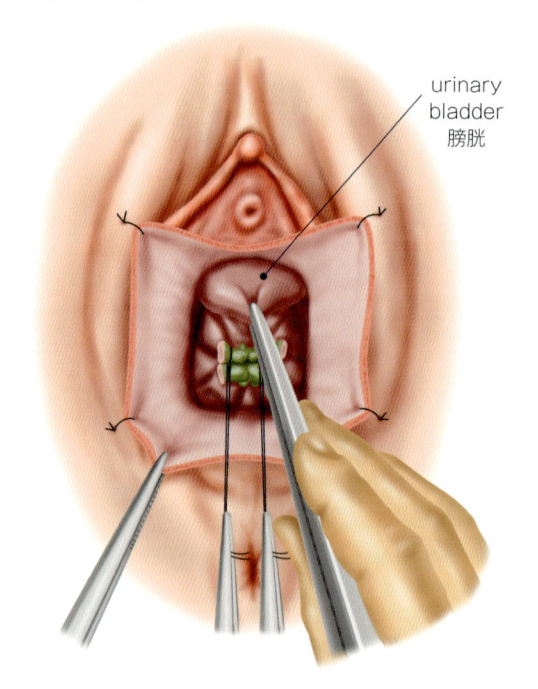

図55 膀胱を確認し無鈎攝子で優しく把持

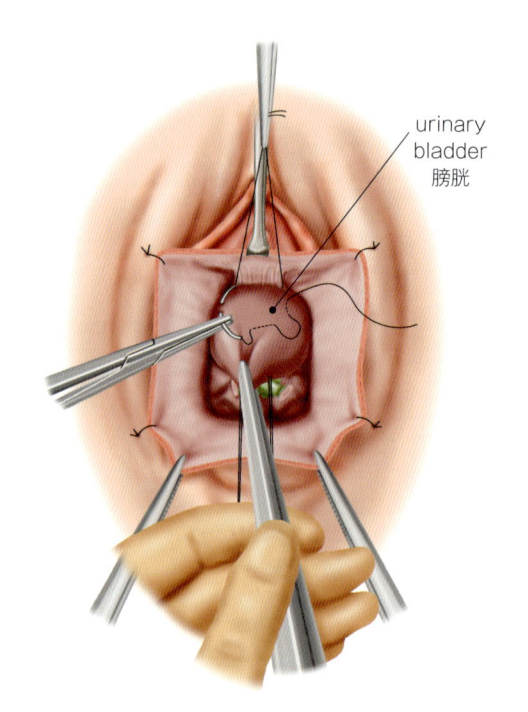

図56 膀胱のコの字型にタバコ縫合

2) 膀胱瘤が大きいときの膀胱縫縮

膀胱瘤が大きければさらにマットレス縫合を加え，膀胱底を再建する（図 57）.

3 前腔壁形成術

1) 前腔壁の余剰部分の切除

余剰の左右前腔壁を切除する（図 58）．あまりにも多く余剰の腔壁を切除すると腔管の狭窄が起こるので再建の条件を再考して適切な腔壁切除を行う.

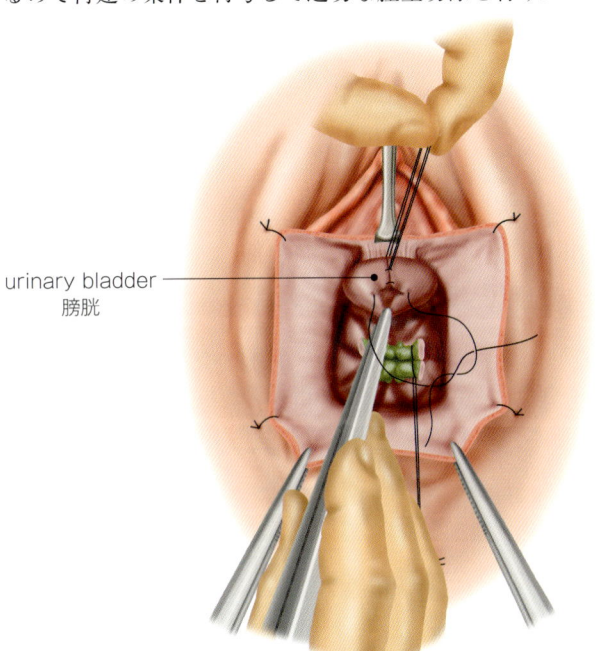

図 57 膀胱瘤が大きいときの膀胱縫縮

図 58 前腔壁の余剰部分の切除

2）前腔壁形成における子宮円索と仙骨子宮靱帯の役割

子宮円索と仙骨子宮靱帯の切断端を縫合した糸に角針を付け，腟断端の外側の後腟壁側に運針して糸を通しておく．同側の2本の糸はそれぞれわずかに離れた位置で腟壁を通しておき，結紮せずに糸を把持しておく．以上の操作を左右で行う（図59）．これは，最終的に腟断端の最も頭側部位になる子宮円索と仙骨子宮靱帯の切断端に腟断端を結びつけることによって腟管を頭側に持ち上げた形成ができるためにこのような操作を加えるのである．

3）形成した前腔壁の縫合

前腟壁切断端の正中部を挾鉗した粘膜鉗子を足側へ牽引し，反対側の腟切断端の左右を挾鉗したケリー鉗子を背側へ牽引し，再建すべき前腟壁に緊張を与え，縫合すべき前腟壁の線を明確にする．左右前腟壁を尿道口に近い部分から順に結節縫合する（図60）．

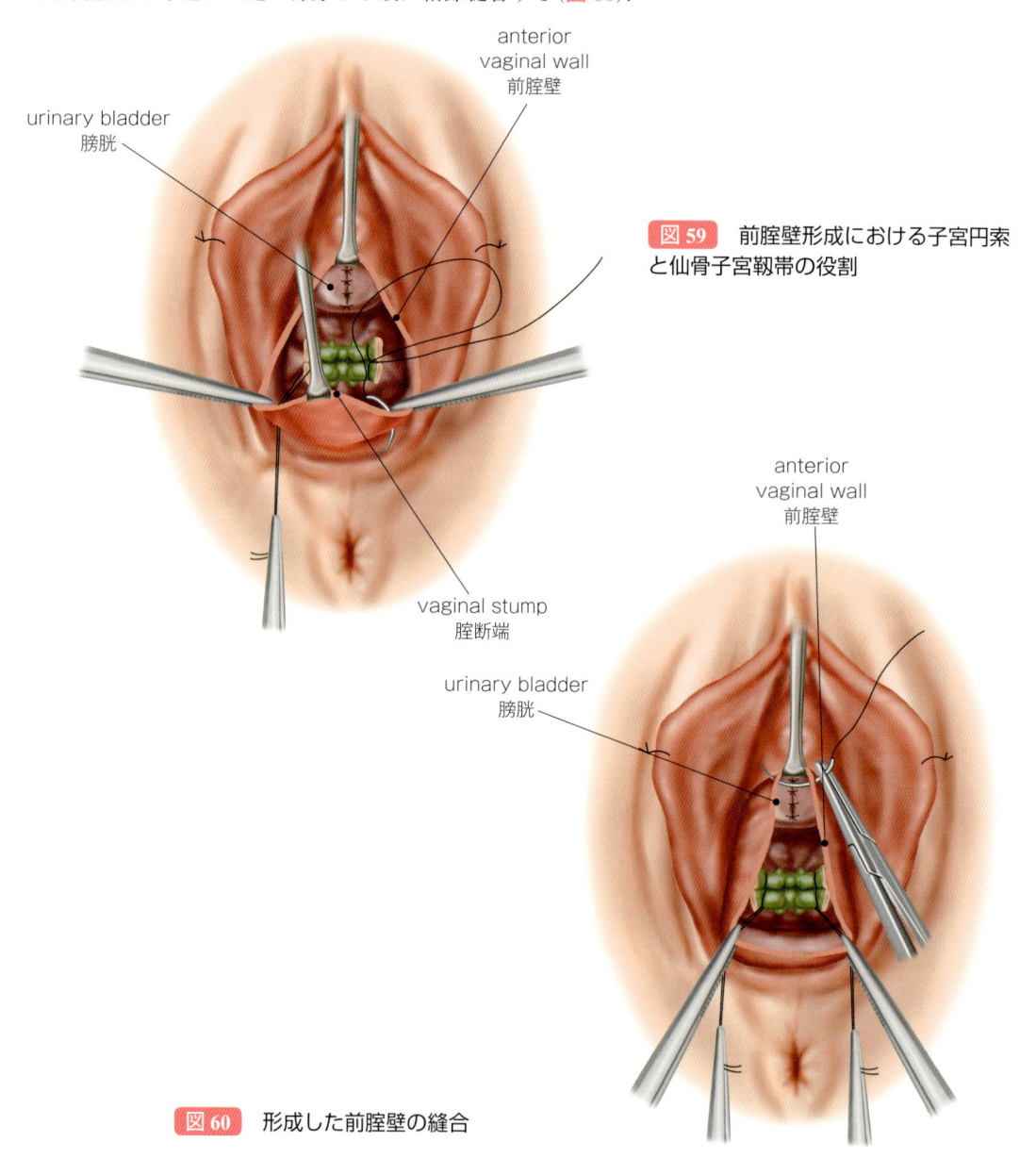

図59　前腔壁形成における子宮円索と仙骨子宮靱帯の役割

図60　形成した前腔壁の縫合

4）腟断端を形成するように前腟壁を縫合する

腟断端に当たる部分は水平方向に腟壁を結節縫合し，全体として逆T字の縫合線となるようにする（図61）．この時，形成された腟断端部は下垂した状態になっている．

5）形成した腟断端部の頭側への吊り上げ

腟断端の後腟壁側に通しておいた，子宮円索と仙骨子宮靱帯の切断端を縫合した2本の糸を（図61），左右各々で結紮することで，腟断端が頭側に吊り上げられる．結紮後に同糸を切断する（図62）．

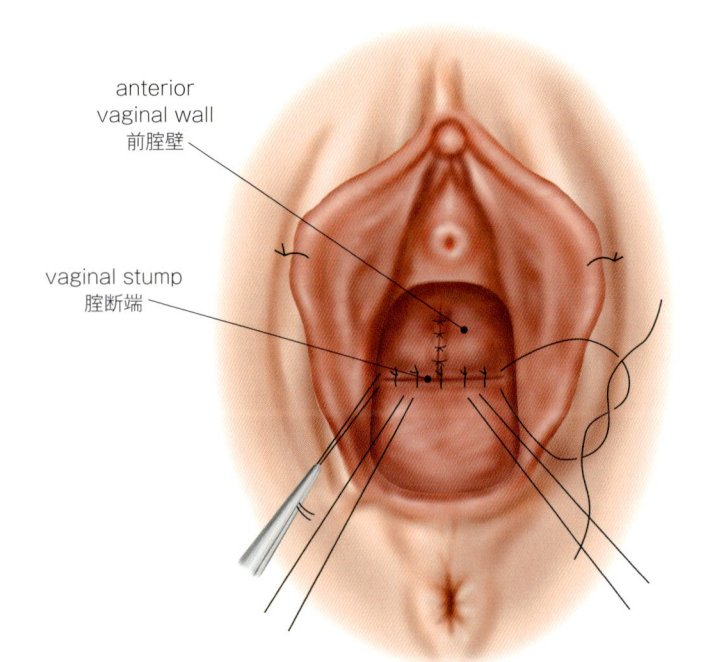

図61 腟断端を形成するように前腟壁を縫合する

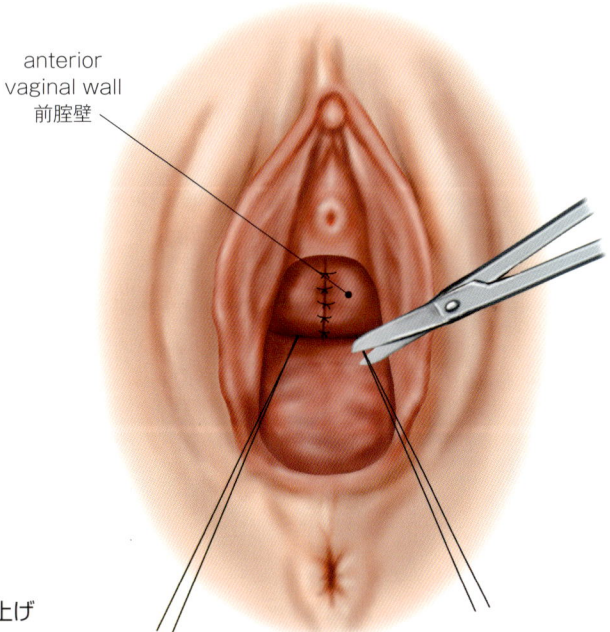

図62 形成した腟断端部の頭側への吊り上げ

4 後腟壁形成術

1) 後腟壁の直腸からの剥離

　小陰唇を固定した糸を抜糸し，後腟壁の再建に移る．会陰部の4時，8時方向を粘膜鉗子で各々把持し，左右に牽引する．牽引によって緊張した後腟壁と会陰部の境界に横切開を加える．切開を加えた後腟壁側をケリー鉗子で把持し，これを緊張させ，クーパー剪刃の先を後腟壁背面に当てて頭側に剥離を進める．前腟壁形成部位の最も足側に至った段階で剪刀の先端を開き，剥離を少し後腟壁側方にも加える（図63）．

2) 後腟壁側方の直腸からの剥離

　剥離した後腟壁の正中部を頭側に向かって切開し，さらに左右側方に後腟壁の剥離を進める．できるだけ側方に広く剥離しておくほうが，肛門挙筋を同定しやすくなる（図64）．

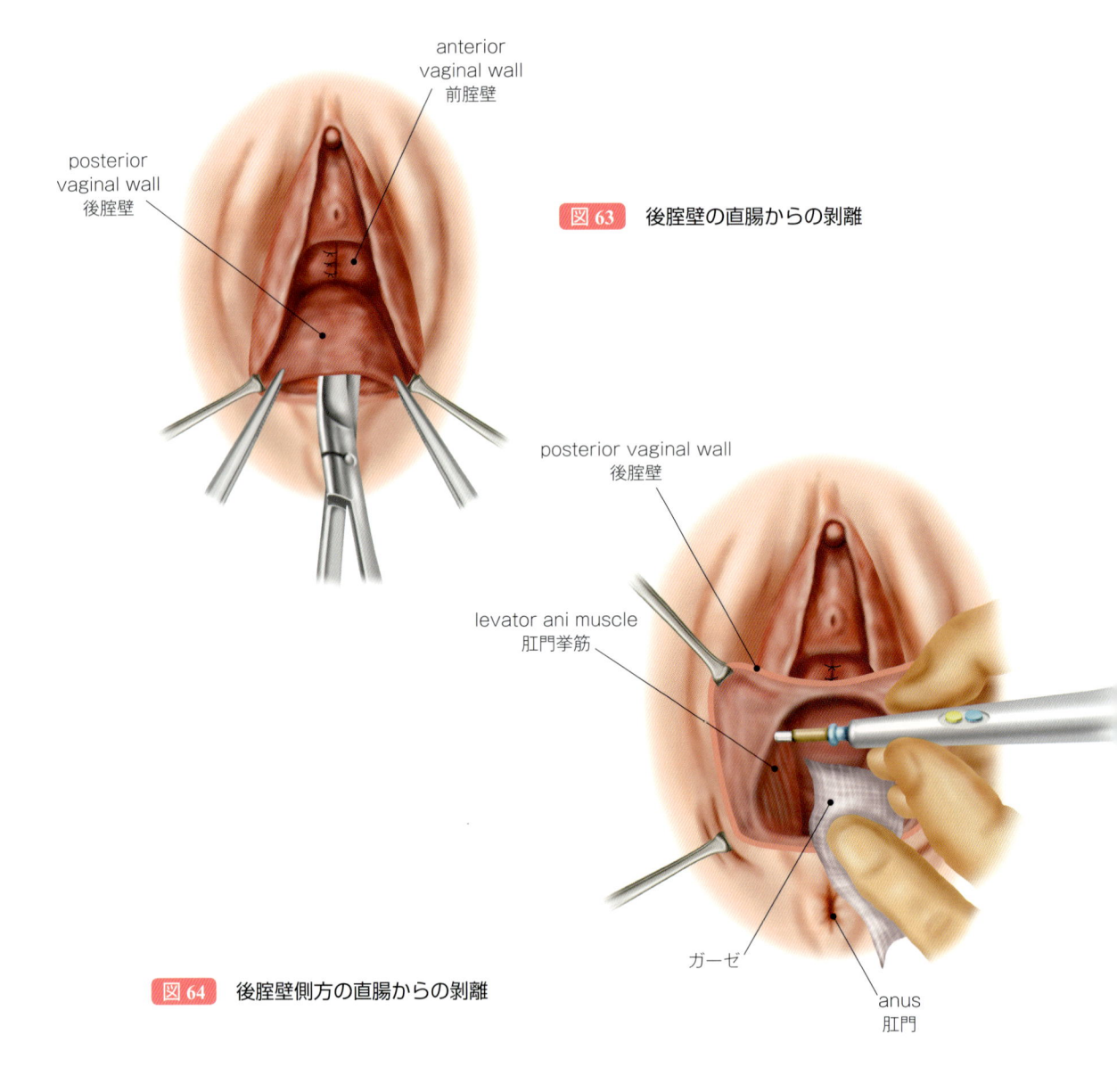

図63　後腟壁の直腸からの剥離

図64　後腟壁側方の直腸からの剥離

3）肛門挙筋の確認と縫合方法

後腟壁を側方に剥離していくと会陰に近い側の直腸両側方に結合組織の束が見え始めてくる．通常逆八の字型に形成されている．この組織が肛門挙筋であるか否かを人差し指を直腸に入れて母指で挟みながら確認する．この人差し指は入れたままで，肛門挙筋を触知しつつ，左右の肛門挙筋に縫合糸を通し結紮していく．（図 65）．

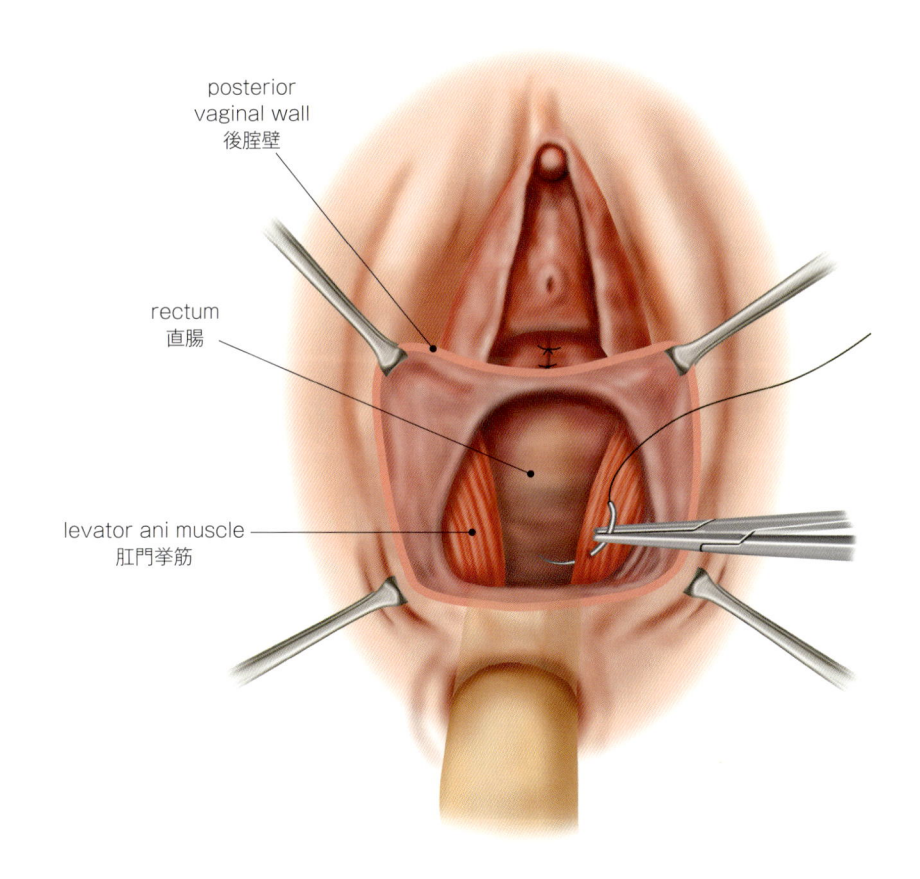

図 65　肛門挙筋の確認と縫合方法

4）肛門挙筋縫合とその確認

　縫合された肛門挙筋を直腸診で触知しつつ，肛門挙筋縫合を加え，肛門側から順に結紮していく（図66）．この時，直腸内の人差し指は縫合針が安全確実に肛門挙筋のみかかっていることを確認できると共に，肛門挙筋にかけた縫合糸を縫合すると人差し指の上に大変分厚い肛門挙筋の層が形成されて行くことがわかる．できるだけ頭側まで肛門挙筋縫合を行うと，直腸内の人差し指を腟壁側に押しつけても分厚い層で仕切られていることが確認でき肛門挙筋縫合がきっちりと仕上がった実感が得られる．もし直腸内の人差し指が腟壁側に簡単に押し出されるようであったら，直腸側方の結合組織だけを縫合していて，肛門挙筋は含まれていない不十分な縫合だと考える必要がある．肛門挙筋縫合は確認が必須である．

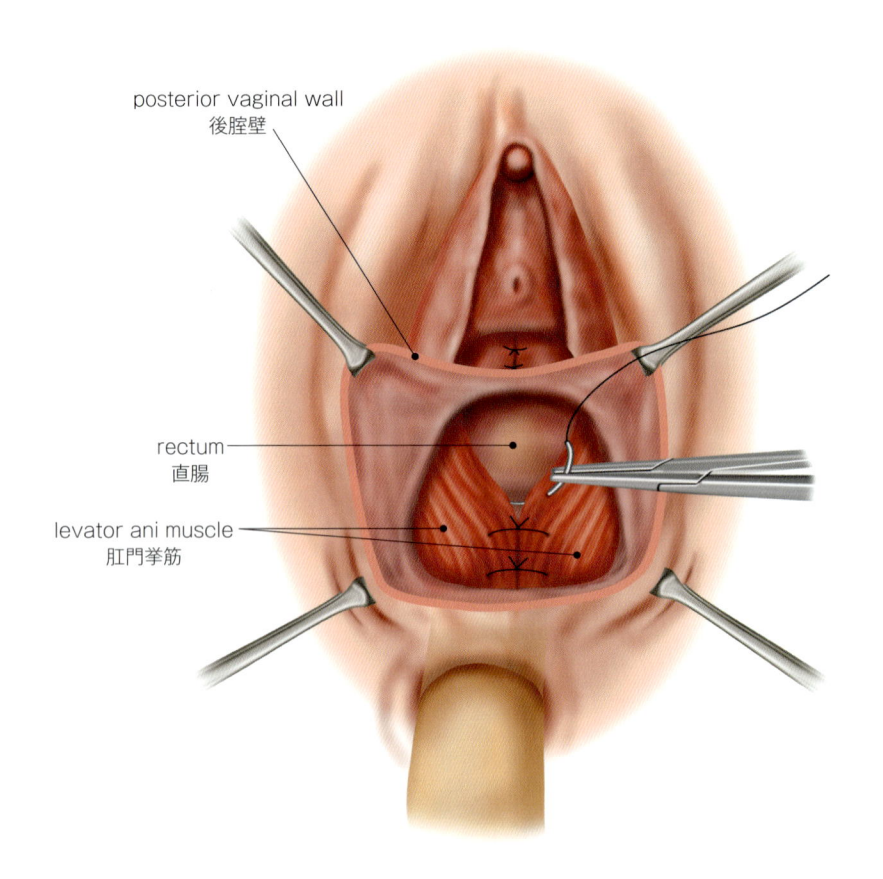

図66　肛門挙筋縫合とその確認

5）余剰の後腟壁の切除

肛門挙筋縫合が確認できたら，余剰の左右後腟壁を切除する（図67）．大きく切除しすぎると腟狭窄になるので意識して切除する必要がある．

6）形成した後腟壁の縫合

後腟壁正中を挟鉗・挙上し，頭側から順に左右の形成した後腟壁を結節縫合する（図68）．

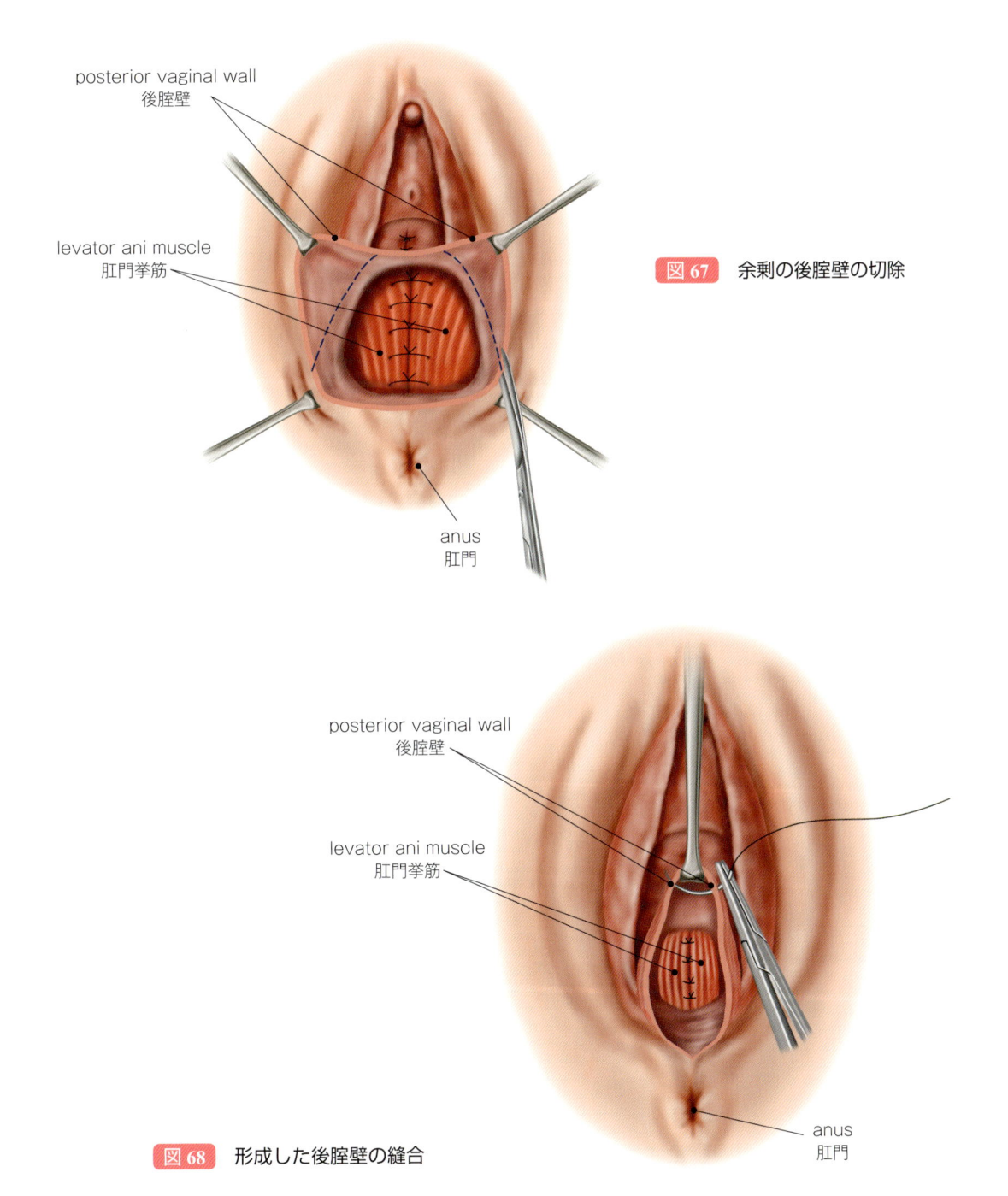

図67 余剰の後腟壁の切除

図68 形成した後腟壁の縫合

110 ◆ 臨床解剖学に基づいた 新版 産婦人科手術シリーズ Ⅲ

7）手術終了時の図

後腟壁の縫合を終えたら尿道バルーンカテーテルを挿入・留置し，手術を終える（図69）．

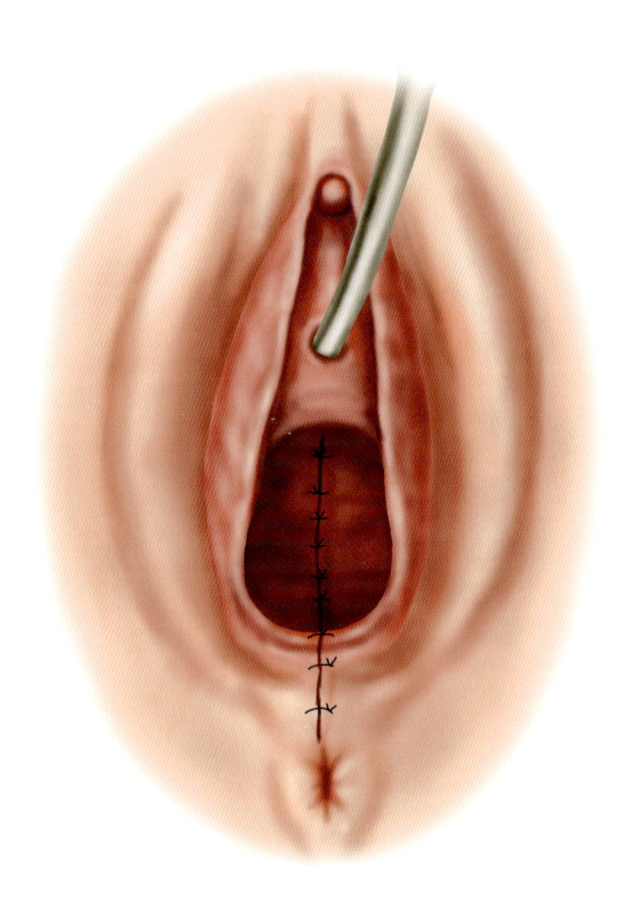

図69 手術終了時の図

腟閉鎖術―ルフォー手術

1　腟閉鎖術の適応と問題点

　本術式の原理は，前後腟壁において相対応する同型同大の腟上皮を切除して，両上皮下の創面を縫合して縦に腟の中央部のみ閉鎖して性器の脱出を阻止することにある．腟閉鎖術は，子宮脱や子宮下垂に対して行われる手術だが，あくまで姑息的なものであり，高齢婦人や合併症のために手術侵襲をなるべく少なくする必要がある場合に選択される．腟を閉鎖してしまうので，術後には性交ができなくなることも本術式選択の際，考慮しなければならない点である．

　また，子宮全体が閉鎖された腟の奥に残ることから，子宮腟部や内膜の細胞診や組織診が困難となるので，術前に子宮病変や腟病変，とくに悪性疾患の否定を確実に行う必要がある．

　手術の要点は腟前壁と後壁を長方形に切除しその創面を合わせるように手前から奥に縫合することによって下垂している子宮を腟の奥へ戻すことにある．したがって，手術に先立って子宮頸部前面から前腟壁に及ぶ腹側の長方形の予定切開線と，子宮頸部後面から後腟壁に及ぶ背側の長方形の予定切開線がほぼ均等になるようデザインする．その際，双鉤鉗子で把持した子宮腟部を腟内に押し込み，腟入口部の縫合部位を確認した上で外尿道口側の切開部位を決める．前腟壁よりも後腟壁は通常長いので切除範囲のデザインは重要である．なお，前腟壁の切除範囲は膀胱三角部に密着していたものであり，この部分を後腟壁と縫合することは膀胱三角部が全体として直腸方向に牽引されることになり，尿失禁の原因となることがある．したがって，前腟壁の切除の際は，広範に腟壁を切除しないで腟上皮下の筋膜を残しておくことが大切である．

2 手術手技

1）前腟壁上皮の切開と剥離

　脱出した子宮腟部を足側へ牽引し，前腟壁切開予定線（外尿道口の約2cm下方から子宮頸部腟上皮反転部（子宮腟部下端から約3〜4cm上方）をメスで切開する．のちに子宮腟部を覆うように後腟壁と縫合する際に無理な緊張がかからないように子宮腟部側に腟壁を十分に残しておくとよい（図1）．幅2〜4cmに切開した腟上皮をケリー鉗子等で把持し上方へ緊張させ，クーパー剪刃を用いて外尿道口の方向に剥離を延長して前腟壁を長方形に切除する（図2）．

図1　前腟壁上皮の切開

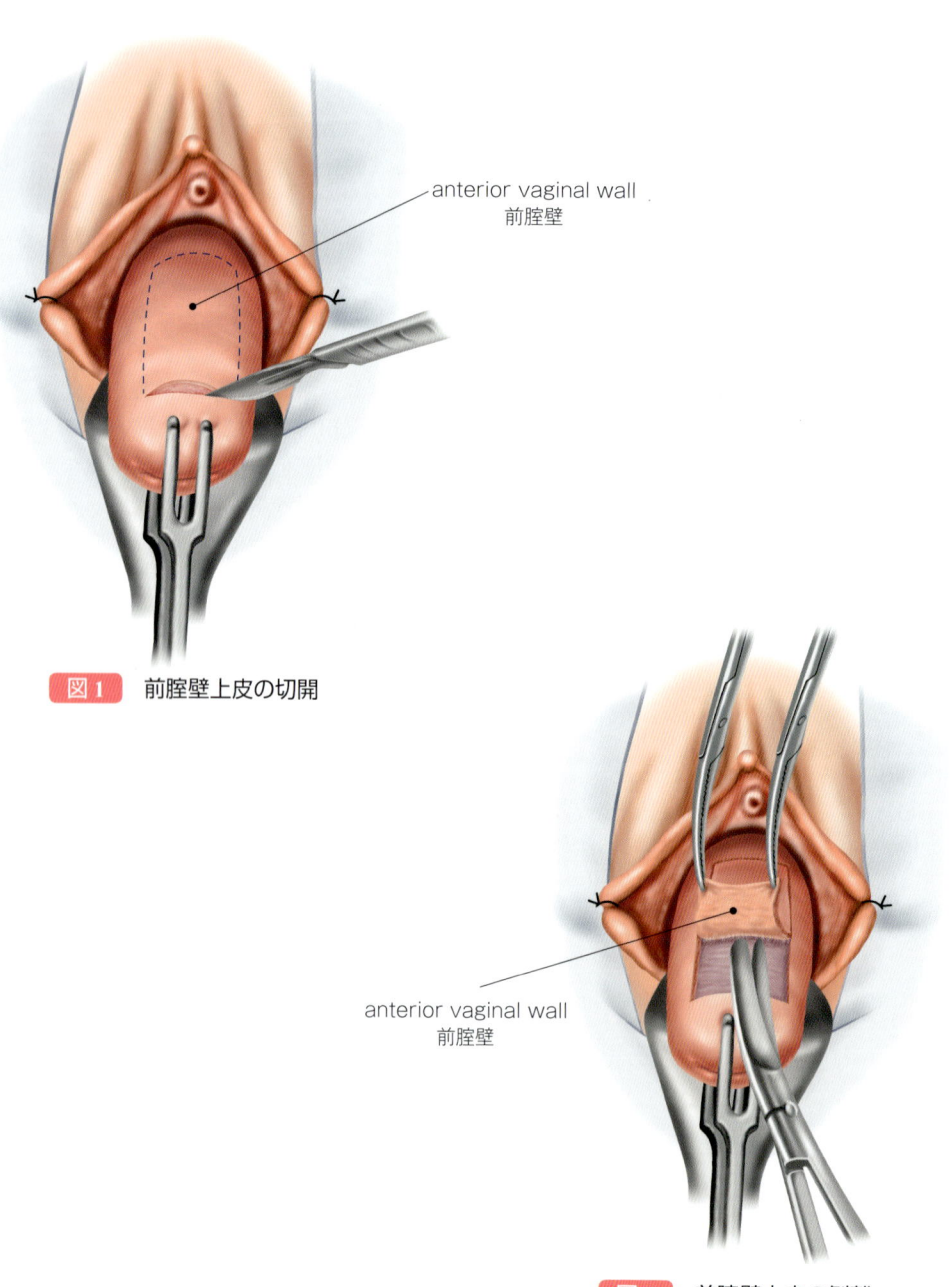

図2　前腟壁上皮の剥離

2）後腟壁上皮の切開と剥離

　子宮腟部を腹側に牽引し，後腟壁切開予定線を決定する．腟壁を過剰に切除して前後腟壁中央部を閉鎖すると，膀胱頸部に無理な緊張が加わり腹圧性尿失禁の原因となるため，腟壁を過剰に切除しないよう注意する．会陰部に近い部分は縦切開線を外側に向ける．外側に向けた左右の縦切開線をつなげるように腟入口部近くの会陰部を横切開する（図3）．
　前腟壁と同様に後腟壁を長方形に剥離・切除する（図4）．

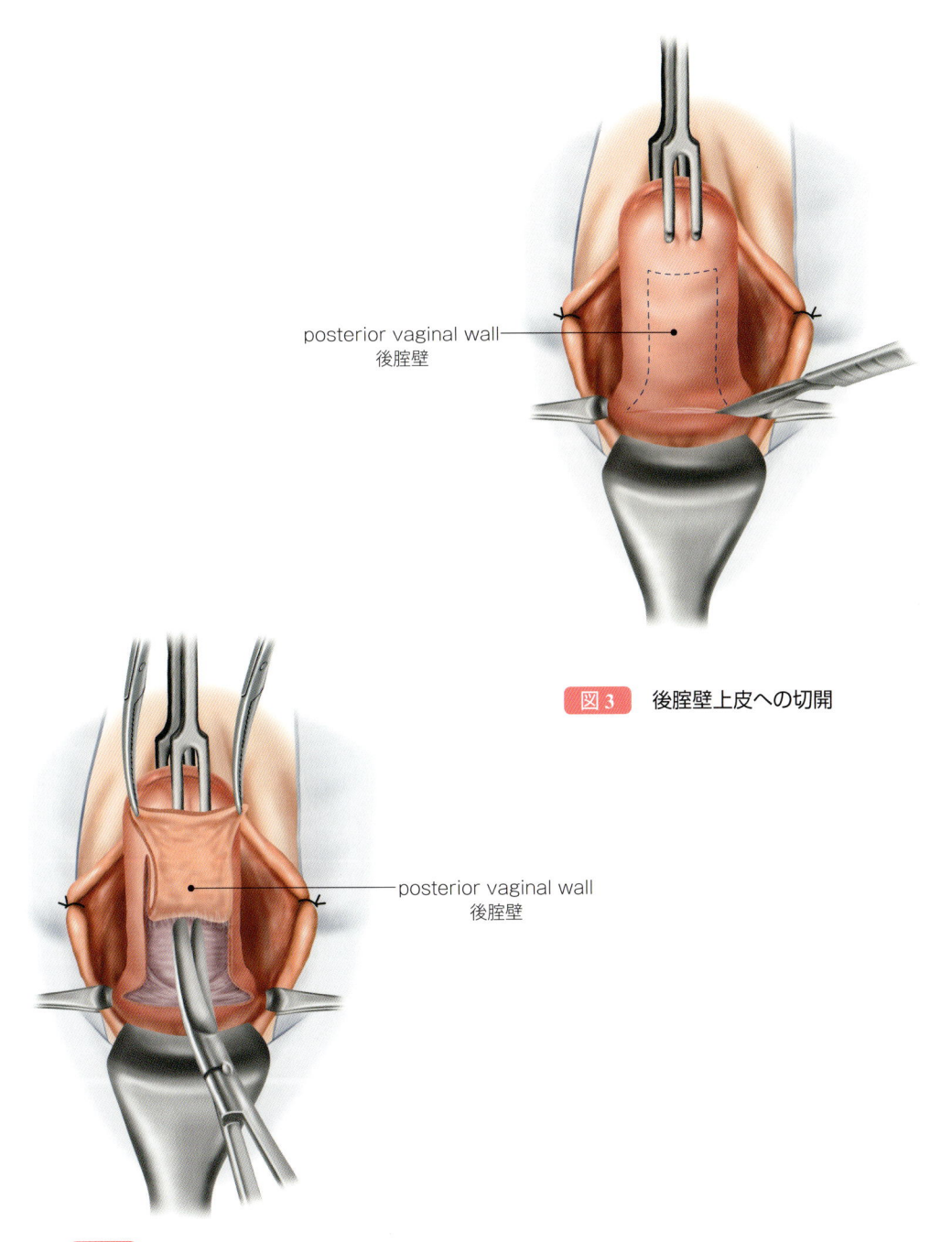

図3 後腟壁上皮への切開

図4 後腟壁上皮の剥離

3)前腔壁上皮と後腔壁上皮を縫合する運針

子宮頸部左側の前腔壁切除断端を攝子で把持し，2-0 または 1-0 吸収糸を用いて前腔壁を通すように運針する（図 5）．その針を子宮頸部左側の後腔壁切除断端を攝子で把持し，後腔壁を通すように運針する（図 6）．同様の要領で患者右側まで単結紮できる運針をする．

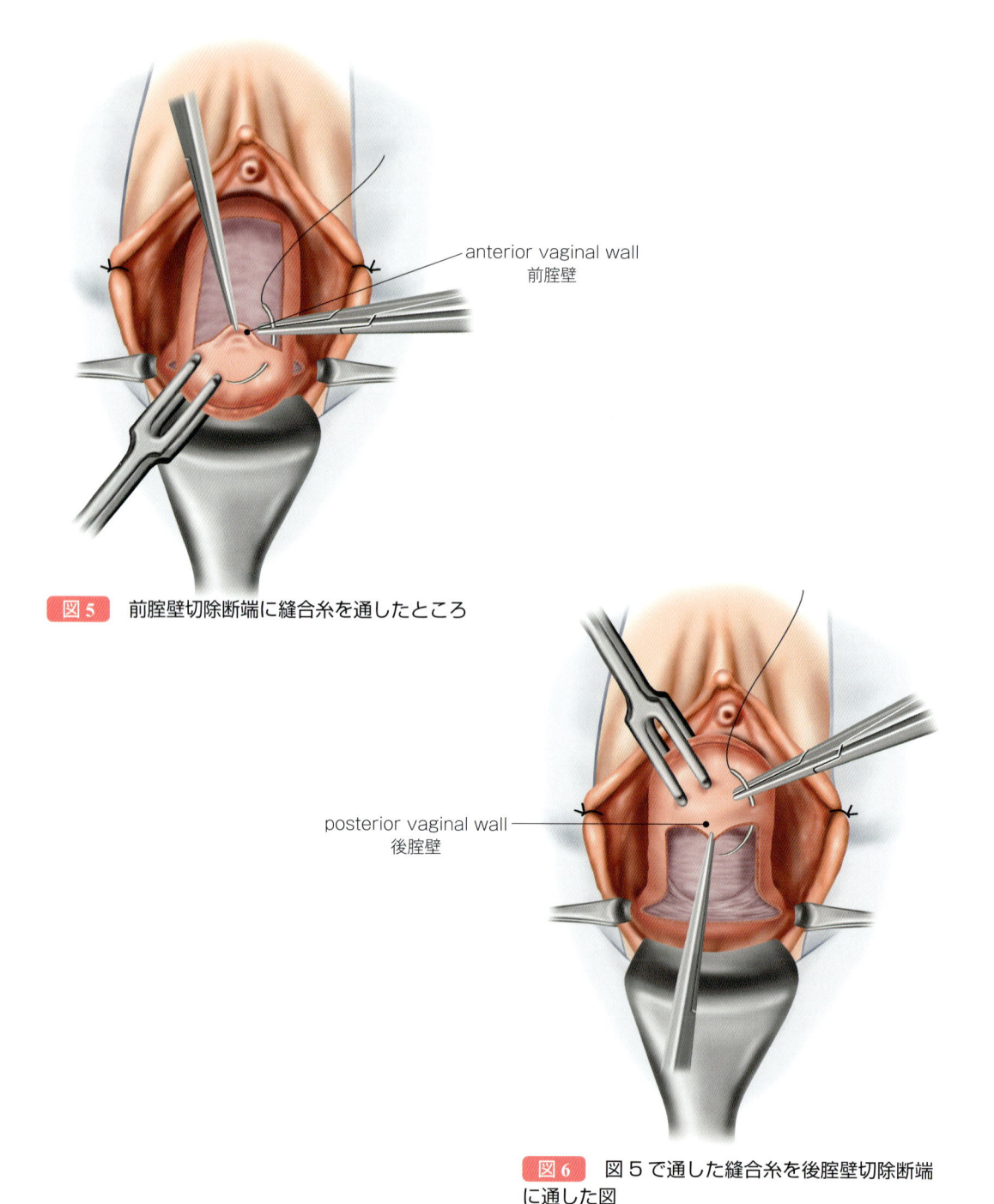

図 5 前腔壁切除断端に縫合糸を通したところ

図 6 図 5 で通した縫合糸を後腔壁切除断端に通した図

4）前腟壁上皮と後腟壁上皮の縫合糸を結紮して子宮腟部の封入

前後腟壁を通した糸を縫合し，子宮頸部を覆うように前後腟壁を合わせる（図7）．

同様の運針，結節縫合を繰り返し，前後腟壁切開線同士を合わせる．以上の操作で子宮頸部が覆われて見えなくなる（図8）．

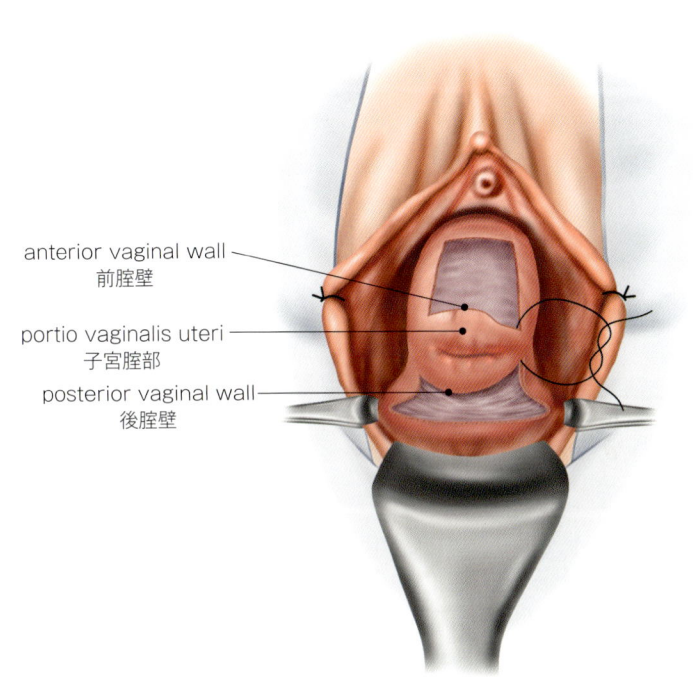

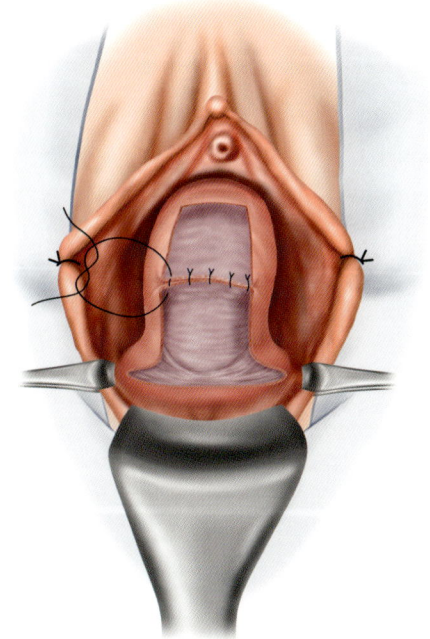

図7 前・後の腟壁断端に通した縫合糸を結紮する図

図8 前・後の腟壁断端を縫合して子宮腟部を封入する図

5）前後腟壁上皮の縫合と前後腟壁上皮剥離面の第 2 列目の縫合

　子宮腟部を封入するように縫合した上記 1 列目の結紮を覆うように，2 列目の縫合として，まず側方の腟壁縦切開線を合わせるように前から後腟壁に運針する（図 9）．

　前後腟壁上皮剥離面に垂直マットレス縫合を加える．2 列目の運針をすべて終えてから，これを結紮して第 1 列目の縫合を封入していく（図 10）．

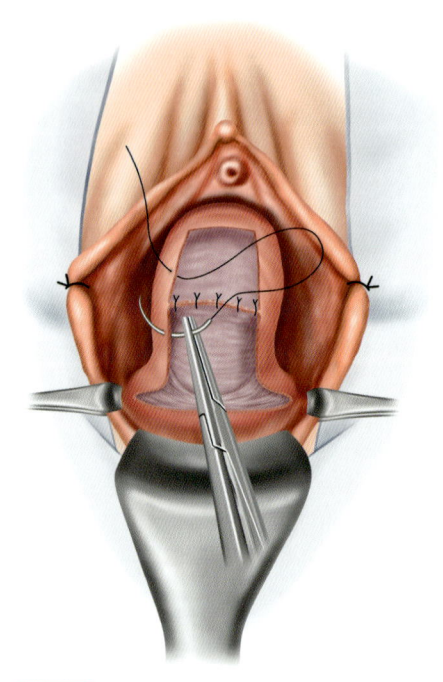

図 9　前後腟壁上皮の第 2 列目の縫合

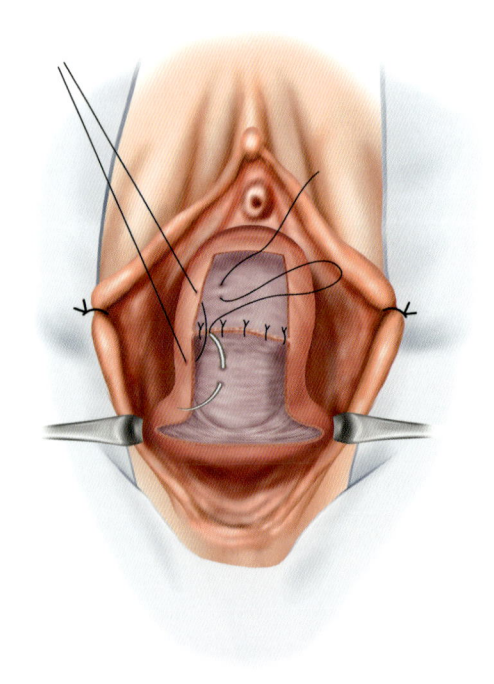

図 10　前後腟壁切除部の上皮剥離面第 2 列目の縫合

6）前後腟壁上皮の縫合と前後腟壁上皮剥離面の第3列目と第4列目の縫合

　上記2列目の縫合を覆うように，同様の操作で3列目の縫合を行う（図11）．
　上記3列目の縫合を覆うように，同様の操作で4列目の縫合を行う．徐々に腟中央が閉鎖される．同時に，会陰部の横切開線が中央に寄り，徐々に縦になっていく（図12）．

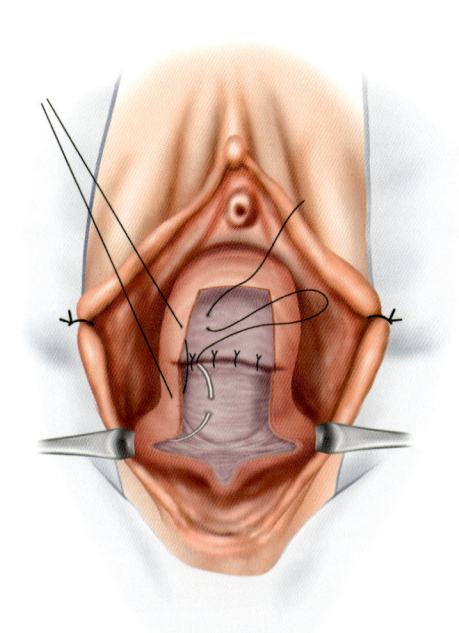

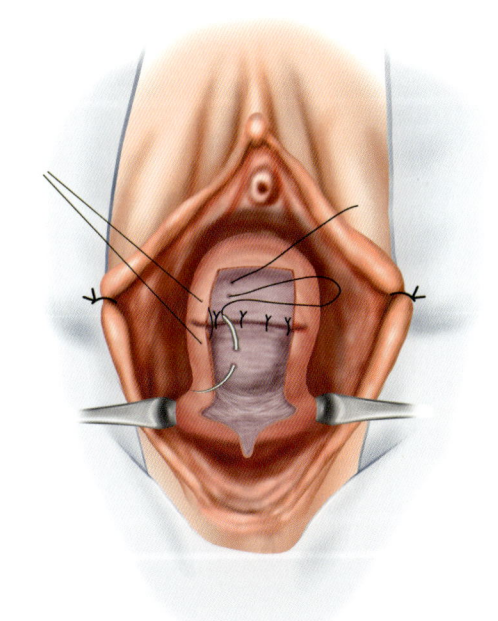

図11　前後腟壁上皮の縫合と上皮剥離面の第3列目の縫合

図12　前後腟壁上皮の縫合と上皮剥離面の第4列目の縫合

7）肛門挙筋縫合と会陰上皮下組織の結節縫合

　腟中央が閉鎖されると，子宮の位置が頭側へ矯正される．続いて肛門挙筋縫合を行う．左右の肛門挙筋を中央に寄せるように結節縫合するための運針を行う．数針運針を終えた後に，これらを順次結紮する（図13）．直腸に人差し指を挿入して結紮すると直腸の前面に壁が形成されることを感じることができる．

　腟壁を完全に閉創する前に，会陰上皮下組織に結節縫合を加え補強する（図14）．

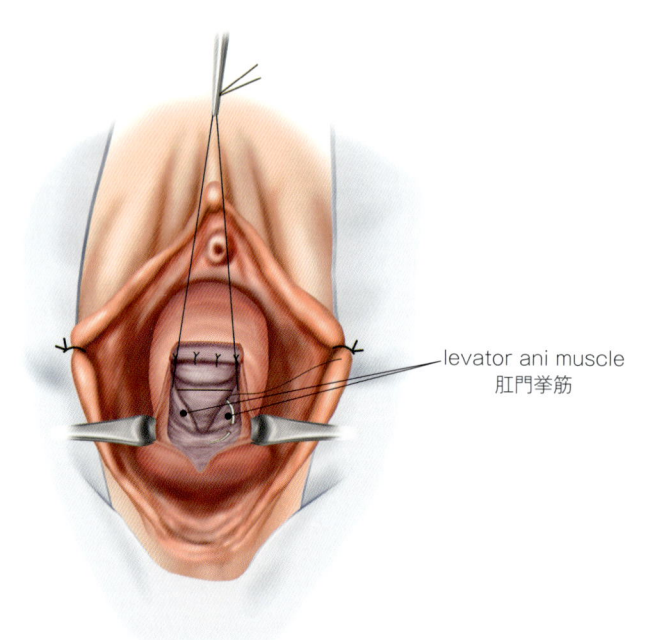

図13　肛門挙筋縫合

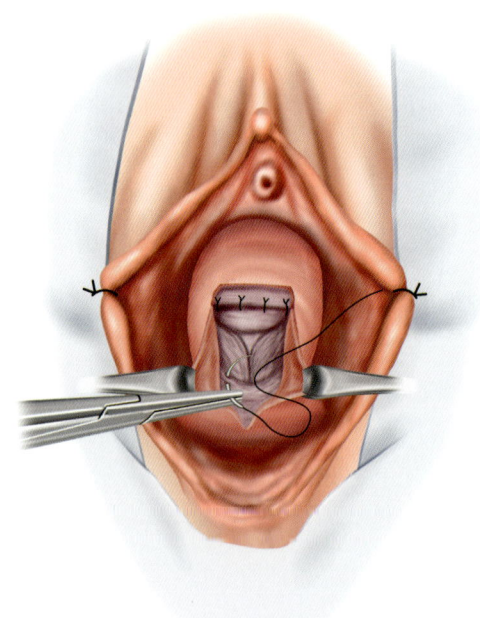

図14　会陰上皮下組織の縫合

8)腟壁切除断端の縫合

残りの腟切除断端をT字に結節縫合する(図15).

以上のように縫合することにより,下垂していた子宮は,ほぼ下垂前の位置に矯正され,膀胱脱や直腸脱を防ぐことができる.腟壁の縫合を終えた状態では,腟の左右に縫合されていない開放部分が残るので創部からの浸出液や子宮からの分泌液などの排出路となる.尿道バルーンカテーテルを挿入して手術を終える(図16).

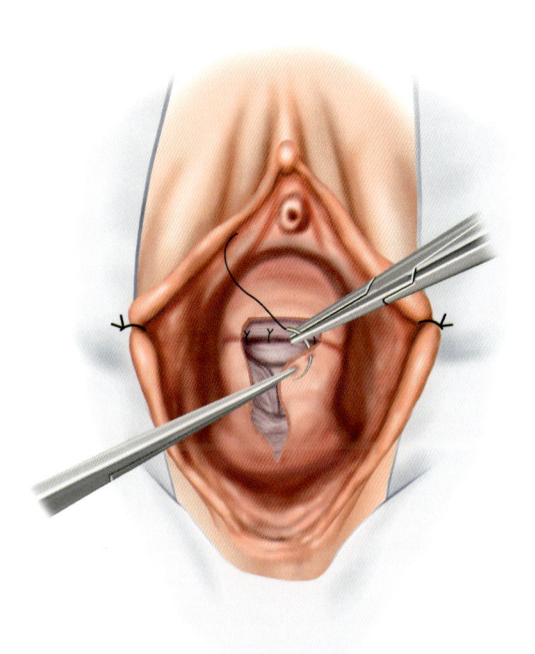

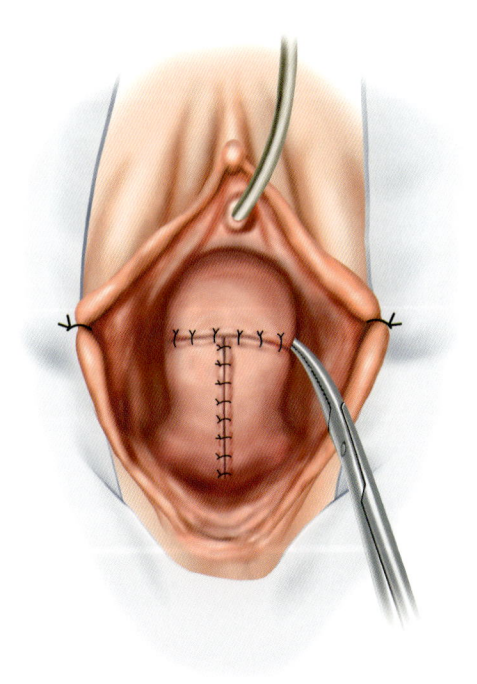

図15　腟壁切除断端の縫合

図16　腟壁のT字型縫合

バルトリン腺嚢腫 造袋術・摘出術

　バルトリン腺嚢腫と診断されるものの多くは，バルトリン腺開口部の閉塞により，バルトリン腺そのものが腫脹するより導管に腺分泌物が貯留して嚢胞状(cystic)に拡張したものである．Bartholin's duct cyst と称されることからもうなずける．

　腫脹が軽度の場合にはほとんど症状のないことが多く，この場合には特別な処置は必要としない．しかし，腫脹が著しい場合には外陰部に違和感を感じることがあり，手術の対象となる．また，バルトリン腺そのものや嚢腫に感染を起こした場合には発赤腫脹，熱感，疼痛が激しく膿腫や膿瘍を形成するので応急の対応が必要である．

　先に述べたように，バルトリン腺嚢腫は導管開口部の閉塞がその原因であることから，一般的には嚢腫の開窓術である造袋術(marsupialization)が第一選択となる．

1　バルトリン腺嚢腫造袋術(marsupialization)

1)造袋のための腟腔側切開線

　嚢腫がどのように腫脹しているのか，あるいは腟入口部や処女膜輪との解剖学的関係，さらにバルトリン腺開口部に相当する部分を確認する．この部分を中心に小陰唇内側，処女膜輪外側の上皮に縦切開を加え，バルトリン腺嚢腫壁に達するように上皮の剥離を行う(図1)．

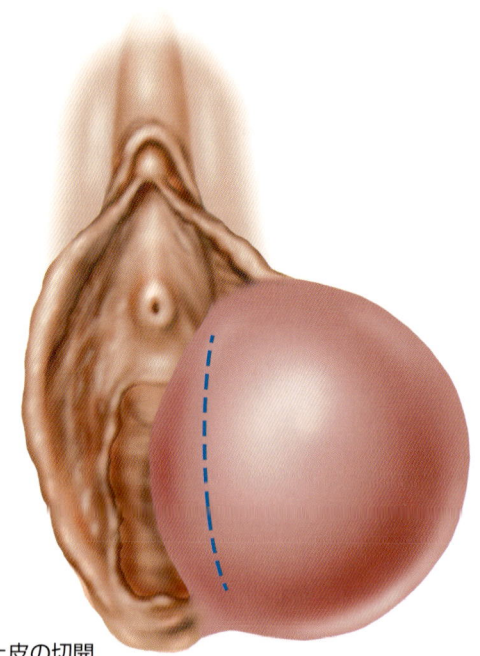

図1　バルトリン嚢腫を覆う上皮の切開
バルトリン腺開口部に相当する部位を中心に，処女膜輪外側にてバルトリン嚢腫を覆う上皮に縦切開を入れる(点線は切開予定線)．

2）バルトリン腺嚢腫壁と切開線

上皮をバルトリン腺嚢腫壁から広く剝離し，バルトリン腺嚢腫壁に縦切開を加える（図2）．

3）バルトリン腺嚢腫壁の切開による排液

バルトリン腺嚢腫壁に縦切開を加えると，内容液が流出する．内容液に感染が疑われる場合は，必要に応じて内容液を細胞診検査，細菌検査などに提出する．バルトリン腺嚢腫壁の切開縁をモスキート鉗子で把持し，カプセル内の内容を十分に排出してから洗浄する（図3）．

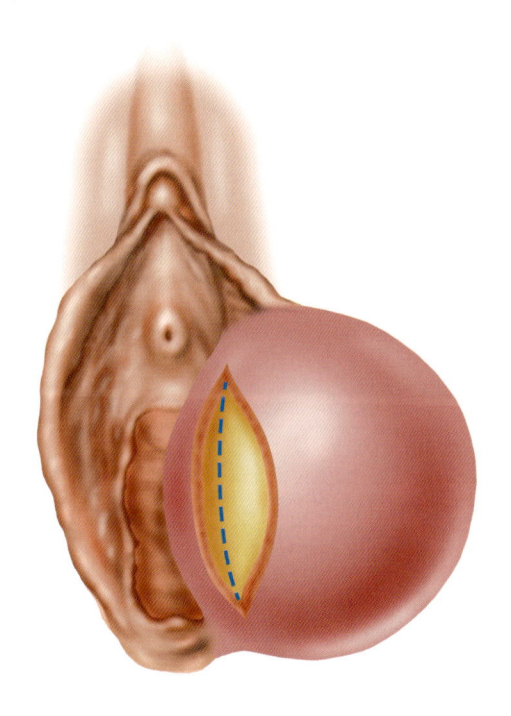

図2 バルトリン腺嚢腫壁に縦切開を加えた図
上皮のみを切開し，バルトリン嚢腫のバルトリン腺嚢腫壁を確認する．ついでバルトリン腺嚢腫壁に縦切開を加える．

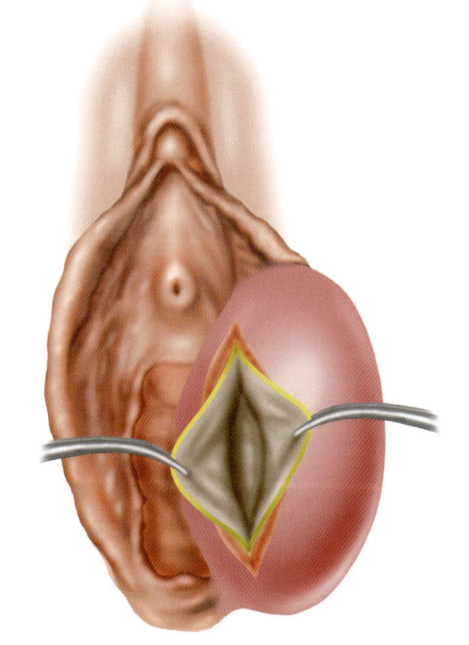

図3 内容液の排出
内容液については細菌検査などを適宜施行する．バルトリン腺嚢腫壁内の内容液を十分排出させたあとバルトリン腺嚢腫壁内を洗浄し，上皮とバルトリン腺嚢腫壁を再確認する．

4)嚢腫を覆う上皮とバルトリン腺嚢腫壁の切開縁の縫合

バルトリン腺嚢腫壁の切開縁と嚢腫を覆っていた陰唇内側上皮の切開縁を吸収糸で結節縫合する（図4）．

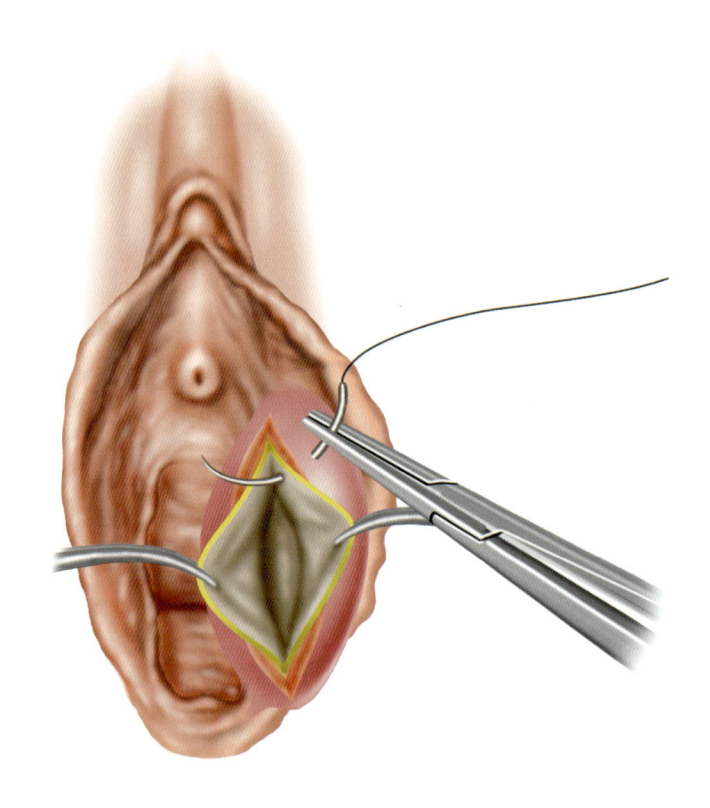

図4 バルトリン腺嚢腫壁の切開縁と嚢腫を覆っていた陰唇内側の上皮を結節縫合している図

5）囊腫を覆う上皮とバルトリン腺囊腫壁の切開縁の縫合のあり方

バルトリン腺囊腫壁内面が外に出て，上皮の創縁を覆うように縫合することで，上皮が再融合して囊腫壁を再度塞ぐことを防ぐ努力をする．（図 5A，図 5B）．上皮の切開縁はお互いに近づくと上皮が融合し始めて切開面を再度覆うことが起こりやすい．囊胞内面同士はお互いに融合しないので囊胞面内面を上皮の上に出すように縫合するとよい．

6）ガーゼドレーンの挿入

最後に創縁からの出血がないことを確認し，ガーゼドレーンを囊腫内に挿入し術を終える（図 6）．

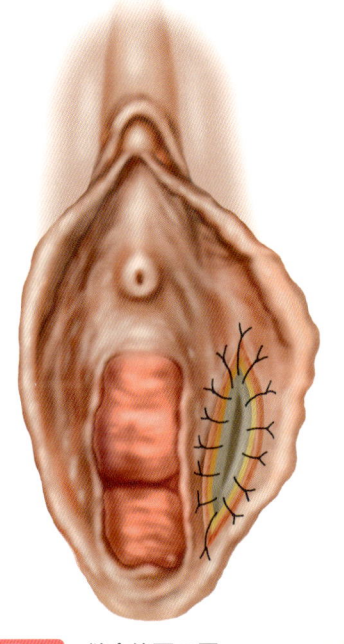

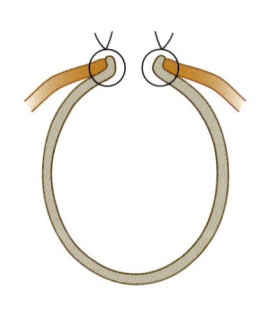

図 5B 切開線の縫合のあり方
縫合時の囊胞面の内面は上皮を覆っていることが大切．

図 5A 縫合終了の図

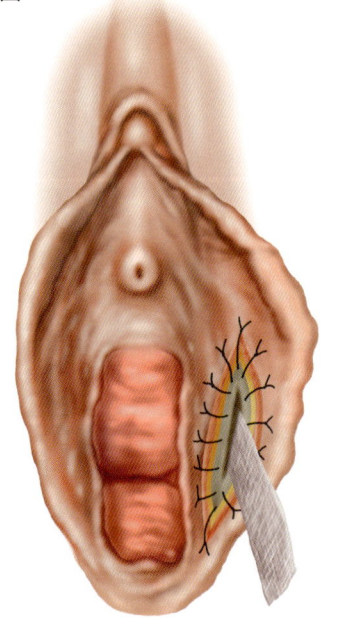

図 6 ガーゼドレーンの挿入
ガーゼドレーンを挿入して開口部の癒着による早期閉鎖を防ぐ．

2 バルトリン腺嚢腫摘出術(cystectomy)

造袋術を行っても，開口部が閉鎖し，再発する症例などが嚢腫摘出術の適応である．

1)嚢胞を覆う上皮の切開によるバルトリン腺嚢腫壁の露出

陰唇内側の上皮を切開したあと，上皮をモスキート鉗子で把持し，上皮とバルトリン腺嚢腫壁の間を，クーパー剪刀などを用いて鈍的に剥離する(図7)．

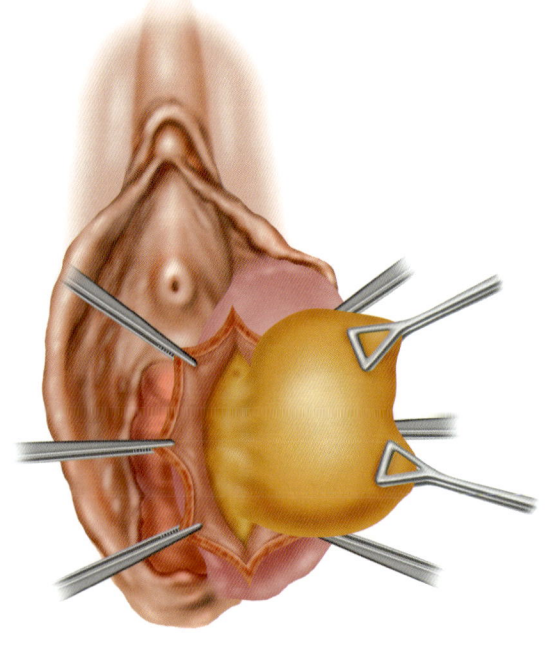

2)バルトリン腺嚢腫壁全体の露出

剥離が進行すると，バルトリン腺嚢腫壁がはっきり確認されるので，アリス鉗子などでこれをつかみ，牽引しながら嚢腫根部に向かって嚢腫を覆っている組織の剥離をすすめる(図8)．嚢腫をくり抜く感じである．

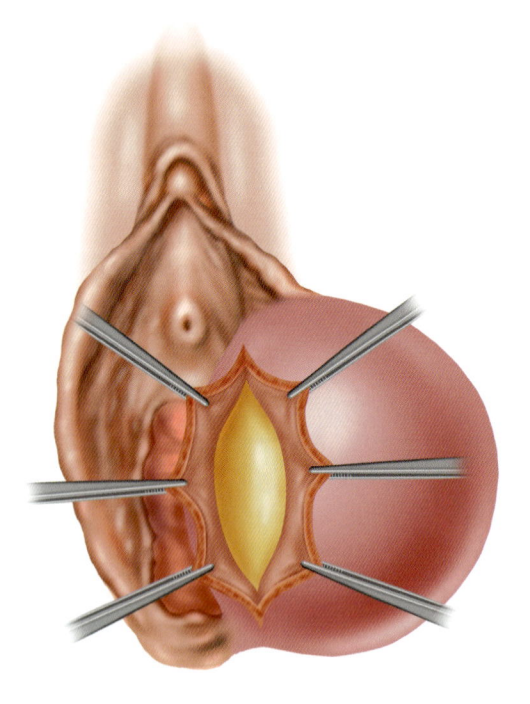

図7 嚢胞を覆う上皮の切開
陰唇内側の上皮をモスキート鉗子などで把持し，クーパー剪刀などを用いてバルトリン腺嚢腫壁表面を鈍的に剥離する．

図8 バルトリン腺嚢腫壁全体の露出
嚢腫壁をアリス鉗子などで把持し，嚢腫壁表層から嚢腫を覆う組織を適宜止血しながら剥離する．くり抜く感じで嚢腫根部へと剥離をすすめる．

バルトリン腺嚢腫 造袋術・摘出術　◆　125

3）嚢胞壁の根部の確認と挟鉗・切断

剥離の際に出血があればこれを適宜止血し，触診で嚢腫の形状を確認しながら嚢腫壁の根部を確認する．嚢腫壁の最も深部を超えていると判断されれば，これも触診で確認して，根部の結合組織のみを挟鉗・切断して嚢腫を摘出する（図9）

4）根部の結紮

挟鉗した根部のペアン鉗子を吸収糸の結紮で置き換える（図10）．

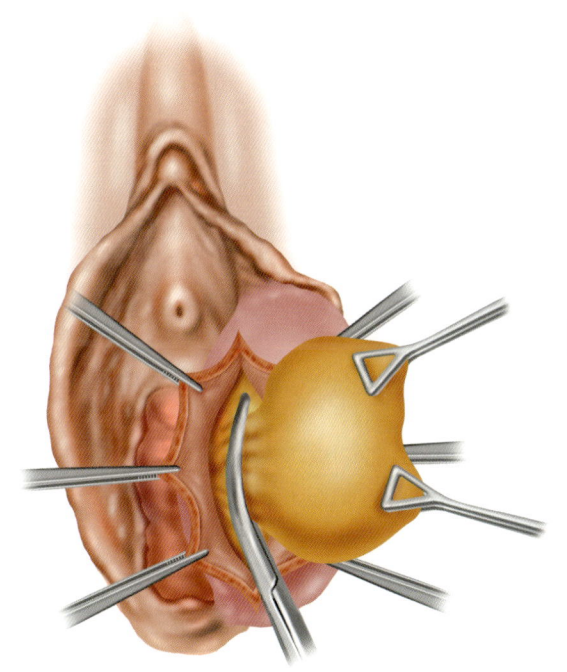

図9　囊胞壁の根部の確認と挟鉗・切断
嚢腫根部まで剥離がすすんだら根部を確認して，根部のみを挟鉗・結紮し嚢腫を摘出する．

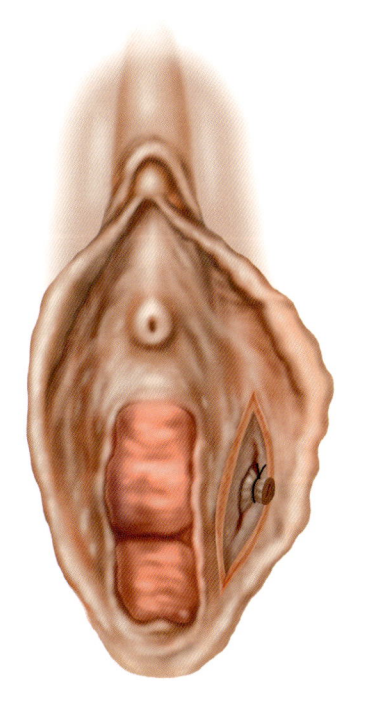

図10　根部の結紮

5）囊胞を覆っていた結合組織の縫合

囊腫摘出後に囊胞を覆っていた結合組織を結節縫合する．死腔が残らないよう中縫いを行う（図11）．

6）囊胞を覆っていた上皮切開創縁の縫合

最後に止血を確認し，囊胞を覆っていた陰唇内側の上皮切開創縁を結節縫合して手術を終了する（図12）．

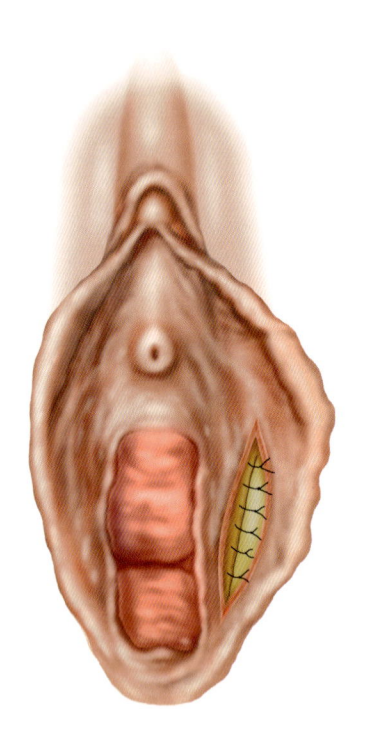

図11 囊胞を覆っていた結合組織の縫合
囊腫摘出後に囊腫を覆っていた結合組織を吸収糸にて結節縫合する．

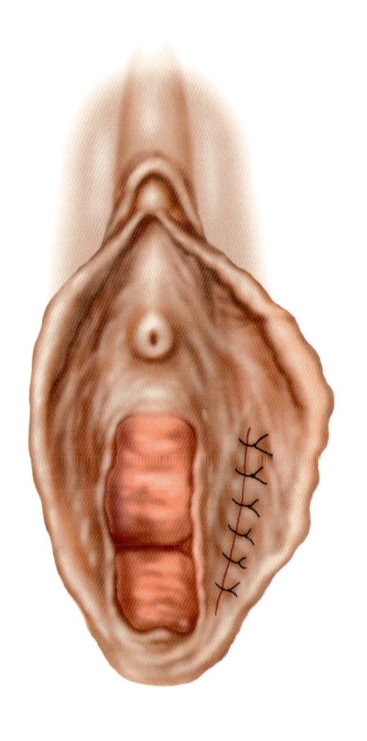

図12 囊胞を覆っていた上皮切開創縁の縫合
陰唇内側の上皮切開創縁を結節縫合して手術を終了する．

単純外陰摘出術
(simple vulvectomy)

　本術式の適応は外陰上皮内腫瘍(vulvar intraepithelial neoplasia：VIN)のうちでも病巣が多発していたり広範囲に存在するものである．Paget's病も本術式の適応とされているが，Paget's病の20〜30％には皮下汗腺由来の腺癌が合併しているので皮下組織の切除を十分に行う必要がある．

1　単純外陰摘出術の手術手順

1)外陰皮膚の切開創範囲のマーキング

　患者を砕石位にし，切除範囲をマーキングする(図1)．肉眼的な病変境界からさらに10mm程度外側を切開線とするが，術前に生検を数カ所行い，そこに腫瘍性病変のないことを，確認しておくことが望ましい．内側の切開線は外尿道口より十分離れたほうが最後の縫合が容易となる．

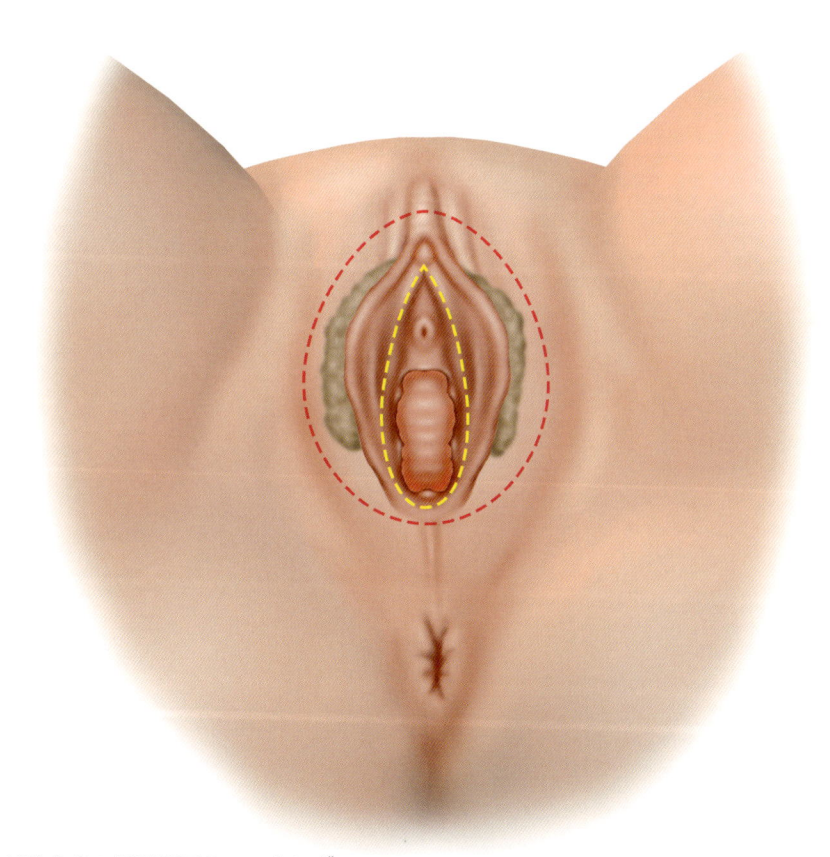

図1　外陰皮膚の切開範囲のマーキング
外側の切開線は小陰唇外側にある病変を十分含むよう楕円形に設定し(図中赤線)，内側も同様に，尿道口外側から腟入口部処女膜外側に及ぶ楕円形の切開線を設定する(図中黄線)．

2）大陰唇側の外陰皮膚の切開

VIN Ⅲまでであれば皮下組織をうすめにつけて皮膚と皮下組織を分離する．しかし，Paget's病の場合には筋膜表面まで十分に皮下組織を切除する必要がある（図2）．

3）大陰唇側の皮膚切開と血管

外陰部の外側の切開を輪状に行うが，その際，3時と9時の位置に陰部動静脈（pudendal artery and vein）があるので損傷する前に結紮，切断しておく必要がある（図3）．

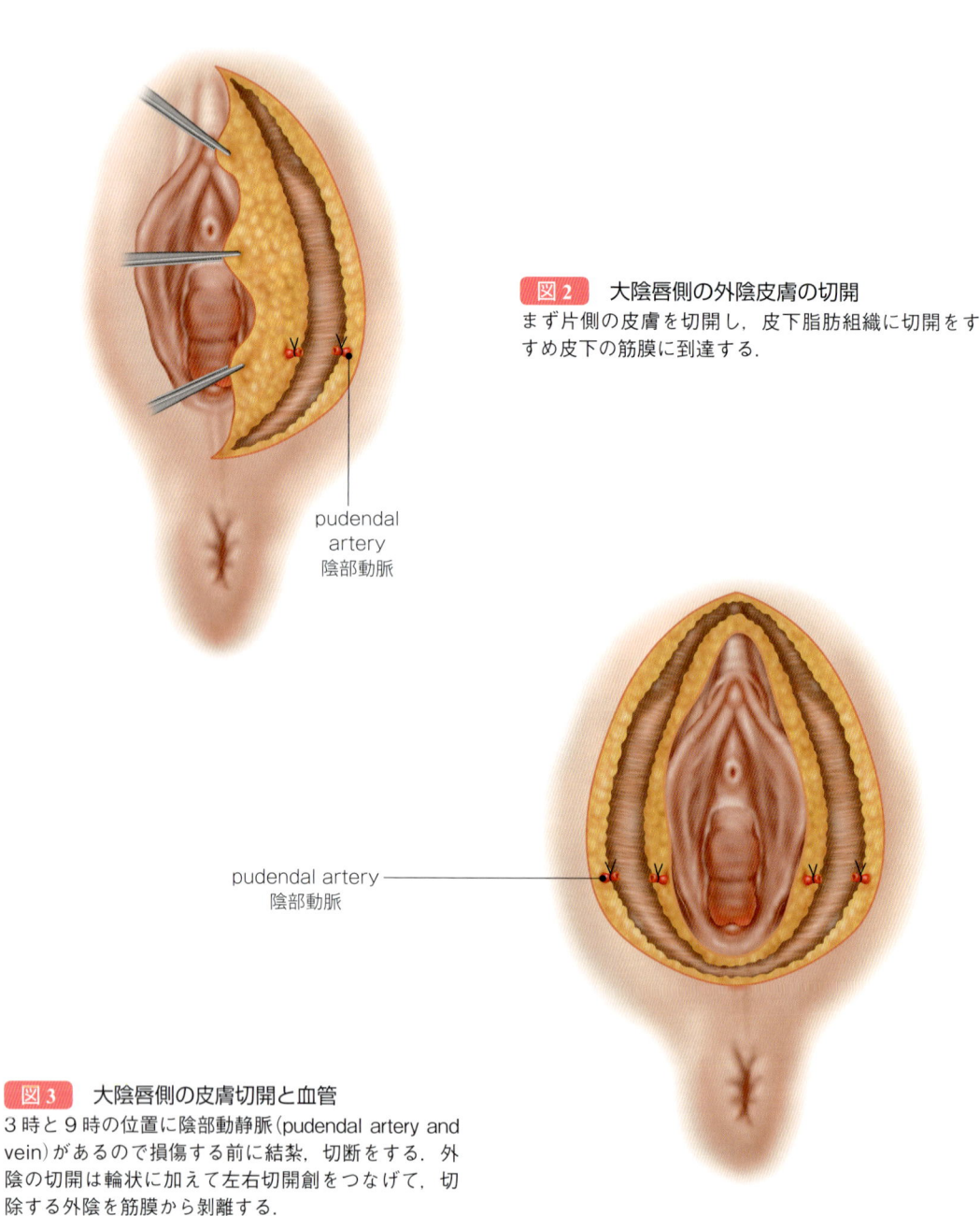

図2 大陰唇側の外陰皮膚の切開
まず片側の皮膚を切開し，皮下脂肪組織に切開をすすめ皮下の筋膜に到達する．

図3 大陰唇側の皮膚切開と血管
3時と9時の位置に陰部動静脈（pudendal artery and vein）があるので損傷する前に結紮，切断をする．外陰の切開は輪状に加えて左右切開創をつなげて，切除する外陰を筋膜から剝離する．

単純外陰摘出術(simple vulvectomy) ◆ 129

4)陰核脚・陰核靱帯の静脈叢を確認して結紮・縫合・切断
　外側の切開を12時の位置まですすめると，陰核脚・陰核靱帯がみられる．この周囲には静脈叢があるので結紮・縫合のうえ切断する(図4)．

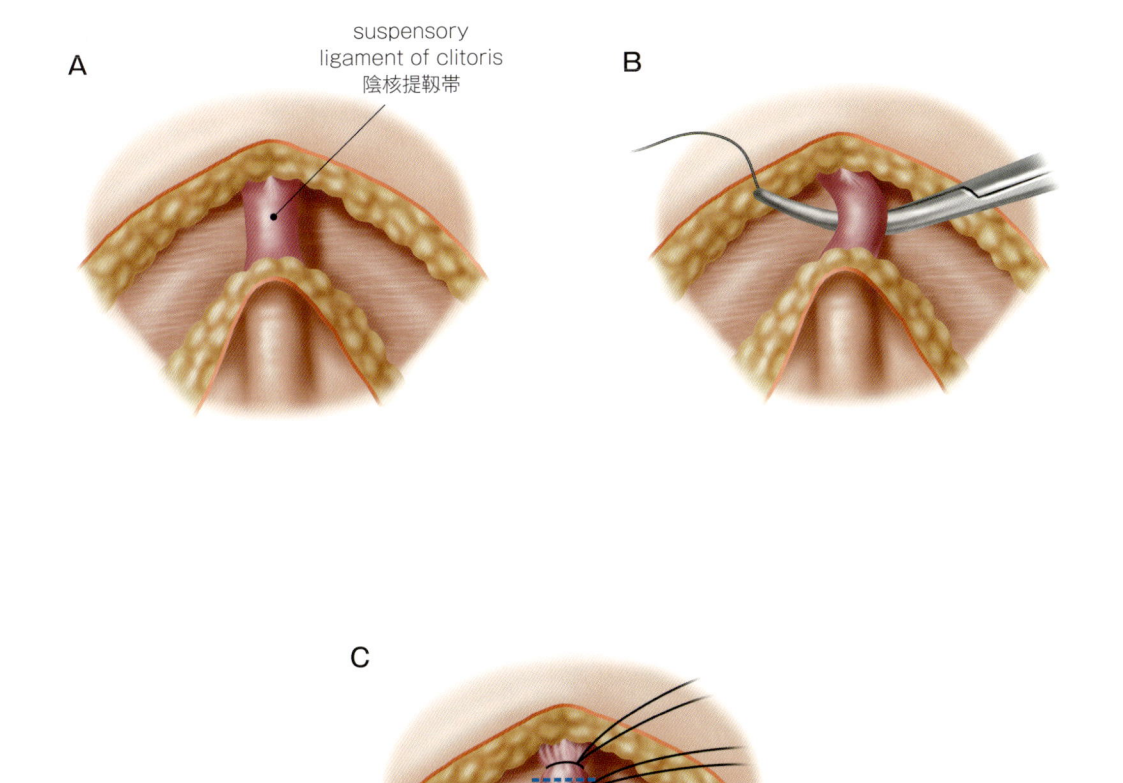

図4　陰核脚・陰核靱帯の静脈叢を確認して結紮・縫合・切断
切除する外陰部を恥骨縫合側に向け剥離していくと，上方に陰核の脚部があらわれ，膨隆していることが観察される(A)．この下をモスキート鉗子などで貫き，糸をかけ(B)，二重に結紮した間を切除する(C)．

5）腟腔側皮膚切開

腟腔側の皮膚切開を予定線に沿って行う．外尿道口上方より処女膜外側に向かって切開し，会陰部で左右両側の切開がつながる(図5)．

6）外陰部の摘出

大陰唇側から剥離していくと，容易に腟腔側の切開創と連絡することができる．これを全周に行うことにより外陰部を全摘することができる(図6)．

図5 腟腔側皮膚切開
腟腔側の皮膚切開を外尿道口上方から会陰まで加える．

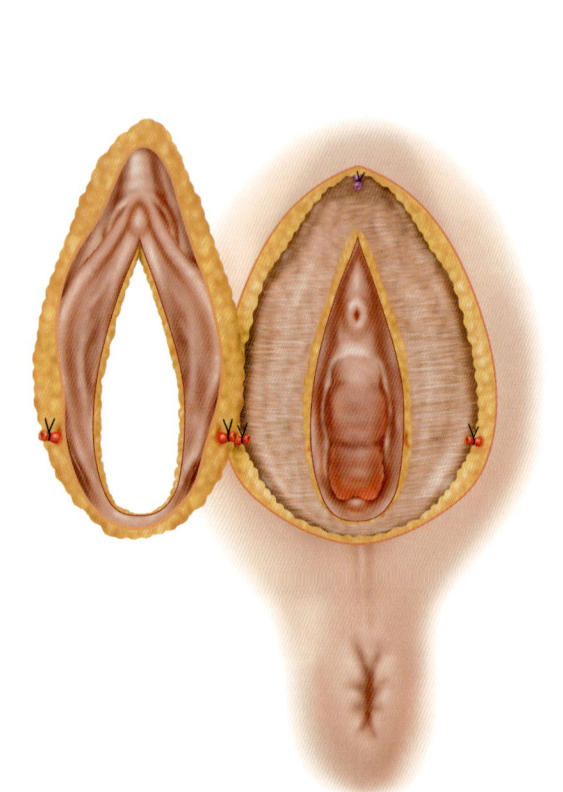

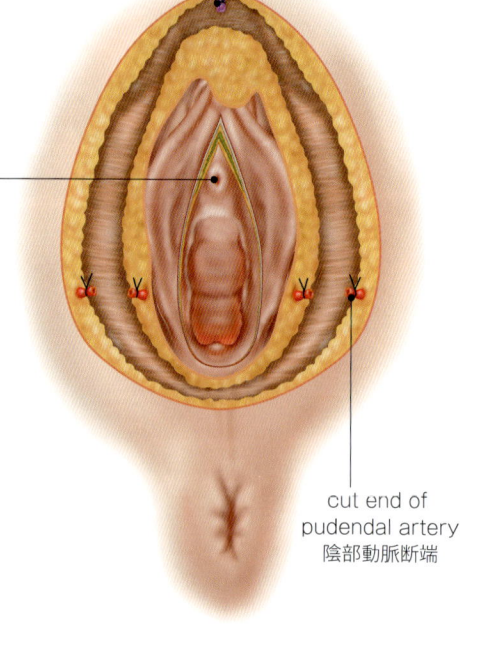

図6 摘出された外陰部と外陰部の切除面
大陰唇側から腟腔側の切開部に向かって切除する外陰を筋膜から剥離する．

7）外陰部皮下組織の埋没縫合

外陰切除後の皮膚縫合は，まず皮下組織に埋没縫合をほどこし，縫合する皮膚に過度な緊張が加わらないようにする（図7）．そのためには皮膚と皮下組織を剥離しておく必要がある．

8）外陰部の皮膚縫合

皮膚縫合は結節縫合で行い（図8），必要があれば皮下にドレーンを設置する．

外陰部の切除範囲が広い場合には，一次的に皮膚縫合を施行することが困難である．その場合は，皮膚移植，有茎皮弁移植などを行う．

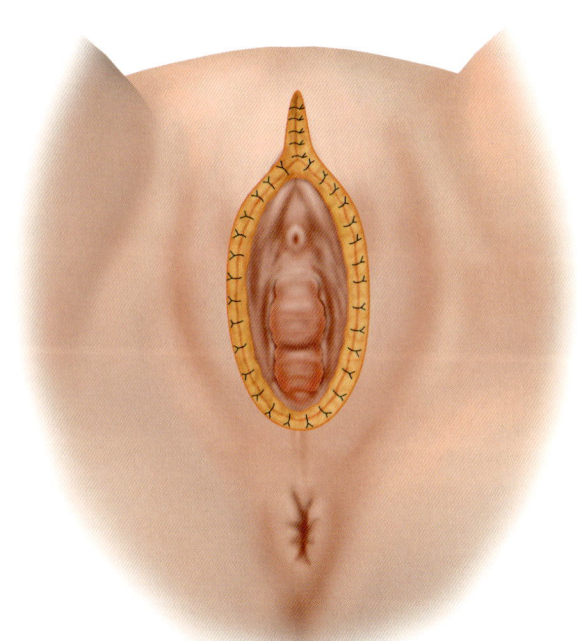

図7 外陰部切除後の皮下埋没縫合

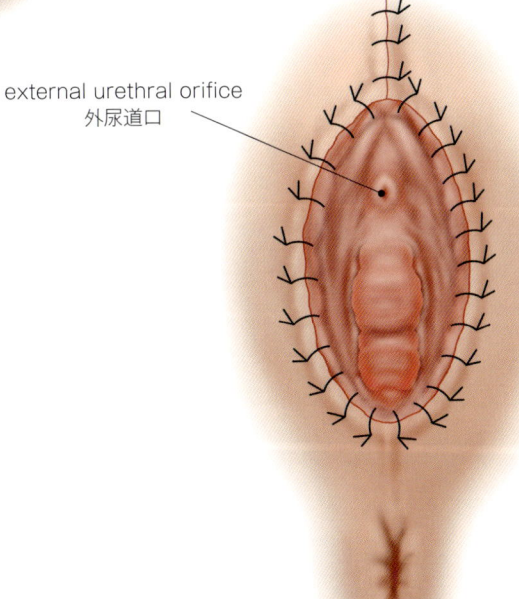

external urethral orifice
外尿道口

図8 皮膚縫合終了

付属器の手術　I

■ 1　付属器の解剖学

1)腹膜と付属器

　卵巣は，卵巣提索で骨盤腹膜と，さらに卵巣固有靱帯で子宮と連なる．卵巣の一縁は卵巣門(hilus ovarii)とよばれ，血管に富み，卵管間膜を隔て卵管に連なっている．他方は，腹膜から移行した卵巣表層上皮に覆われ，骨盤腔に露出しており，この縁を自由縁(margo liber)と称する(図1)．

　卵管は一端が子宮に，そして他端は腹腔内に開口する管状の器官で骨盤腹膜に覆われており，この腹膜を広間膜といい，膀胱側を広間膜前葉，直腸側を広間膜後葉という(図2)．

　卵巣および卵管を総称して(子宮)付属器とよんでいる．

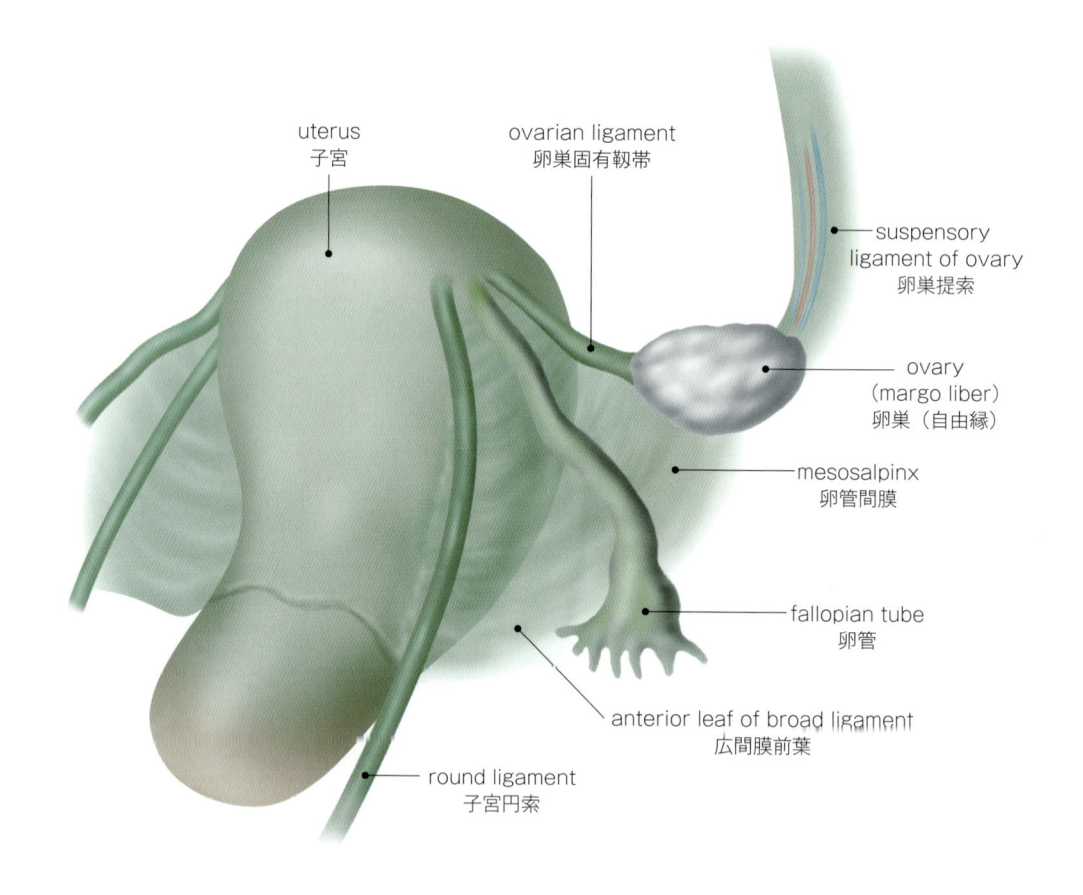

図1　子宮と付属器(卵巣，卵管)の関係
卵巣は卵巣提索で骨盤腹膜と卵巣固有靱帯で子宮と，さらに卵管間膜を介して卵管と連なる．

2）付属器の血管

卵巣は腹大動脈より分岐する卵巣動脈，内腸骨動脈の分岐である子宮動脈の卵巣枝によって養われている（図3）．両者は卵巣間膜の中で吻合し，卵巣門より卵巣中へ入る．そして髄質を蛇行，分岐しながら走り皮質の中で網状毛細血管を形成する（図4，図5）．また，卵管は卵巣動脈と子宮動脈の卵管枝により養われている．

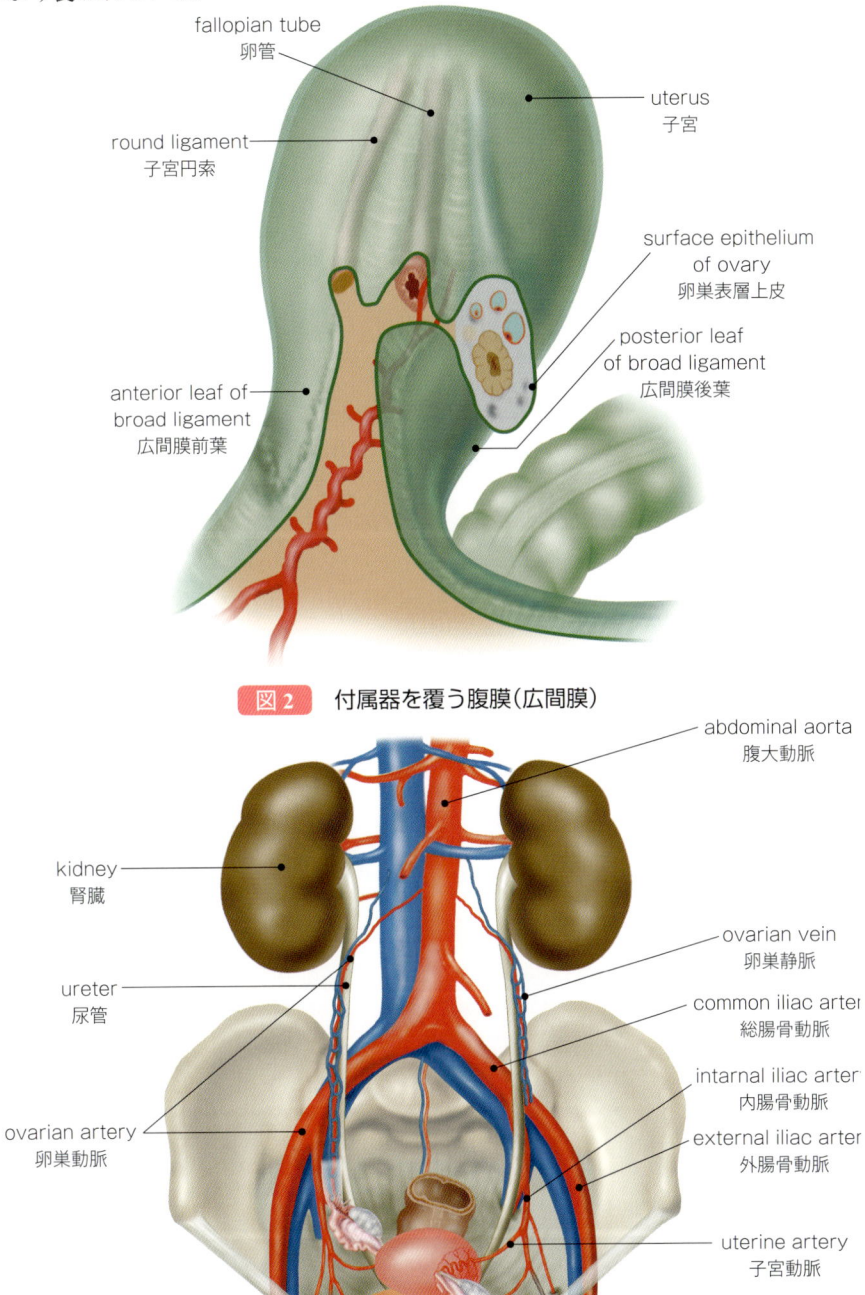

図2 付属器を覆う腹膜（広間膜）

図3 卵巣・卵管の血管

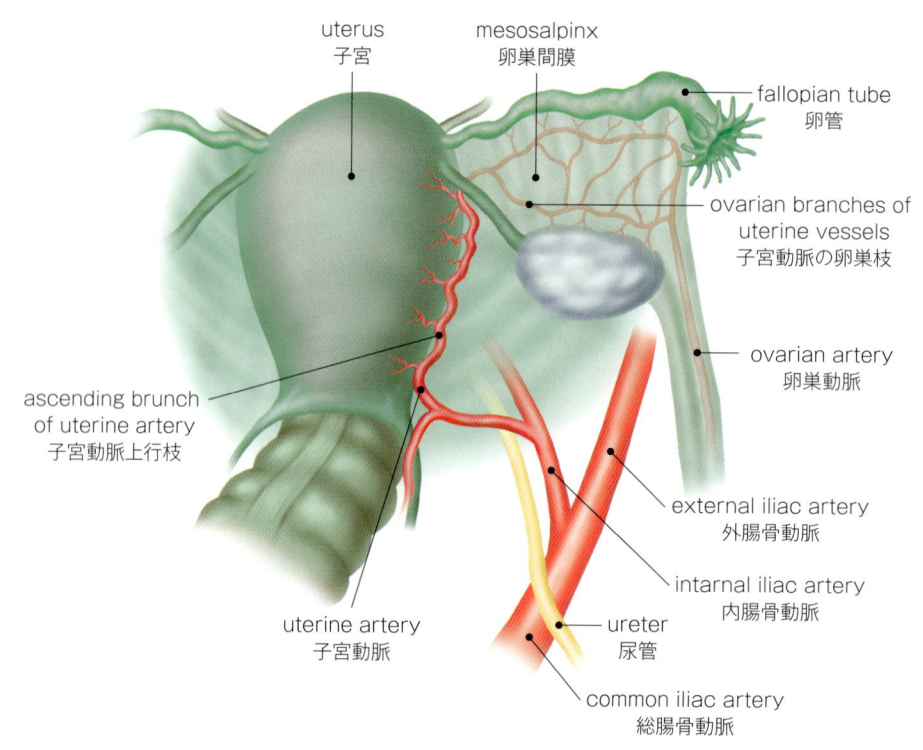

図4 卵巣・卵管の動脈系①

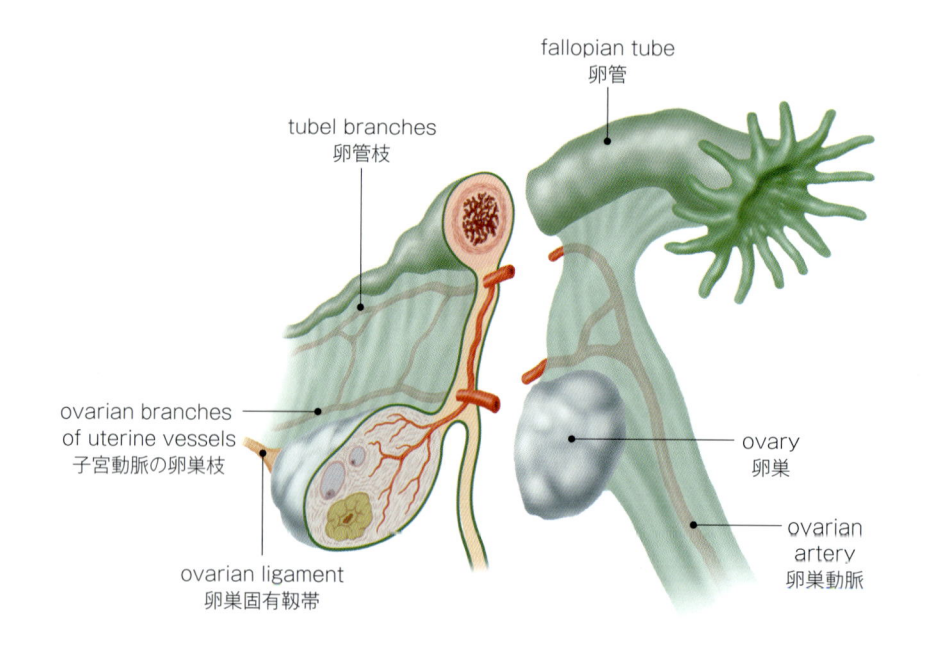

図5 卵巣・卵管の動脈系②

2 付属器切除術(salpingo-oophorectomy, adnexectomy)

卵巣・卵管を一括して摘出する場合を付属器切除といい，卵巣腫瘍に対する基本的な術式である．

1)広間膜の開放

まず，摘出側の卵巣提索(骨盤漏斗靱帯)に近い広間膜前葉をピンセットでつかみ，クーパー剪刀で小切開を加え，広腹膜腔を開大する．同部に血管などのないことを確かめ，卵巣提索に沿って切開を延長する(図6)．(この操作を省略して，直ちに卵巣提索を結紮ないし，挟鉗することもある．)

2)卵巣提索の処理

a. 尿管の確認

卵巣提索内の卵巣血管や広間膜後葉に付着する尿管の走行を確認し，以後の操作で損傷させないよう留意する(図7)．

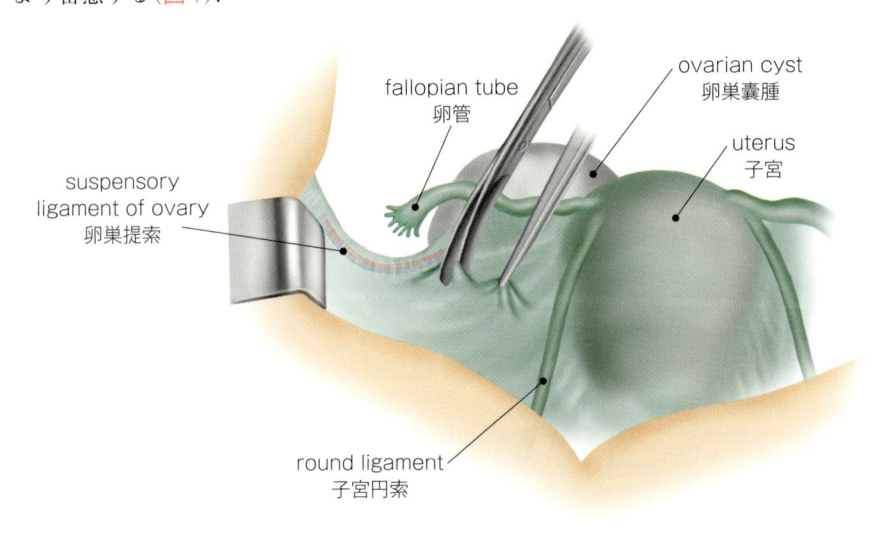

図6　広間膜前葉の切開

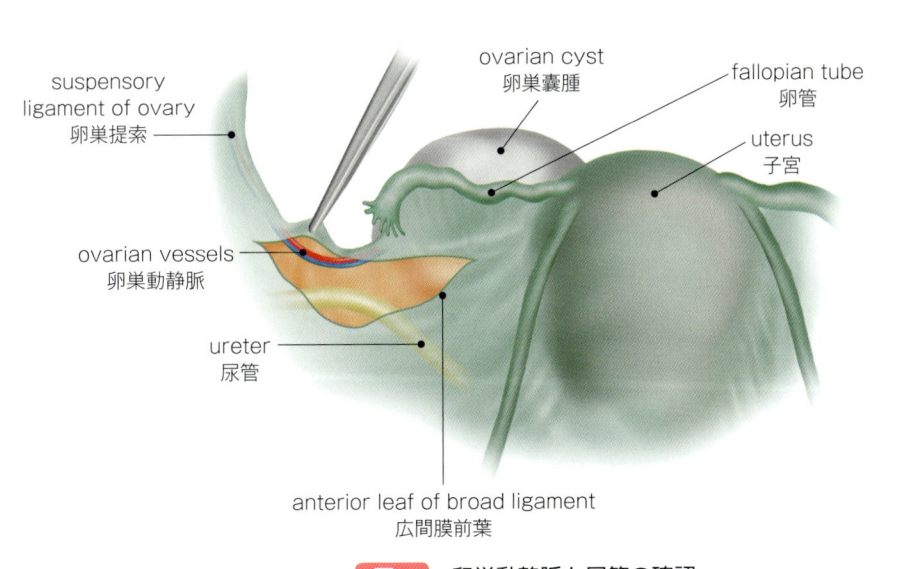

図7　卵巣動静脈と尿管の確認

b. 卵巣提索の結紮・切断

　卵巣提索をピンセットで把持し，卵巣から約 1.5 cm 離れた位置で 1-0 にて二重に結紮し，さらにそこから 1 cm ほど離れた卵巣側を結紮または挟鉗し（図 8），その間を切断する（図 9）．なお，卵巣提索を長曲りペアン鉗子 2 本で挟鉗し切断することもある．

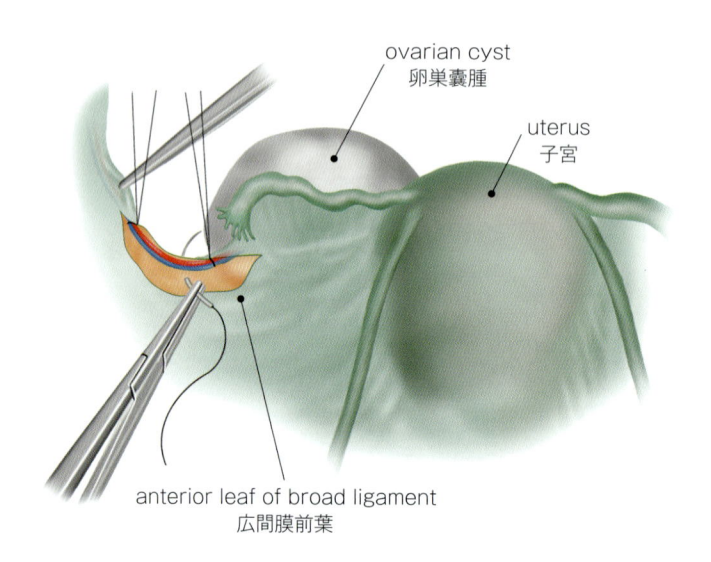

図 8A 卵巣提索の結紮
子宮前面より卵巣提索に針糸をかける．

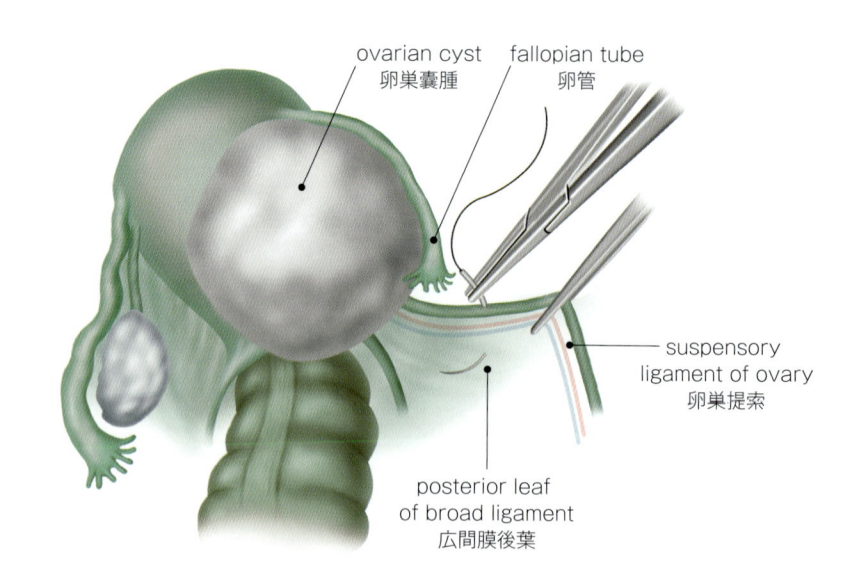

図 8B 卵巣提索の結紮（後面よりみたところ）

3）卵管および卵巣固有靱帯の処理

広間膜前葉および後葉を子宮に向かって切開し，卵巣が卵管および卵巣固有靱帯のみで子宮と連なる状態にする（図 10）．

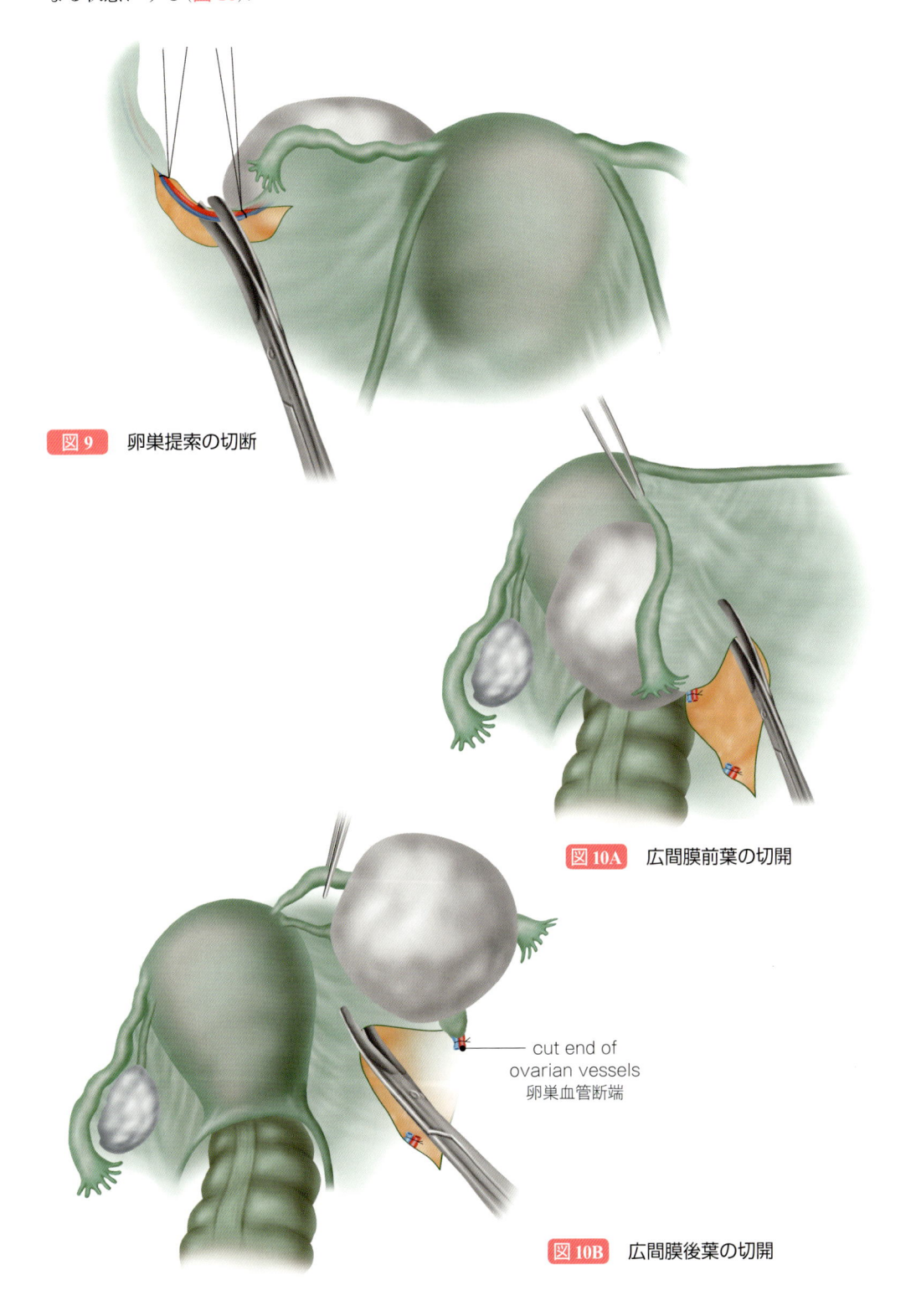

図 9　卵巣提索の切断

図 10A　広間膜前葉の切開

cut end of ovarian vessels
卵巣血管断端

図 10B　広間膜後葉の切開

そこで，卵管と卵巣固有靱帯を一括して挟鉗，切断し，卵巣と卵管を摘出する(図11)．断端は1-0で縫合し，結紮する(図12)．

その際，鉗子の挟む組織が大きすぎると滑脱することがあり，これを防ぐために鉗子側断端部に若干余裕が残るよう切断したり，断端部に安全鉗子を装着するとよい．

また，子宮側の鉗子が子宮に近すぎると，断端部を縫合処理する際，出血しやすいので，注意が必要である．

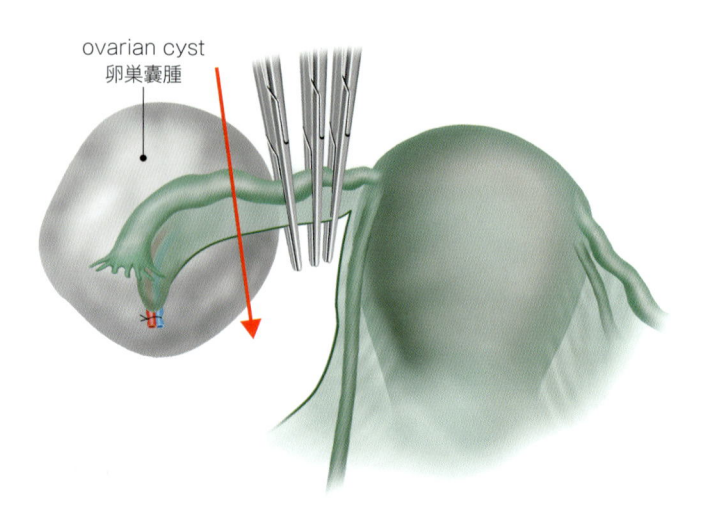

図11A 卵管および卵巣固有靱帯の挟鉗・切断（前方よりみた図[矢印の方向に切る]）

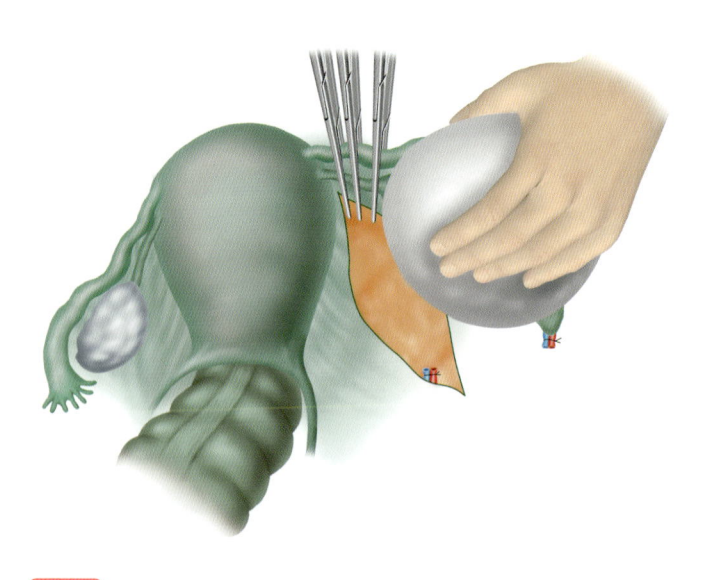

図11B 卵管および卵巣固有靱帯の挟鉗・切断（後方よりみた図）

付属器の手術 Ⅰ ◆ 139

uterus
子宮

round ligament
子宮円索

図12 卵管および卵巣固有靱帯の集簇結紮

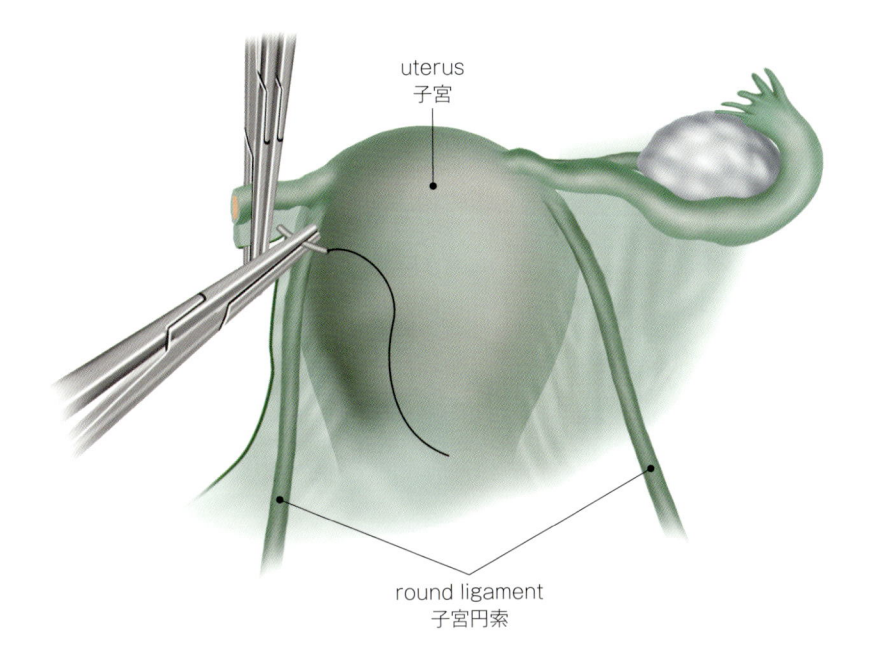

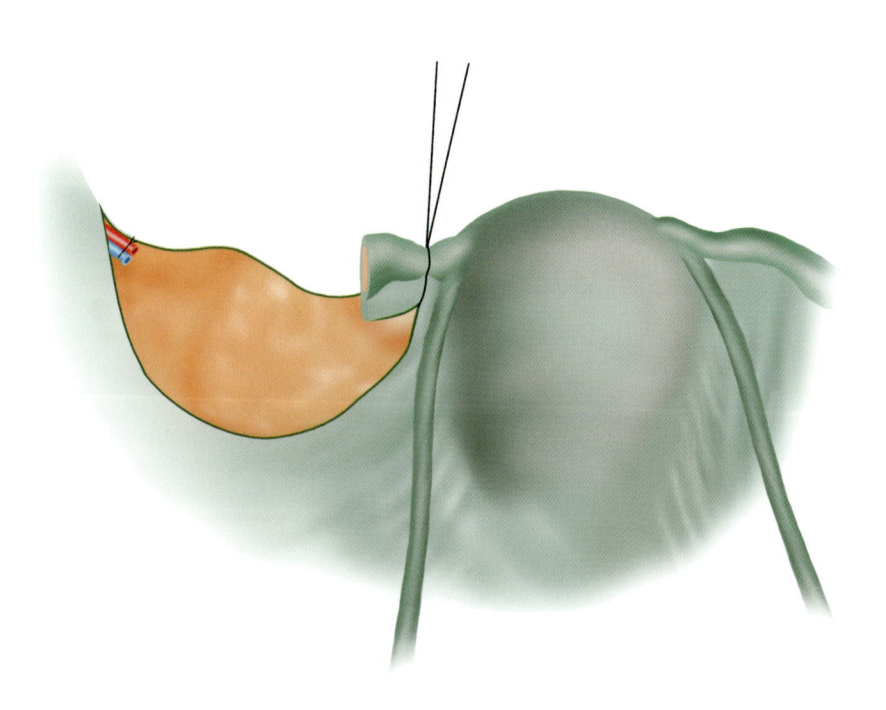

4）広間膜（後腹膜）の閉鎖と靱帯断端部の処理

卵巣提索断端部周囲の広間膜をタバコ縫合し，断端を腹膜外に埋没する．これに続いて，広間膜を前後に合わせて連続縫合し，最後に卵管，卵巣固有靱帯断端部を前後の広間膜で覆い，埋没する（図13）．

なお，この際の縫合糸には，3-0 ないし，2-0 の吸収糸を使用する．

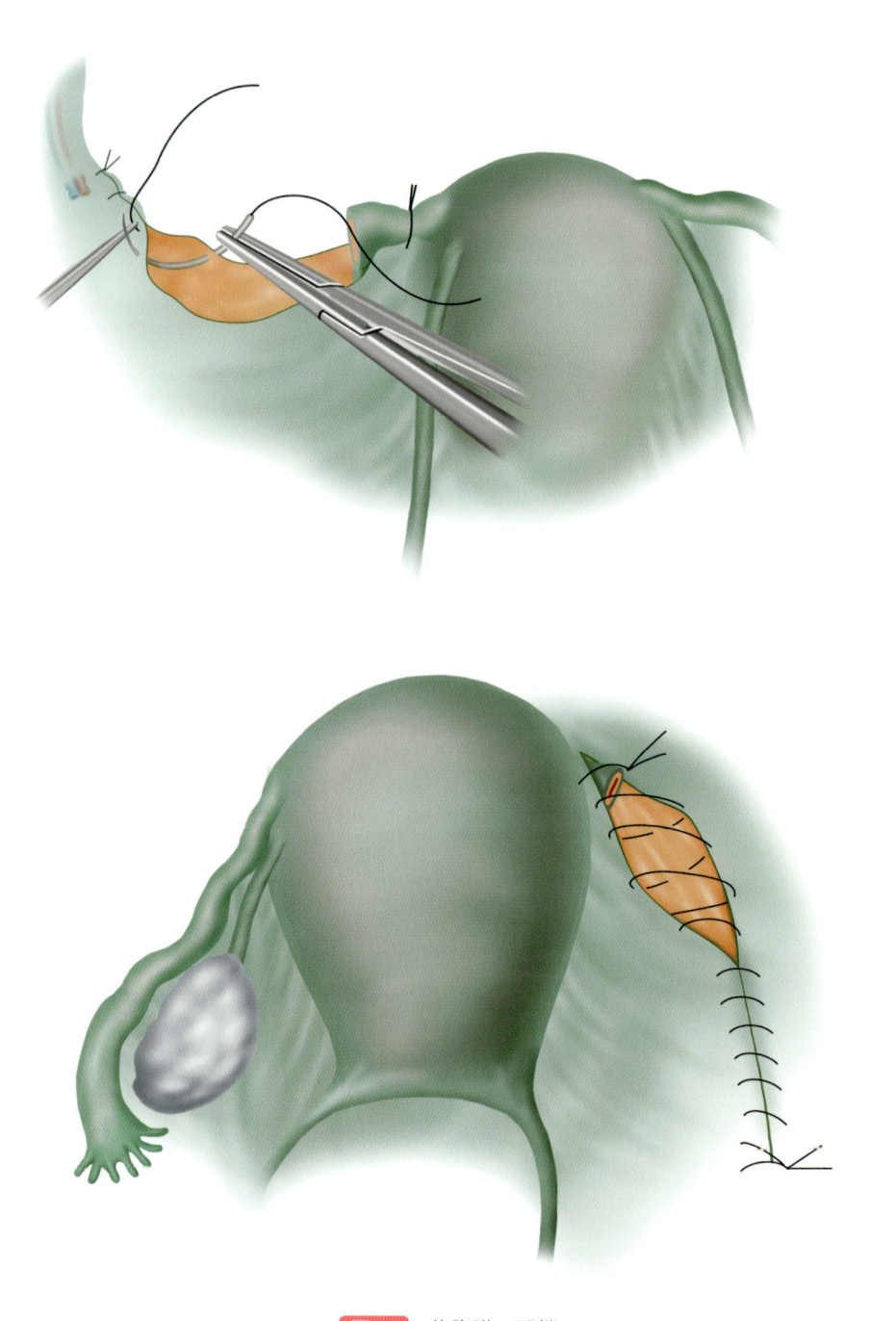

図13　後腹膜の閉鎖

付属器の手術　Ⅱ

1　卵管摘出術（salpingectomy）

子宮外妊娠（卵管妊娠）や卵管留水症，卵管留膿症などが適応となる．

1）子宮側卵管，卵管間膜の処理　①

摘出する卵管を挙上し，卵管間膜内を走る血管を透見する（図1）．次いで，子宮側卵管および卵管間膜をペアン鉗子などを用いて挟鉗するが，この際，卵巣門から十分離れた部位で操作し卵巣枝を損傷しないよう留意する（図2）．

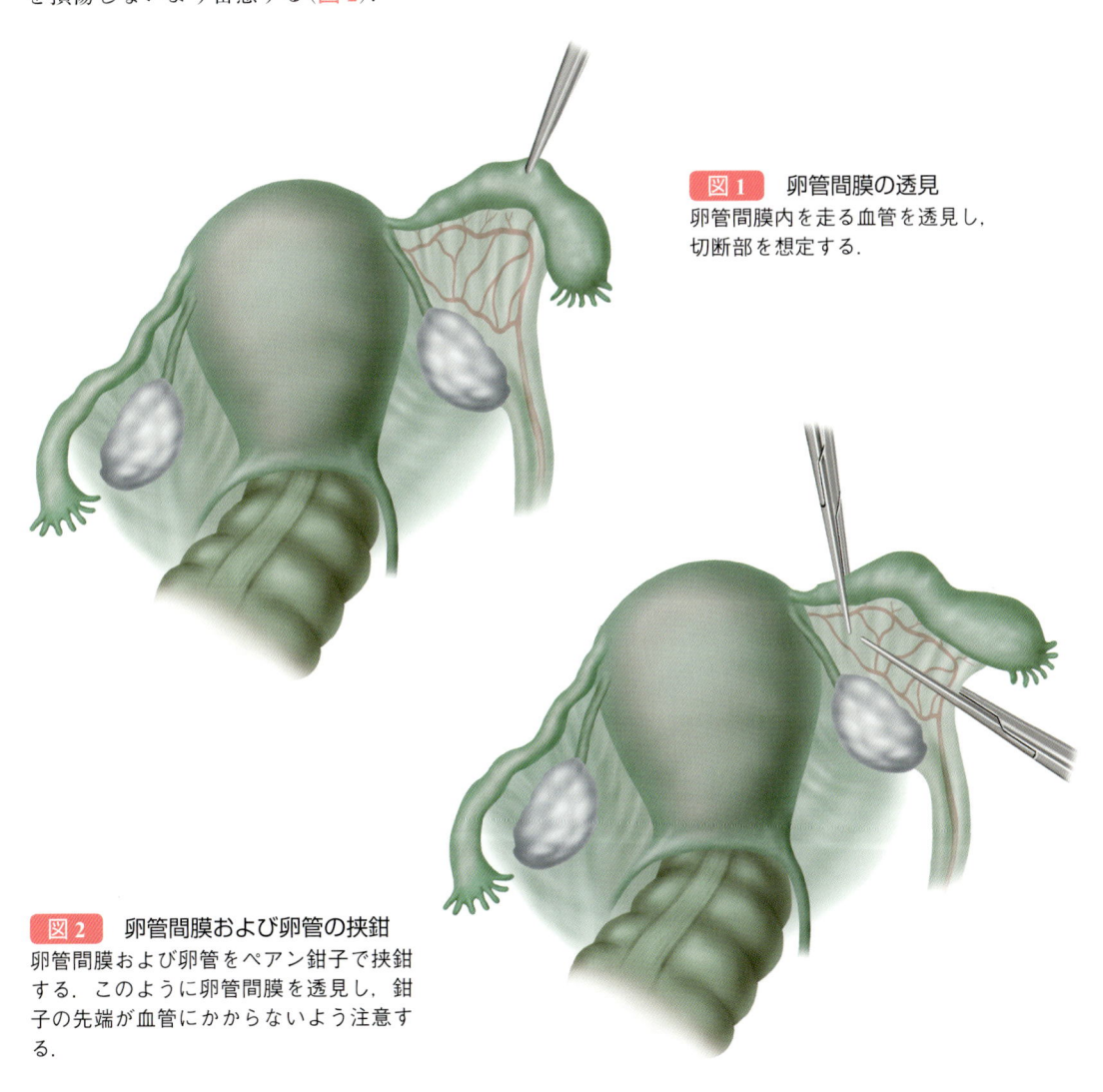

図1　卵管間膜の透見
卵管間膜内を走る血管を透見し，切断部を想定する．

図2　卵管間膜および卵管の挟鉗
卵管間膜および卵管をペアン鉗子で挟鉗する．このように卵管間膜を透見し，鉗子の先端が血管にかからないよう注意する．

2）子宮側卵管，卵管間膜の処理　②

　卵管采側から卵管に沿って間膜を切開し，最後に卵管を切断して卵管を摘出する（図3）．
　ただし，卵管が増大し，延長している場合には卵管間膜の狭鉗，切断，結紮を数回に分けて行い，卵管を摘出する（図4）．

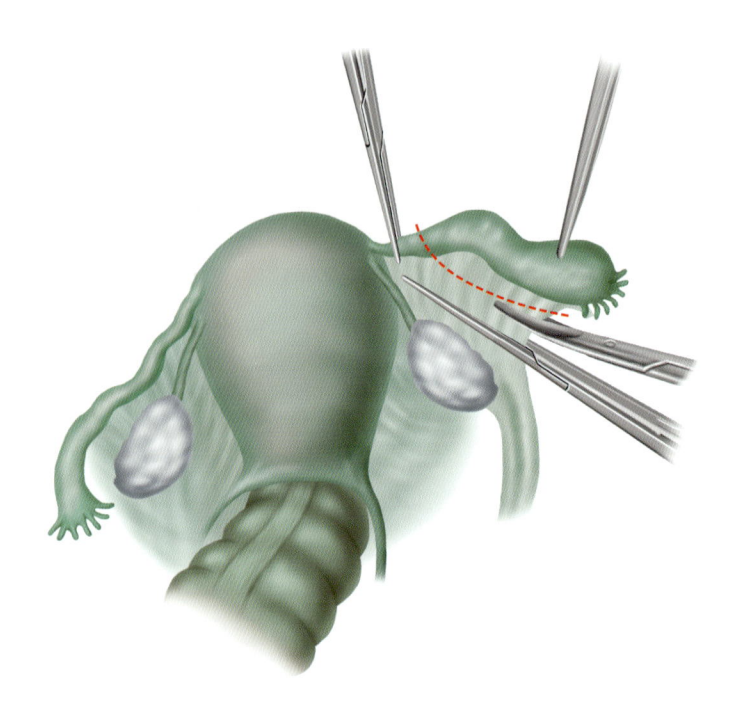

図3　卵管間膜の切開
狭鉗したペアン鉗子の卵管側より切開し卵管を摘出する．

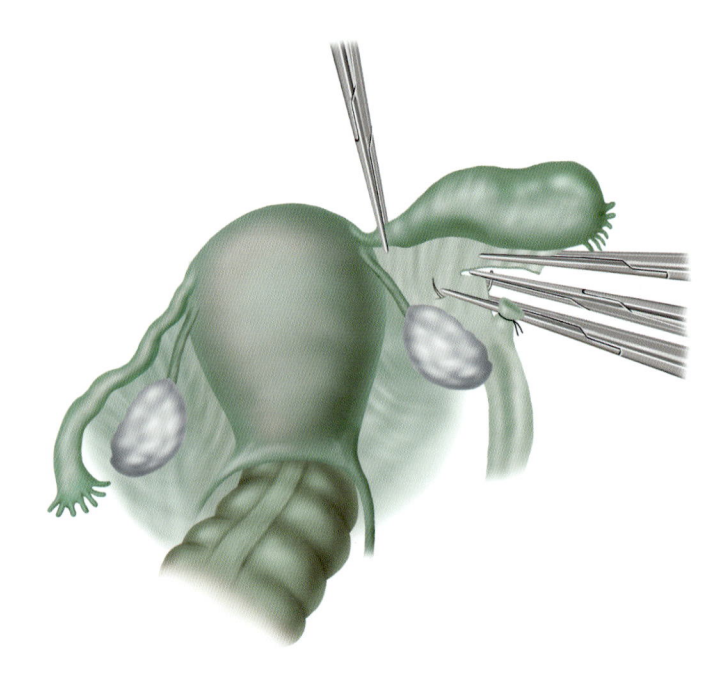

図4　卵管間膜と卵管の摘出
卵管が腫大延長している場合，1回の挟鉗が困難な場合には挟鉗，切断，結紮を数回繰り返して卵管間膜を切離して卵管を摘出する．

3)切断端の処理

卵管間膜切断端を 1-0 ～ 3-0 で(図 5)，また，卵管切断端を 1-0 で縫合する(図 6)．この際，両方の糸をかけるように縫合し同時に結紮することにより滑脱や切開創の延長による出血を防ぐことができる(図 7)．次いで，卵管切断端を子宮円索の後面に連なる広間膜と卵巣固有靱帯との間に埋没縫合し(図 8)，さらに連続縫合にて卵管間膜の断端も広間膜内に埋没処理し卵管摘出術を終える(図 9)．

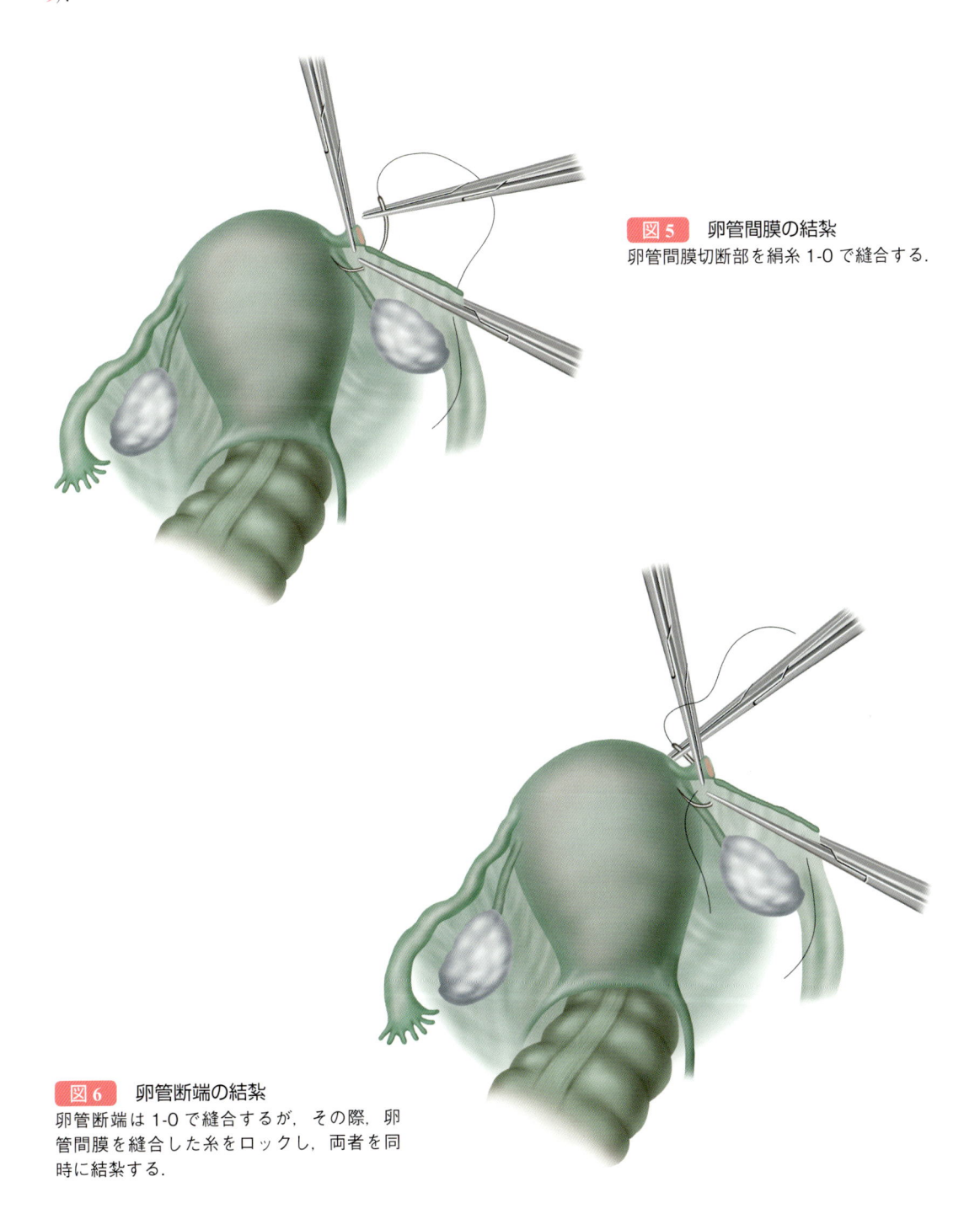

図 5 卵管間膜の結紮
卵管間膜切断部を絹糸 1-0 で縫合する．

図 6 卵管断端の結紮
卵管断端は 1-0 で縫合するが，その際，卵管間膜を縫合した糸をロックし，両者を同時に結紮する．

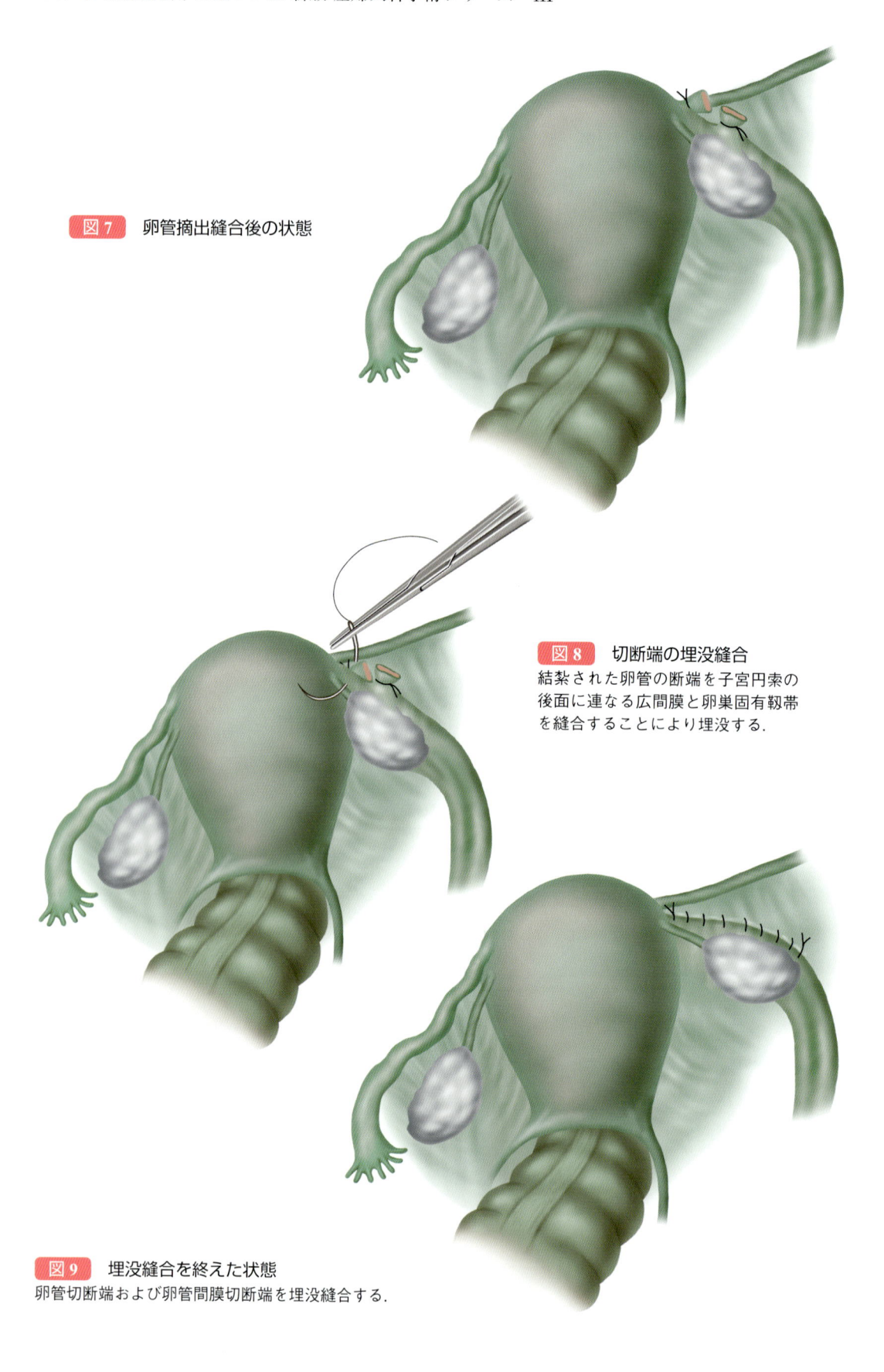

144 ◆ 臨床解剖学に基づいた 新版 産婦人科手術シリーズ Ⅲ

図7 卵管摘出縫合後の状態

図8 切断端の埋没縫合
結紮された卵管の断端を子宮円索の後面に連なる広間膜と卵巣固有靱帯を縫合することにより埋没する．

図9 埋没縫合を終えた状態
卵管切断端および卵管間膜切断端を埋没縫合する．

4）卵管部分切除

　子宮外妊娠で卵管破裂前の症例では，将来の卵管再建を考慮し，卵管の部分切除を行う．なるべく子宮側卵管と，卵管采側卵管を残し，妊娠部分だけを挟鉗する（図10）．挟鉗した間を切除し（図11），卵管の切断端を 1-0 で縫合結紮する（図12）．次いで，切断端を卵管間膜内に埋没縫合する（図13）．

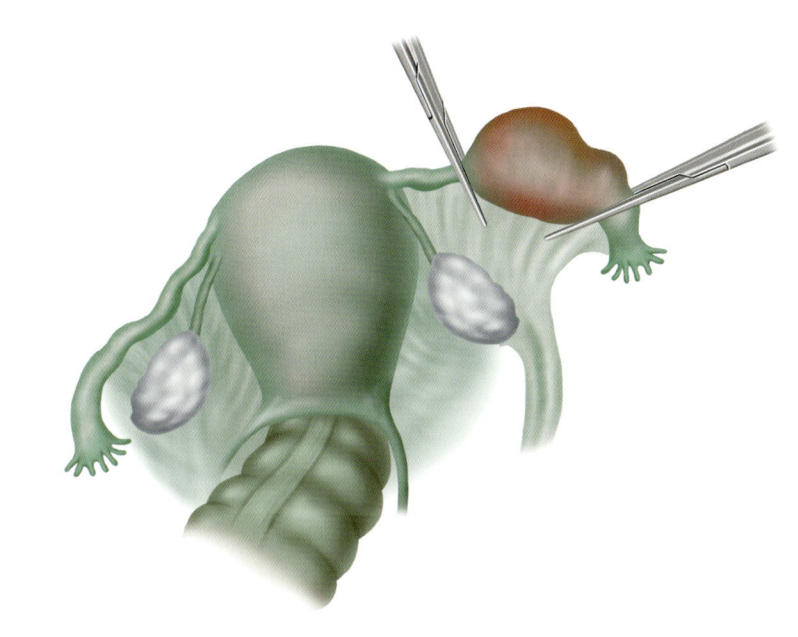

図10　卵管の挟鉗
卵管部分切除の際，将来の卵管再建を考慮し，切除する部分に近く挟鉗する．

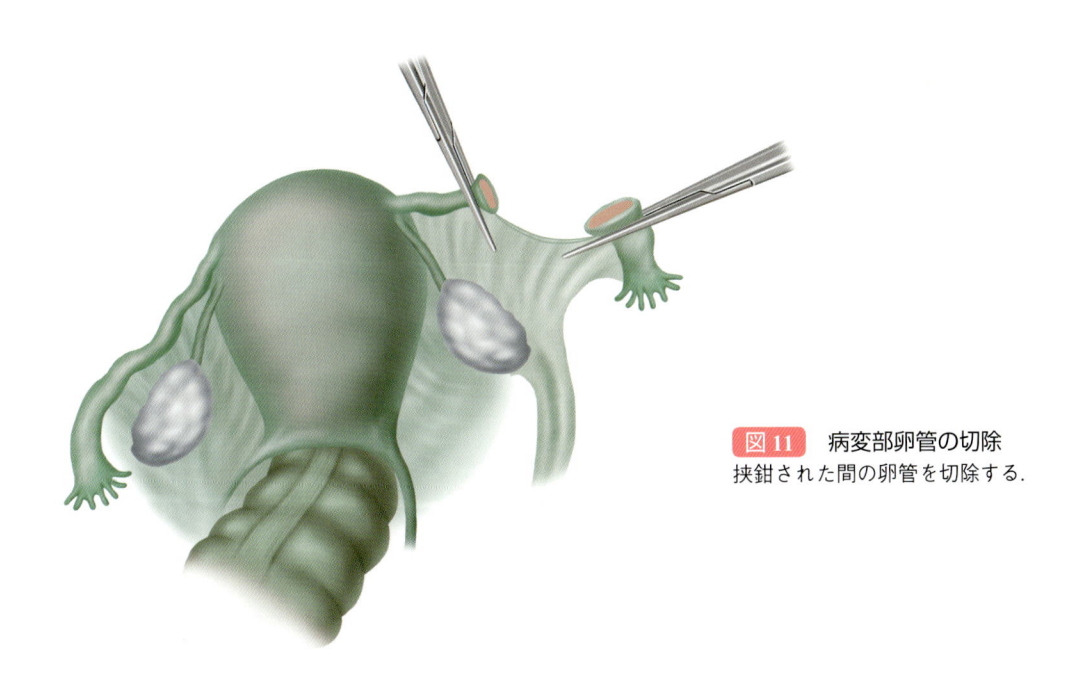

図11　病変部卵管の切除
挟鉗された間の卵管を切除する．

図 12 卵管切断端の結紮
卵管の切断端を 1-0 で縫合，結紮する．

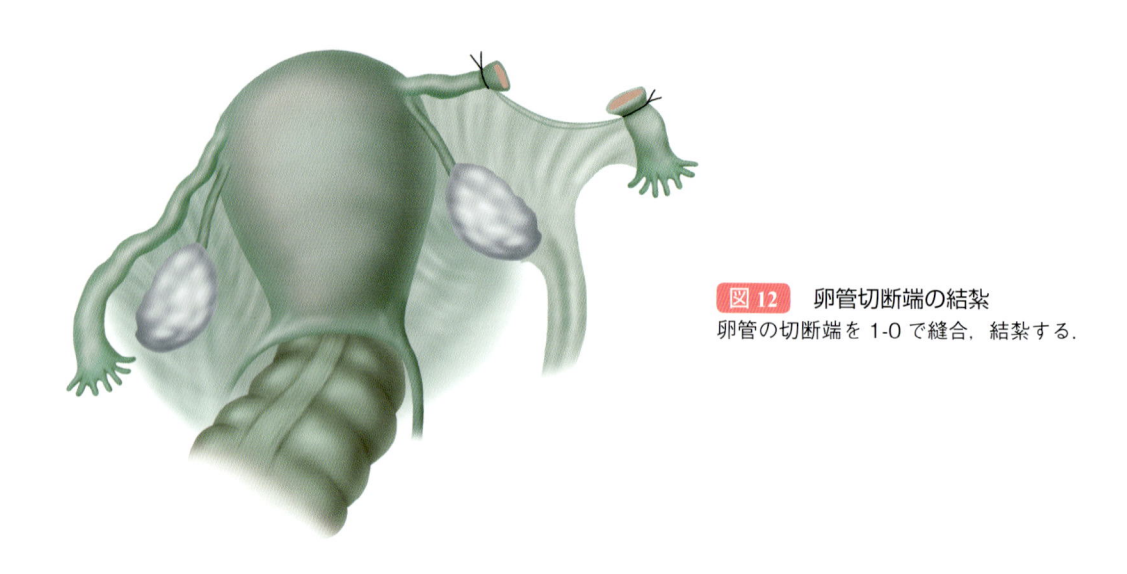

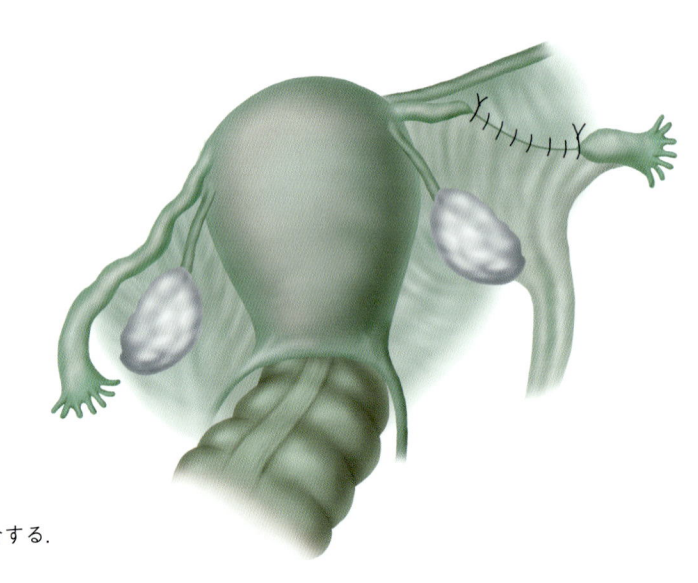

図 13 卵管間膜の縫合
卵管の切断端を卵管間膜内に埋没縫合する．

2 卵巣摘出術(oophorectomy), 卵巣楔状切除術(wedge resection of ovary)

1)卵巣摘出術

　卵巣のみを摘出し，卵管を温存する必要がある場合に行うが，通常は付属器切除術が選択される．

　卵巣固有靱帯を挟鉗・切断し，断端を結紮する(図14)．次いで，卵管采側より卵管間膜を数回に分けて挟鉗・切断・結紮し(図15)，卵巣を摘出する(図16)．その際，卵管に近すぎると卵管が屈曲し，可動性が制限されたり，血行障害を起こすので注意しなければならない．

　さらに，切断結紮部を広間膜内に埋没する(図17)．

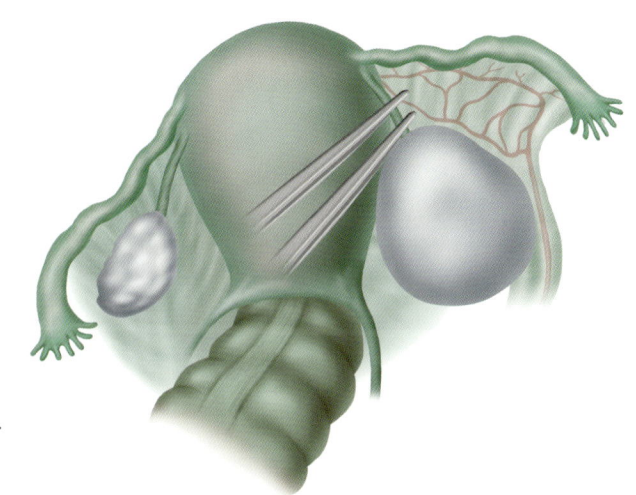

図14 卵管固有靱帯の挟鉗・切断
卵巣固有靱帯を挟鉗し，その間を切断する．

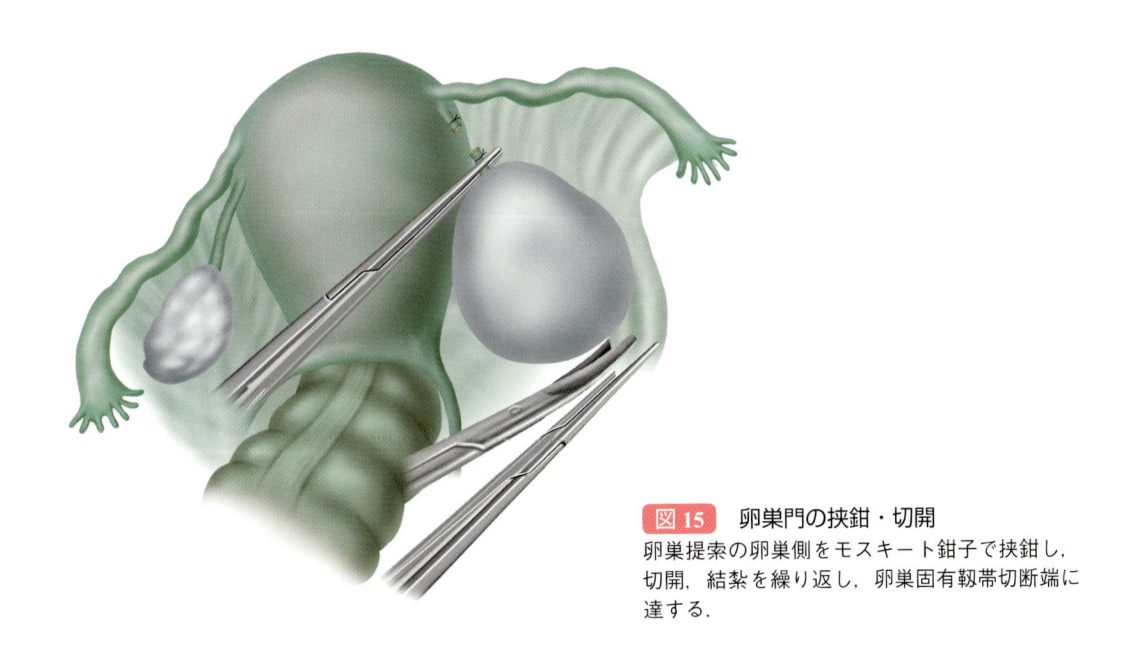

図15 卵巣門の挟鉗・切開
卵巣提索の卵巣側をモスキート鉗子で挟鉗し，切開，結紮を繰り返し，卵巣固有靱帯切断端に達する．

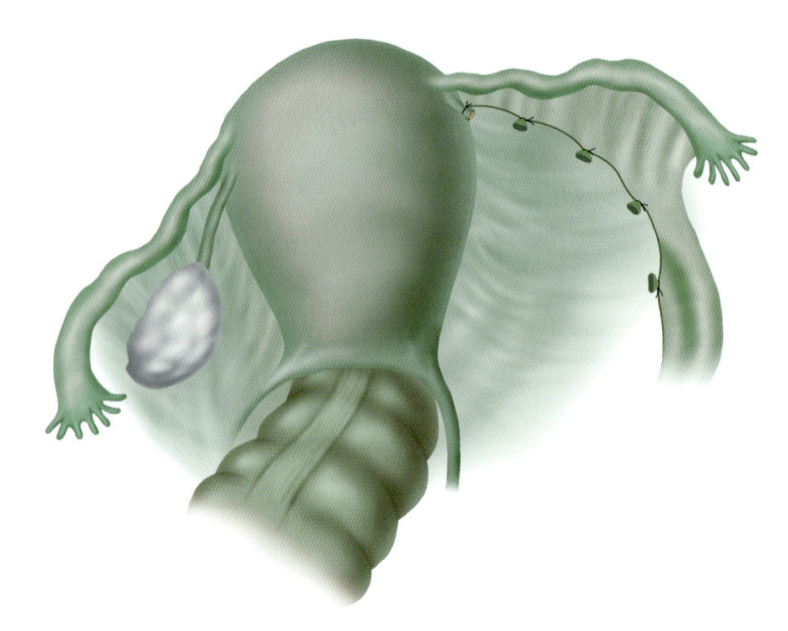

148 ◆ 臨床解剖学に基づいた 新版 産婦人科手術シリーズ Ⅲ

図16 卵巣門の結紮
卵巣摘出を終了したところ．

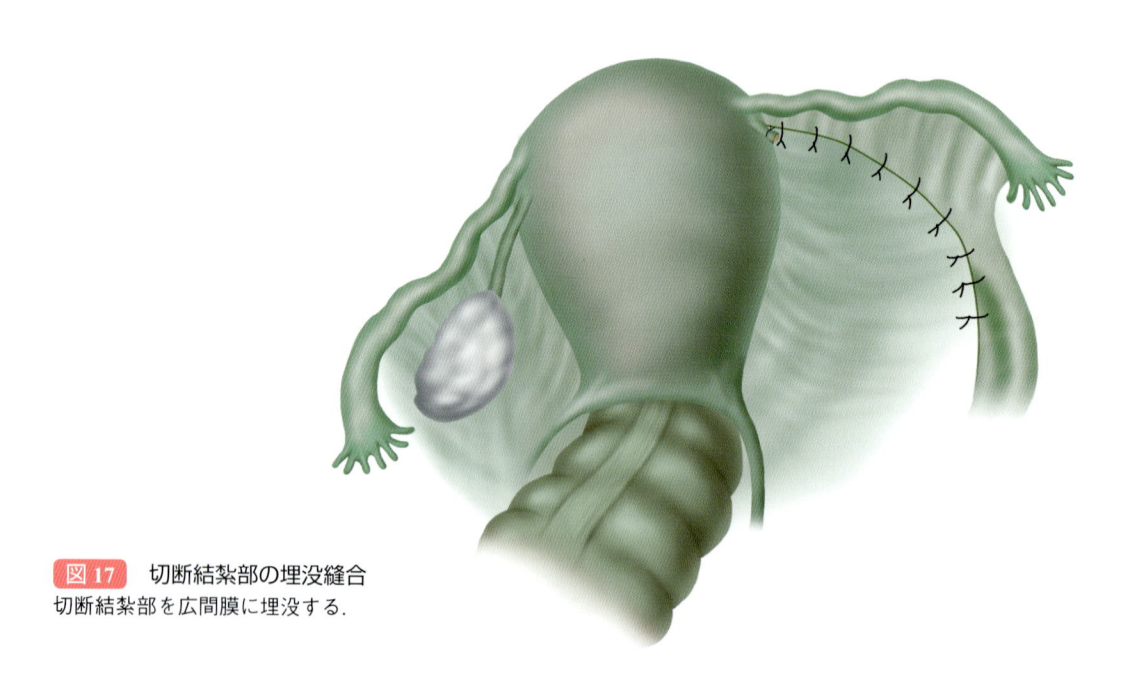

図17 切断結紮部の埋没縫合
切断結紮部を広間膜に埋没する．

2）卵巣楔状切除術

卵巣組織の生検や小囊腫の摘出に用いる．

卵巣の基底部を把持し，卵巣自由縁の長軸方向にメスで幅約 1cm の楔状切開を入れ卵巣組織を切除する（図 18）．

切除面の止血を確認し，3-0 吸収糸を用い深部を連続縫合し（図 19），さらに表層も同様の吸収糸を用いて連続縫合し創面をあわせる（図 20）．この際，表層上皮が内側へめくれ込まないよう注意する．これは将来の封入囊胞形成を起こさないようにするためである．

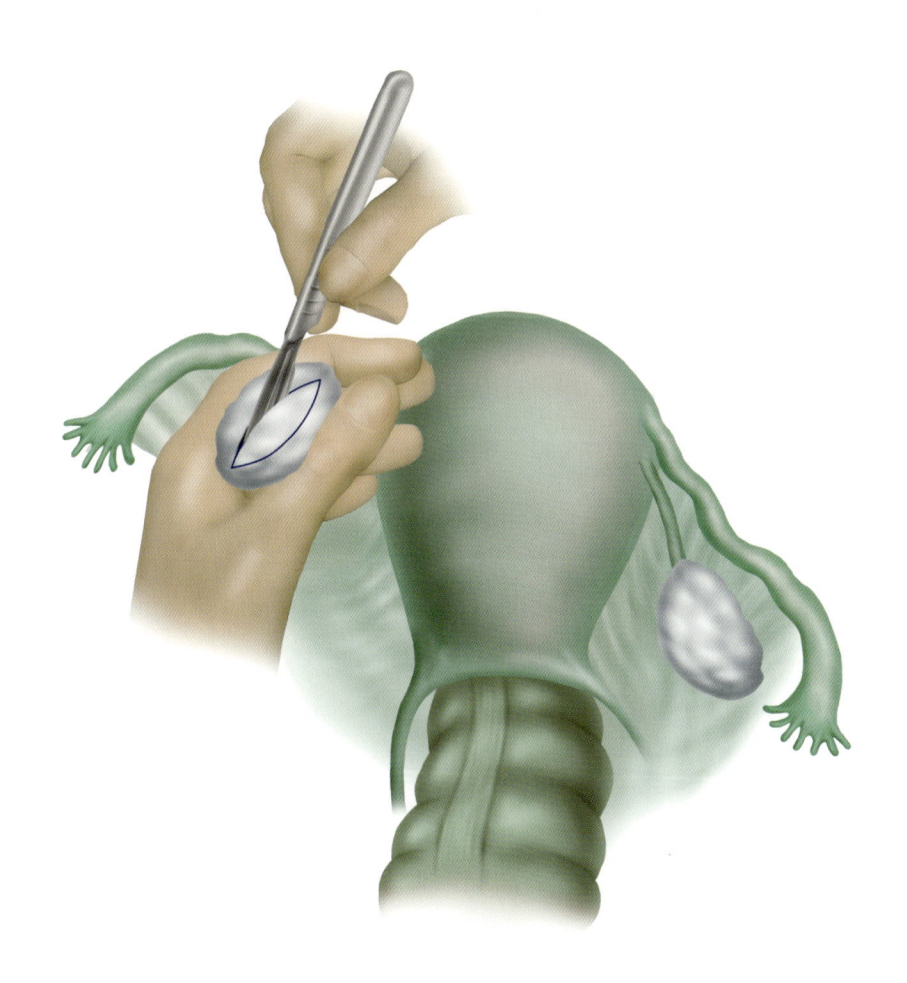

図 18　卵巣楔状切除
術者は卵巣を基底部で把持し卵巣自由縁に楔状の切開を入れる．

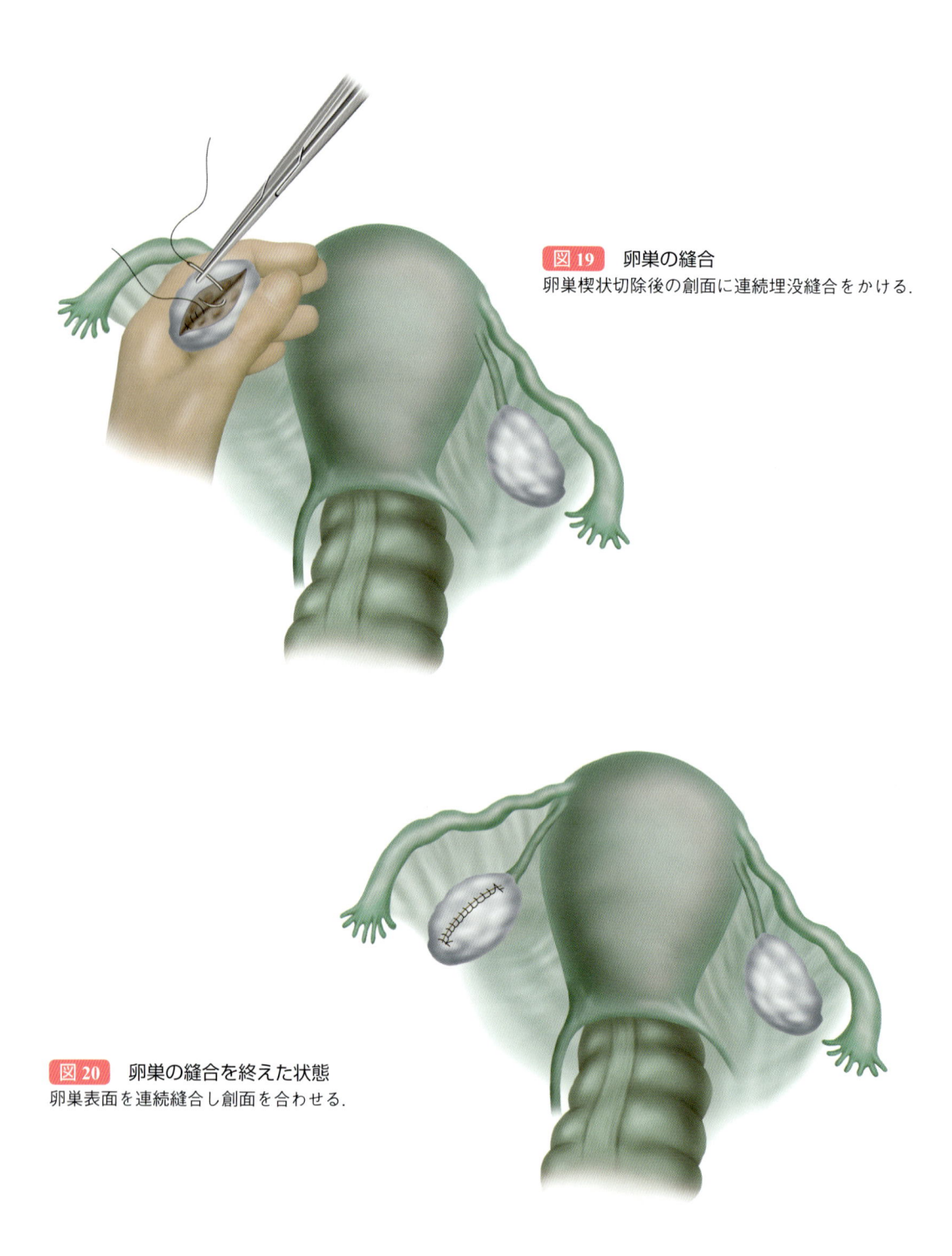

図19 卵巣の縫合
卵巣楔状切除後の創面に連続埋没縫合をかける.

図20 卵巣の縫合を終えた状態
卵巣表面を連続縫合し創面を合わせる.

付属器の手術　Ⅲ−1

1　囊胞摘出術(cystectomy, enucleation)

　卵巣腫瘍の多くは卵巣自由縁の方向に増大するため，卵巣門付近の腫瘍基底部には健常卵巣組織が残存している．したがって，閉経前の良性卵巣腫瘍摘出には本法が適応となる．

1）切開線の設定と被膜の切開

　本法の基本は切開線をどこにおくかである．正常卵巣組織を有すると思われる部分は，触診でやや硬く触れ，白色不透明で厚みがあり，卵胞や黄体が認められる(図1)．

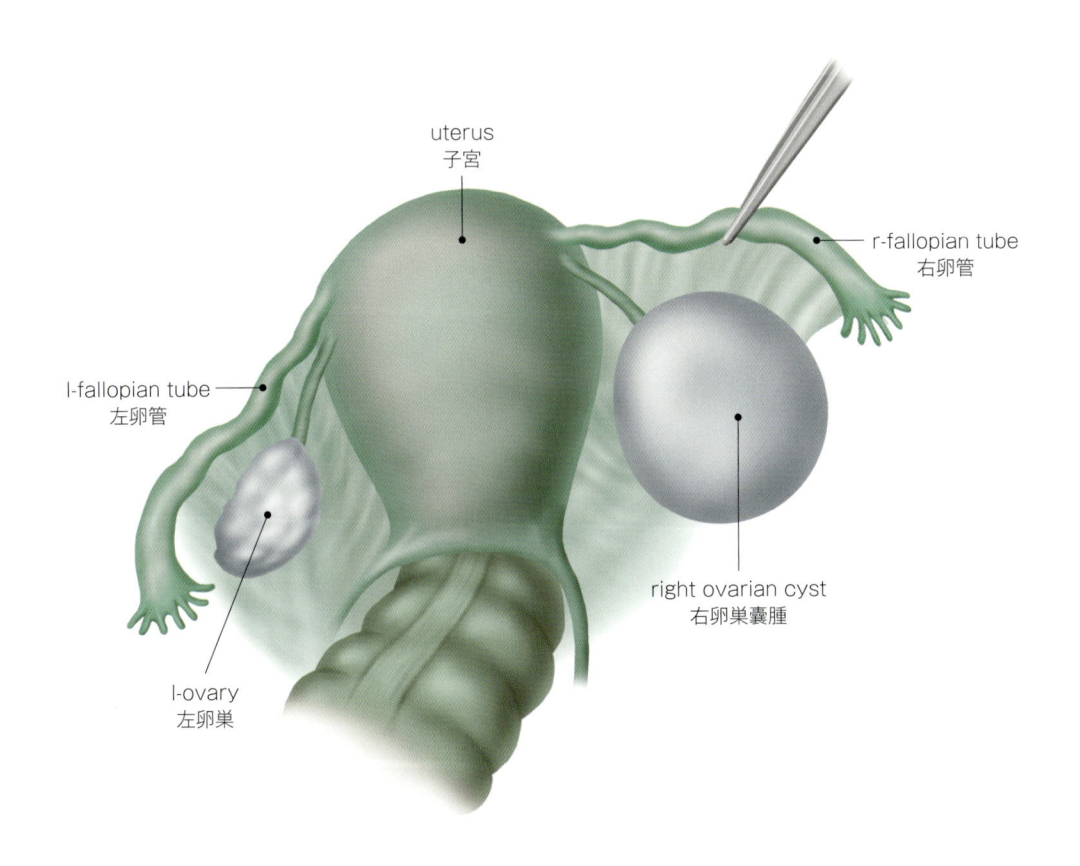

図1　卵巣囊腫の確認
卵巣囊腫摘出を開始する際，正常卵巣組織がどの部分にあるかを確認する．
多くは卵巣門側に正常組織が残存する．

そこで，この部分を残すように，囊腫壁との移行部よりやや囊胞側で囊腫被膜のみをメスで約1cm切開する(図2)．その際，囊腫を破綻させないよう細心の注意が必要である．切開層が正しければ，被膜は自然に離開する．
　その後は被膜と囊腫壁の間にモスキート鉗子を挿入し，少しずつ両者を剝離し(図3)，広げたモスキート鉗子の間をクーパー剪刀かメッツェンバウム剪刀で切断し，全周の被膜を切開する．被膜は，必ずしも同一の厚さではなく，厚さの異なる部位があり，囊腫壁を損傷しないよう注意する必要がある(図4)．
　メスで切開した囊腫被膜にモスキート鉗子などを挿入し囊腫を破らないよう注意深く先端を開き，被膜を囊腫から鈍的に剝離する．

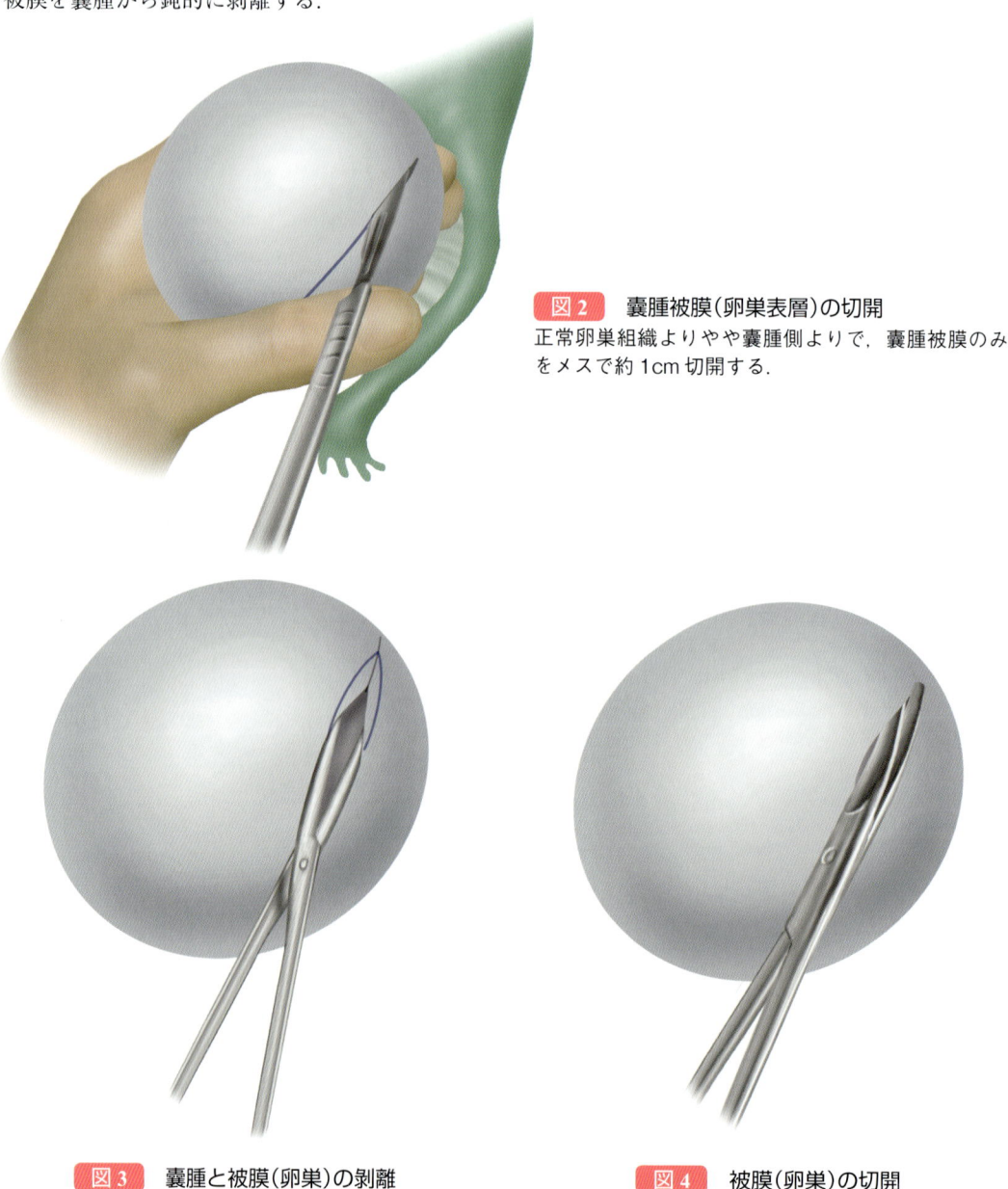

図2　囊腫被膜(卵巣表層)の切開
正常卵巣組織よりやや囊腫側よりで，囊腫被膜のみをメスで約1cm切開する．

図3　囊腫と被膜(卵巣)の剝離

図4　被膜(卵巣)の切開
囊腫被膜をクーパー剪刀やメッツェンバウム剪刀で切開する．

2)囊腫の摘出
　次に卵巣健常部の切開縁をモスキートまたはペアン鉗子で把持し，囊腫側を手で押さえながら，クーパー剪刀にて囊腫と卵巣健常部の間を被膜切開部より卵巣門に向かって剝離していく（図5，図6）．

図5 囊腫と被膜（卵巣）の剝離
被膜の切開が全周に及んだら，正常卵巣組織側の被膜のはじをモスキート鉗子などで把持し，被膜と囊腫の間を基底部に向かってクーパー剪刀などで鈍的に剝離する．

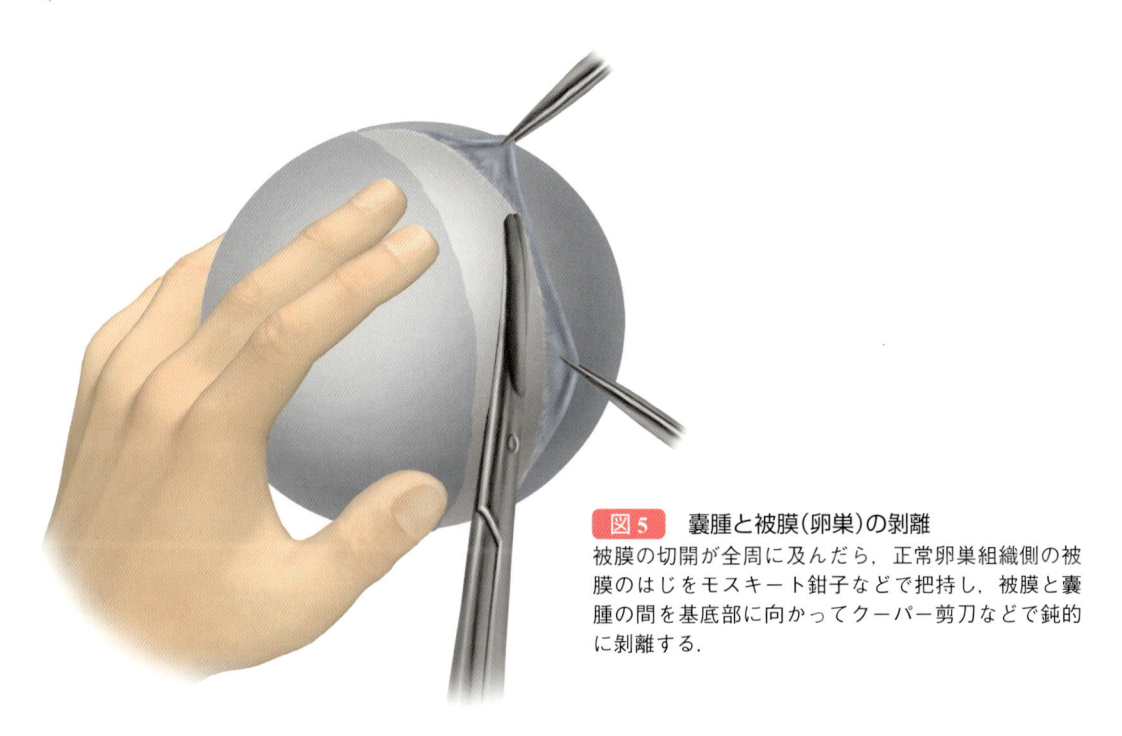

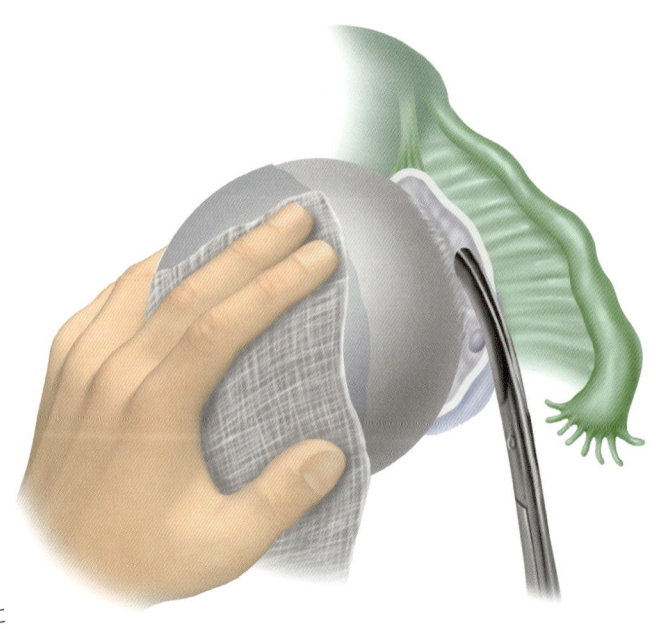

図6 囊腫と被膜（卵巣）の剝離
囊腫と被膜（正常卵巣組織）の剝離は時に鋭性に行うことも必要である．

嚢腫への血管は，卵巣門およびその周辺から進入していることが多いので，嚢腫壁の剥離が進み，基底部だけを残すまでに至ったら，その部分をモスキートまたは曲ペアン鉗子で挟鉗し，切断し，嚢腫を摘出する(図7).その際，血管部を視認できることも多く，各々を結紮または電気凝固して切断してもよいが，通常は基底部の一括挟鉗で十分である(図8).

図7 嚢腫基底部の挟鉗・切離
剥離が進んで，卵巣嚢腫の基底部に達したら，その部分をケリー鉗子などで挟鉗し，嚢腫側をクーパー剪刀で切離し嚢腫を摘出する.

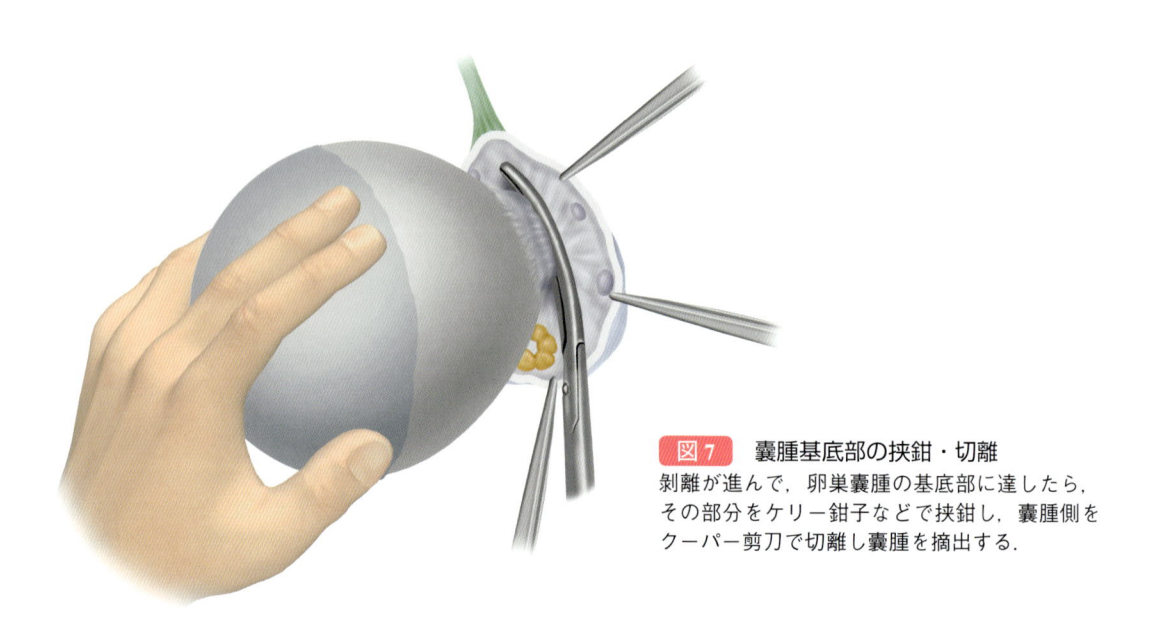

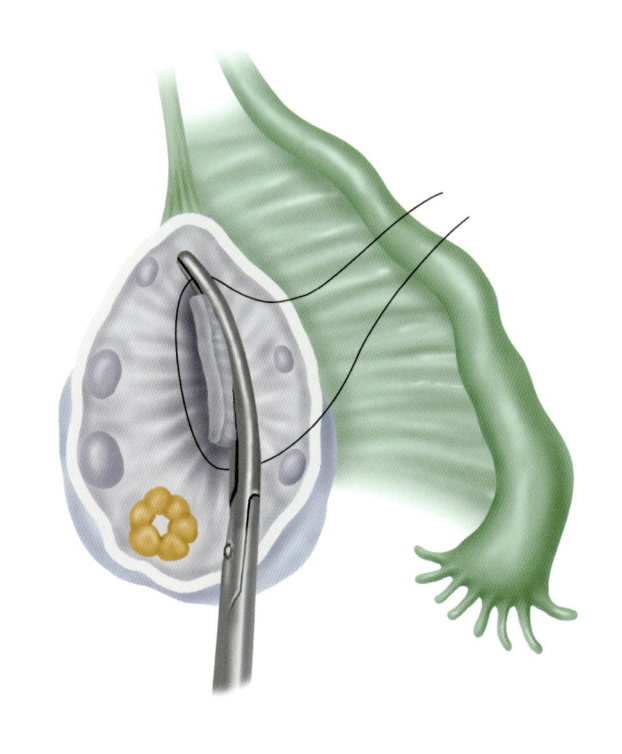

図8 嚢腫基底部の結紮
ケリー鉗子で挟鉗した卵巣嚢腫の基底部を結紮する.

3)卵巣健常部の再建

　挟鉗・切断端を吸収糸で縫合し，さらに囊腫摘出部残存卵巣の止血を施す．次いで，切開創深部を 3-0 吸収糸で連続縫合し，切開面をあわせる（図 9，図 10）．

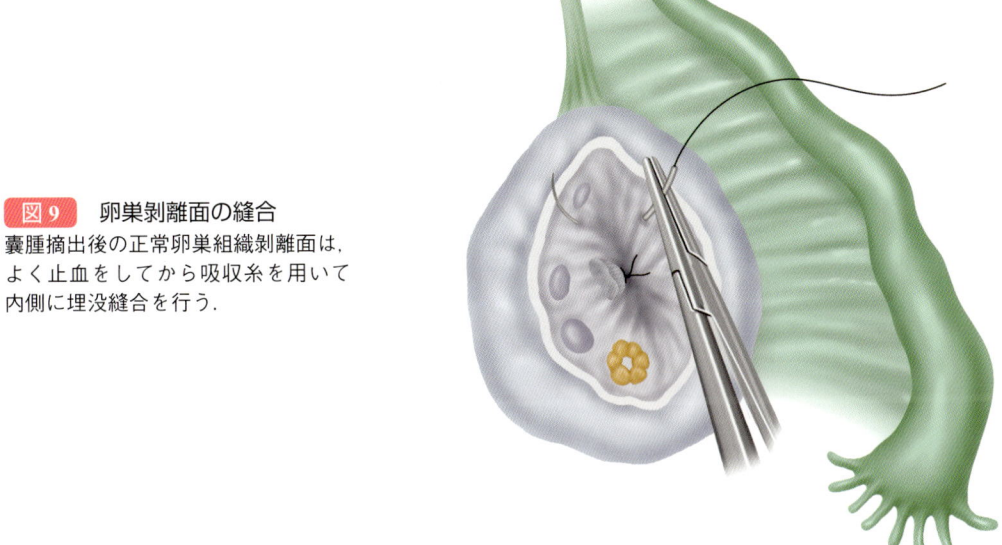

図 9 卵巣剝離面の縫合
囊腫摘出後の正常卵巣組織剝離面は，よく止血をしてから吸収糸を用いて内側に埋没縫合を行う．

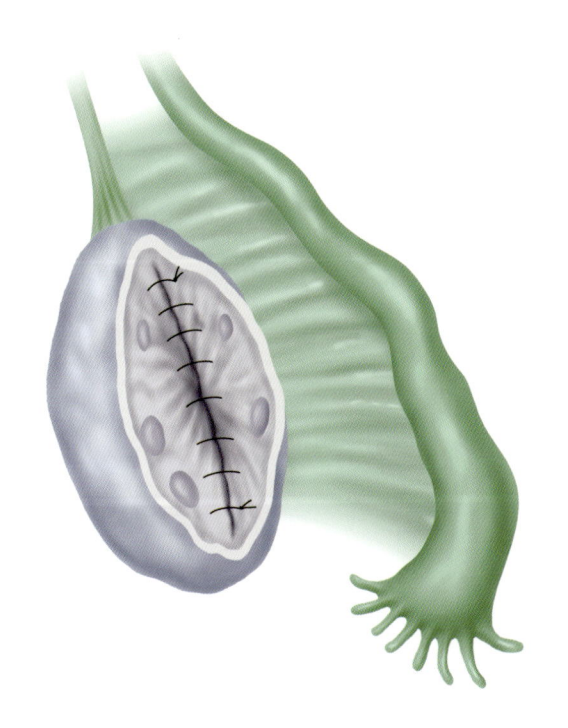

図 10 卵巣剝離面の縫合
埋没縫合は必要に応じ 2～3 層に分けて行うこともある．

創縁を合わせるように吸収糸で表層をロックをかけながら連続縫合(マットレス縫合)し,卵巣を修復する(図11,図12).

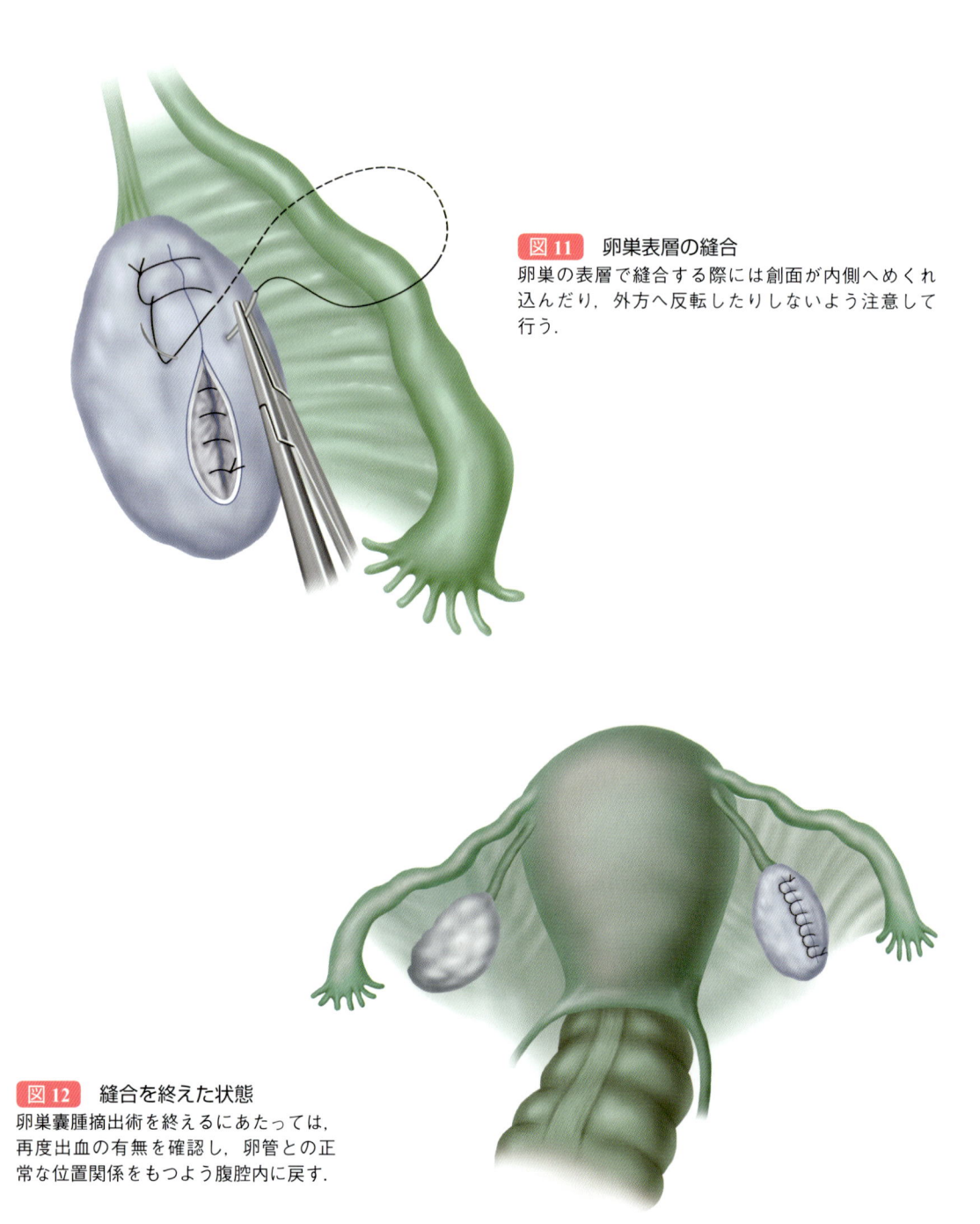

図11 卵巣表層の縫合
卵巣の表層で縫合する際には創面が内側へめくれ込んだり,外方へ反転したりしないよう注意して行う.

図12 縫合を終えた状態
卵巣嚢腫摘出術を終えるにあたっては,再度出血の有無を確認し,卵管との正常な位置関係をもつよう腹腔内に戻す.

付属器の手術　Ⅲ－2

1　広間膜に発生した卵巣囊腫の摘出(removal of intraligamentous cyst)

内診上可動性の乏しい卵巣囊腫は広間膜内(靱帯内)に発育し，増大したものであることが多い(図1)．この場合は囊腫のみの摘出より，卵管，正常卵巣組織を含め付属器切除を行うことが一般的である．

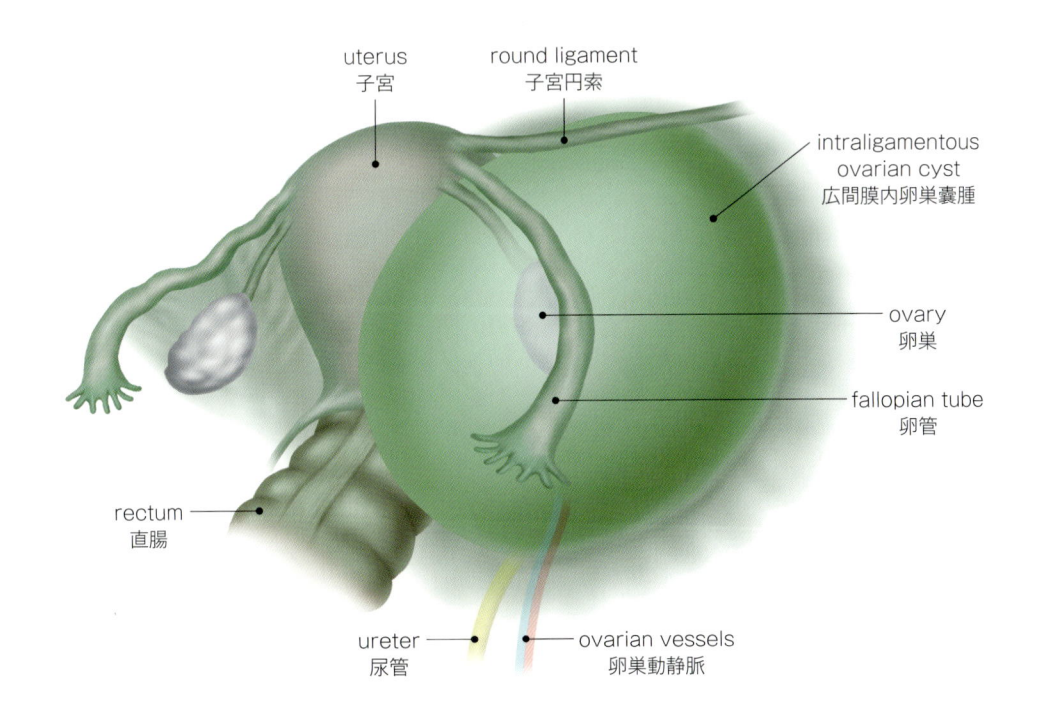

図1　広間膜内卵巣囊腫
広間膜内に発生した卵巣囊腫(靱帯内卵巣囊腫)は可動性に乏しい．

1）広間膜の切開

　子宮円索と卵管の間の広間膜を切開し，卵巣囊腫壁を確認する（図2）．その際，広間膜が緊張し攝子などで把持することが困難な場合には，子宮円索をペアン鉗子などで把持し，切断，結紮し，そこから広間膜内に入る（図3）．

　次いで広間膜の切開を，卵巣囊腫壁と剝離しながら卵管に沿って延長し，卵巣提索にまで達する（図4）．

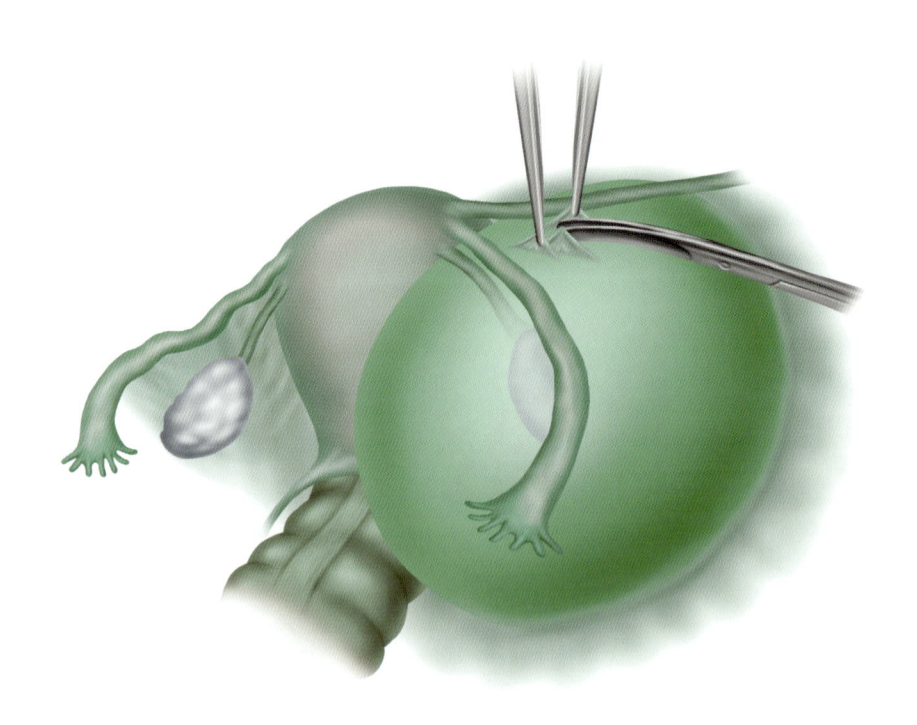

図2　広間膜の切開
子宮円索と卵管の間の広間膜を攝子でつまみ上げ，卵巣囊腫を損傷しないよう，クーパー剪刀またはメスで広間膜を切開する．

付属器の手術 Ⅲ-2 ◆ 159

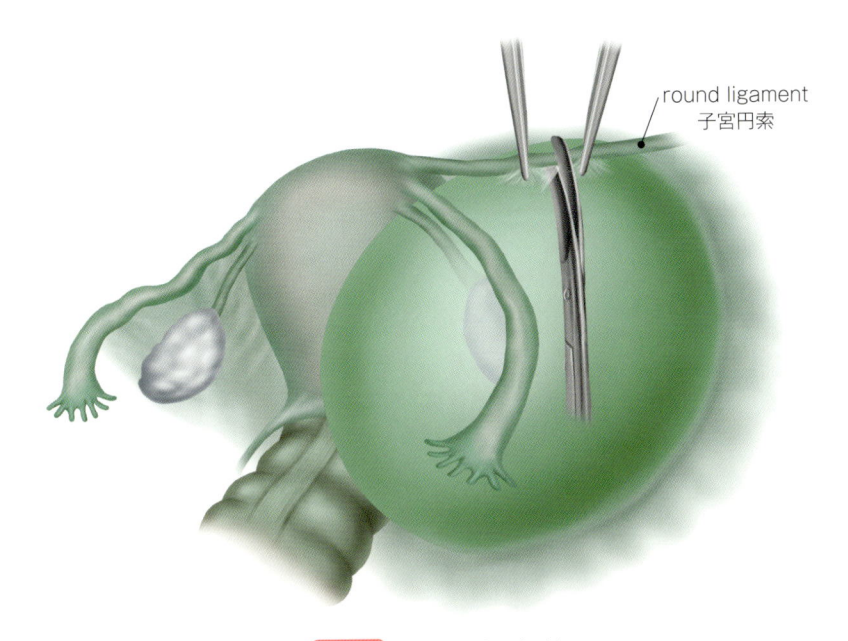

図3 子宮円索の切断
広間膜前葉の切開が困難なときには子宮円索を切断して広間膜内に入る．

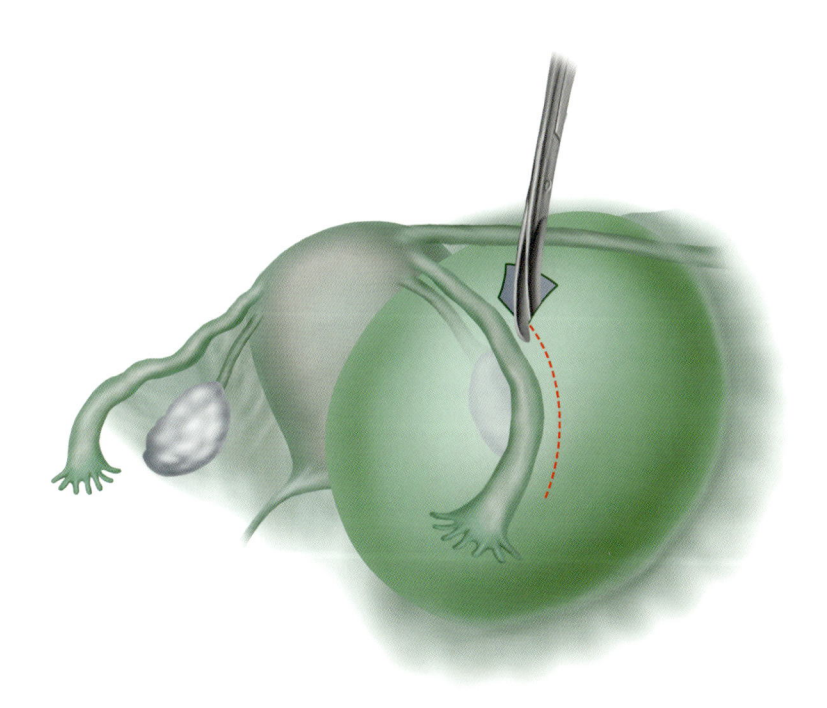

図4 広間膜前葉の切開
広間膜前葉を卵管に沿うように切開する．

2）卵巣血管の結紮，切断

そこで，卵巣血管を露出し，尿管に留意しながら結紮し切断する（図5，図6）．
次いで，広間膜の後葉を卵巣に沿い，卵巣固有靱帯に向かって切開する（図7）．

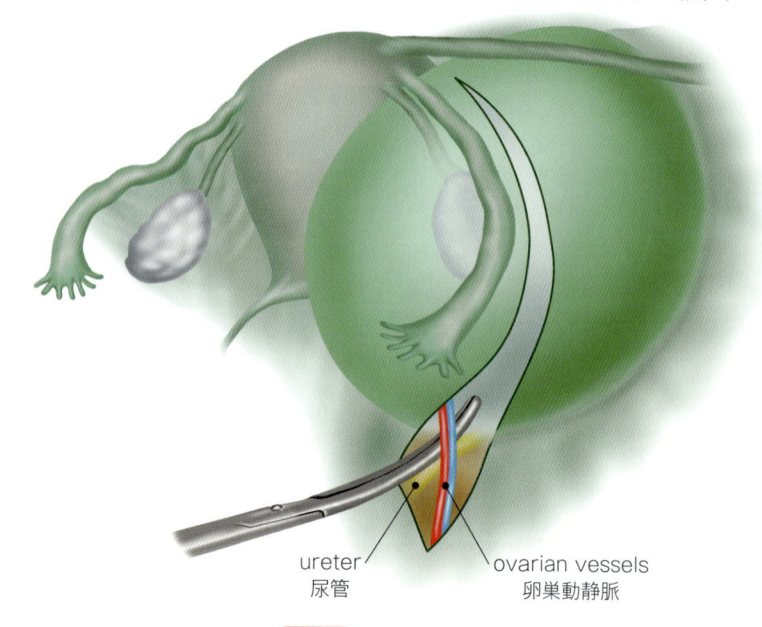

図5 卵巣動静脈の同定
広間膜の切開を卵巣提索にまで延長し，卵巣血管を露出する．

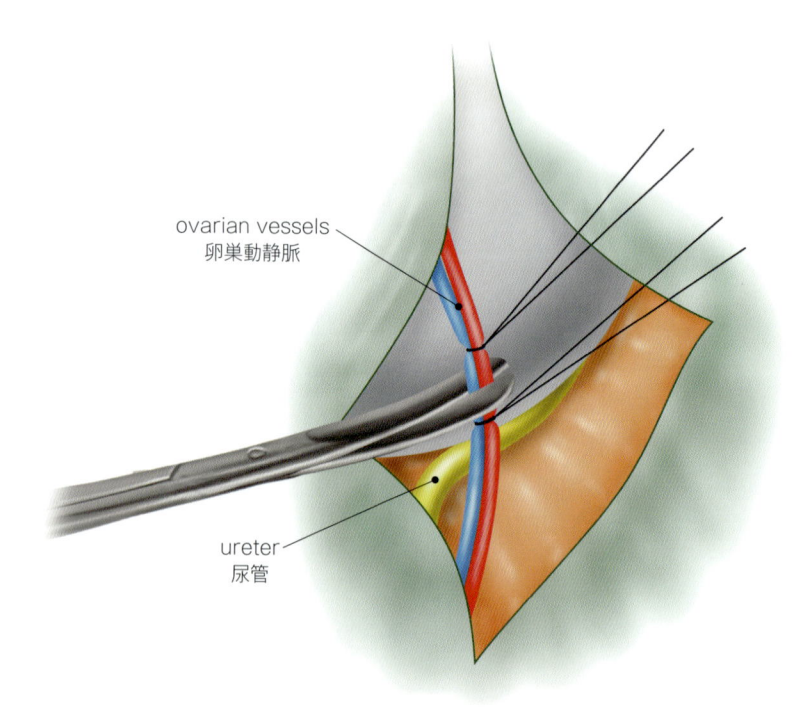

図6 卵巣動静脈の結紮・切断
卵巣血管を結紮し切断する．その際，尿管の走行には十分な注意が必要である．

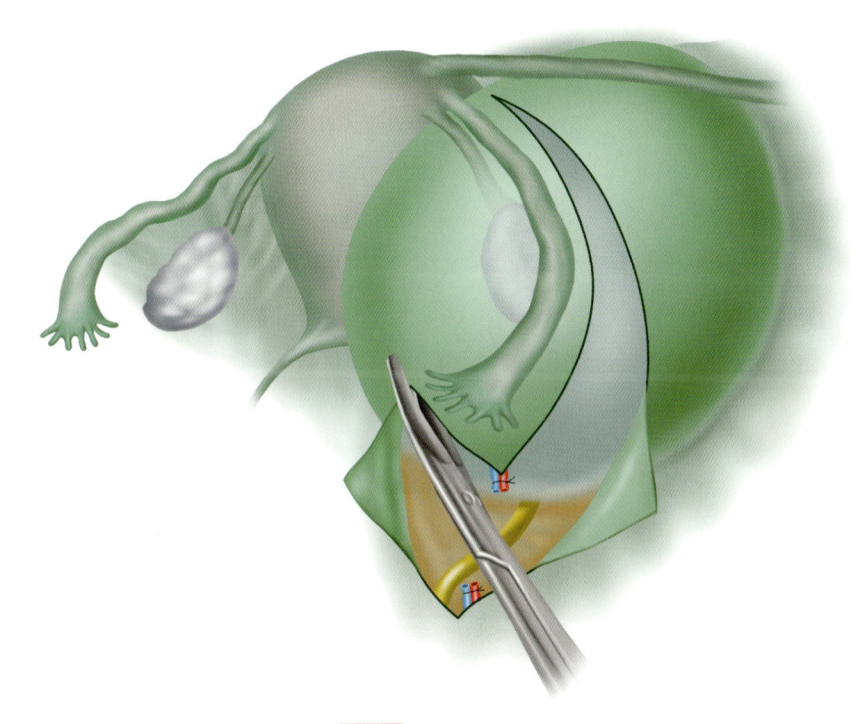

図7 広間膜後葉の切開
広間膜後葉を卵巣に沿い卵巣固有靱帯起始部に向かって切開する．

3) 卵巣嚢腫の剥離

広間膜と卵巣嚢腫壁の間をクーパー剪刀などで鋭性，鈍性に剥離し（図8，図9），卵巣嚢腫を後腹膜基底部組織から遊離させる（図10）．その際，尿管の走行を確認しながら剥離を進めることが尿管損傷を予防するうえからも重要である．

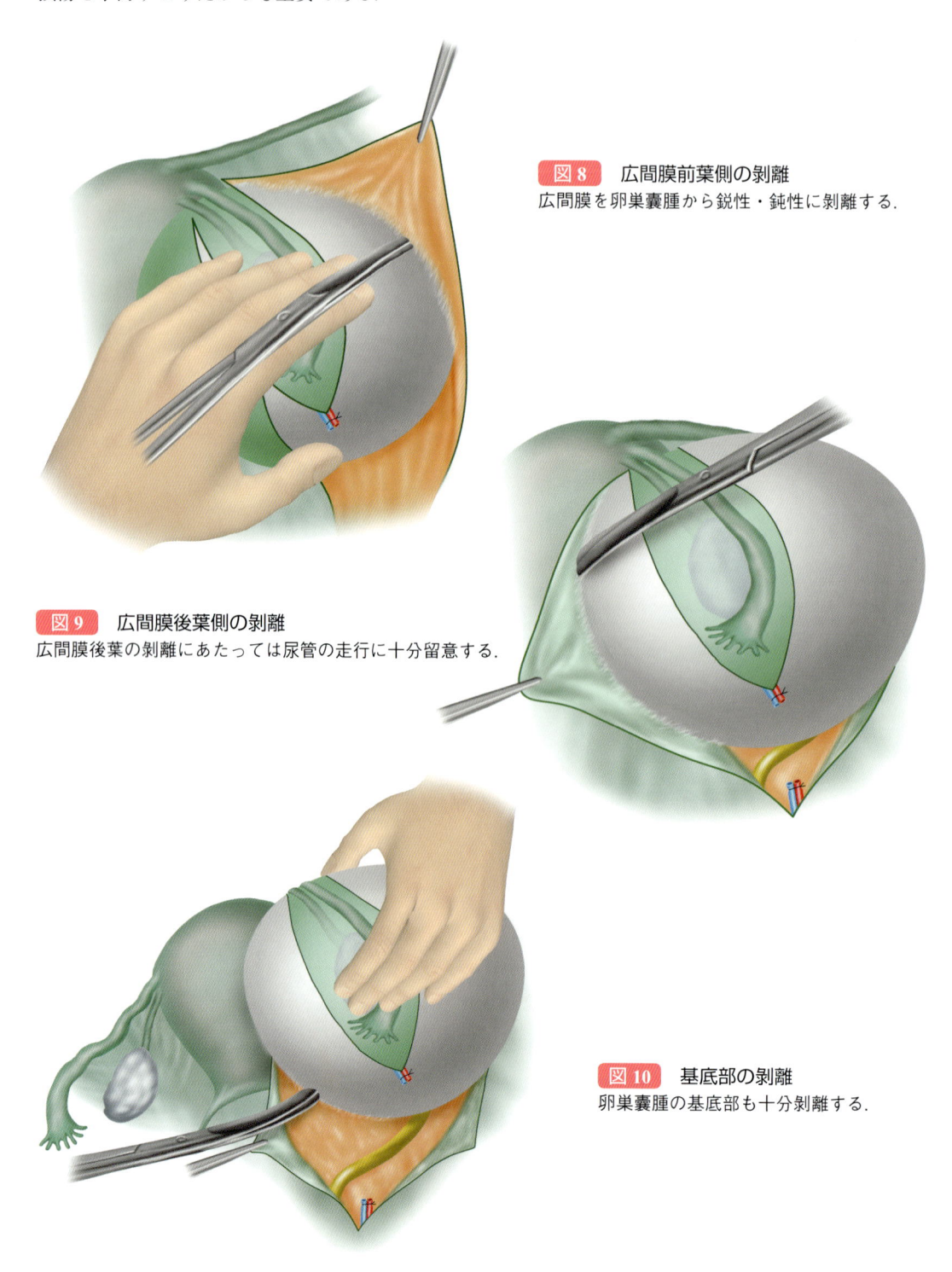

図8　広間膜前葉側の剥離
広間膜を卵巣嚢腫から鋭性・鈍性に剥離する．

図9　広間膜後葉側の剥離
広間膜後葉の剥離にあたっては尿管の走行に十分留意する．

図10　基底部の剥離
卵巣嚢腫の基底部も十分剥離する．

4) 卵巣固有靱帯・卵管の切断，卵巣嚢腫の摘出

卵巣固有靱帯と卵管は一括してケリー鉗子などで挟鉗し，切断し結紮する(図11)．

後腹膜の組織を剝離し，卵管および卵巣嚢腫を摘出する(図12)．

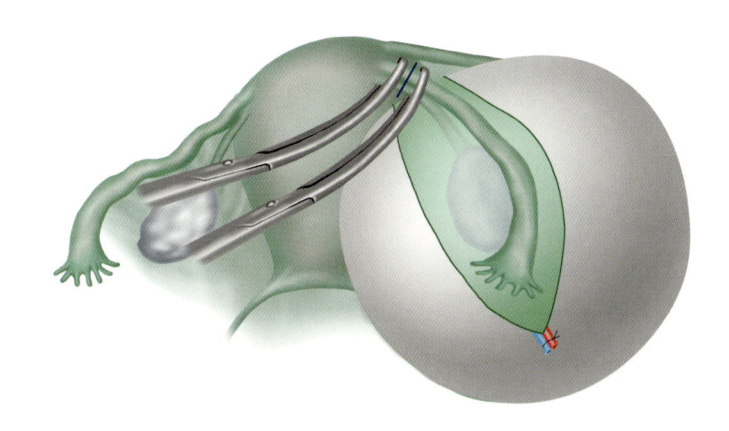

図11　卵管・卵巣固有靱帯の挟鉗・切断
卵管および卵巣固有靱帯をケリー鉗子などで挟鉗し，その間を切断する．

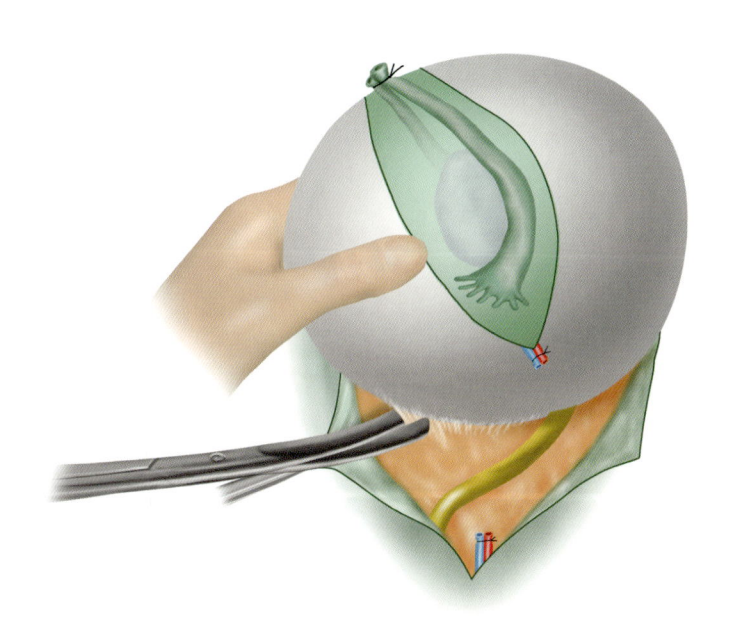

図12　右付属器の摘出
後腹膜の血管・尿管に注意して卵巣嚢腫を摘出する．

5）広間膜の縫合

止血を確認し(図 13)，広間膜の前葉および後葉を連続縫合し(図 14)，後腹膜の修復を終える(図 15)．

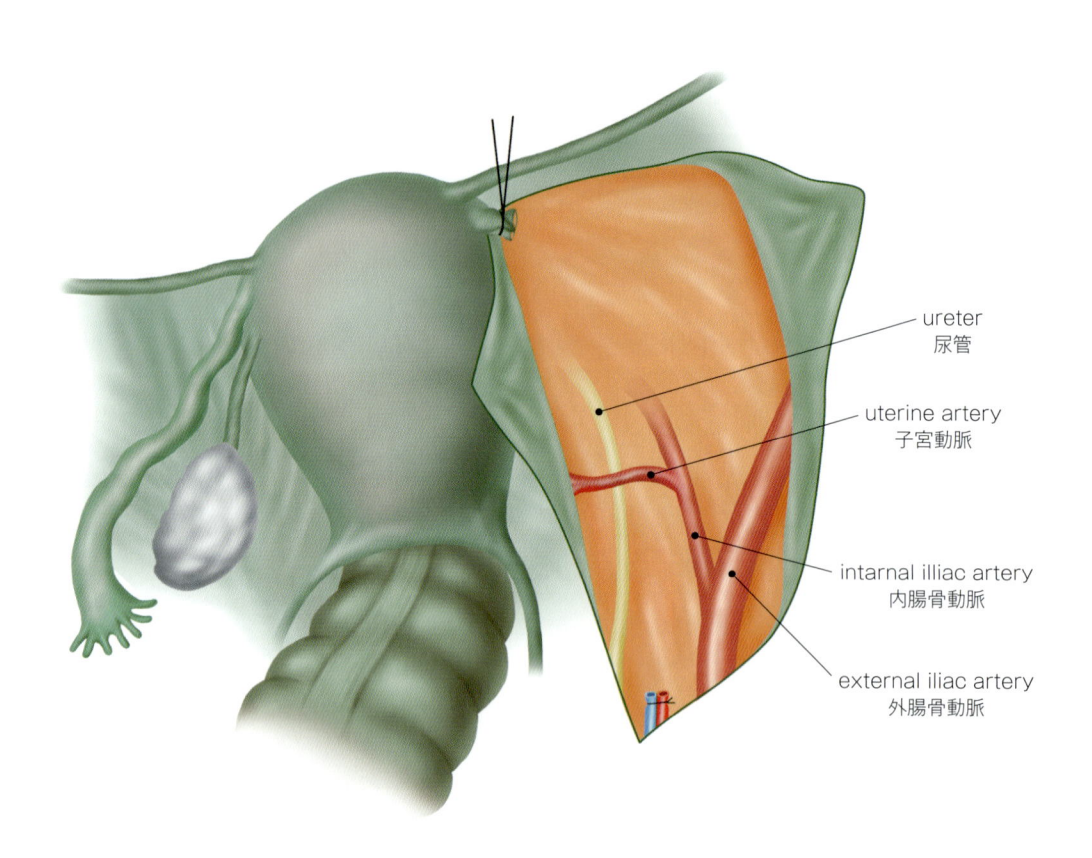

図 13 摘出後の後腹膜腔
広間膜内に発生した卵巣嚢腫を摘出した後腹膜腔．

付属器の手術 Ⅲ-2 ◆ 165

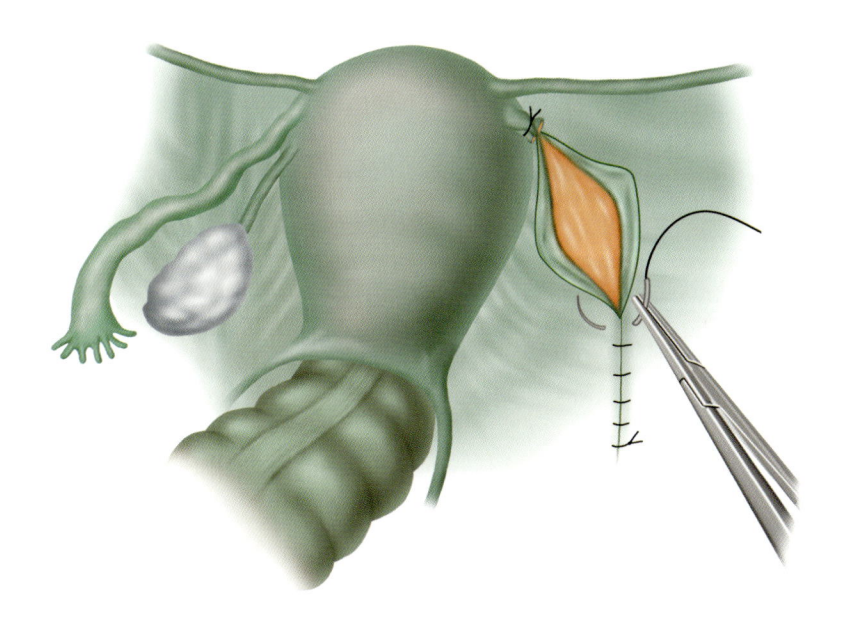

図14 広間膜の縫合
広間膜は前葉および後葉を連続縫合する．

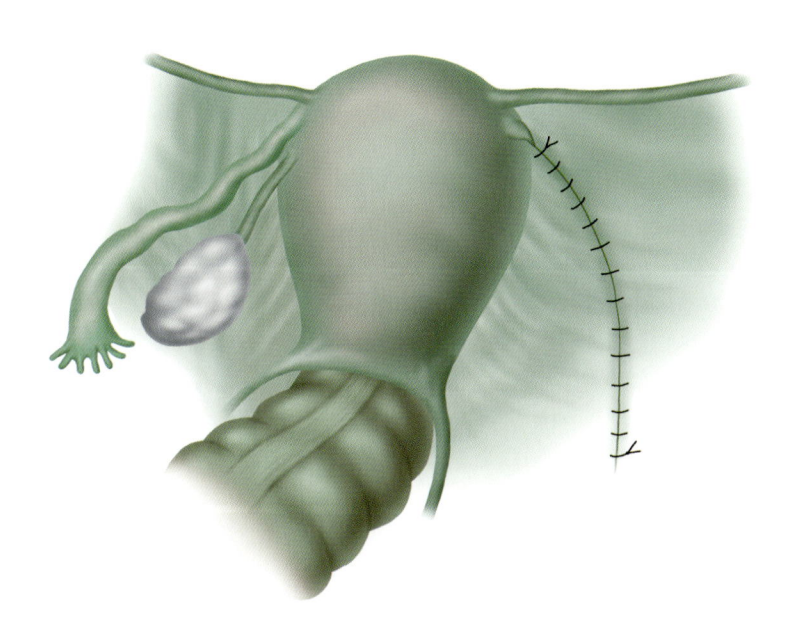

図15 広間膜の縫合を完了した状態

円錐切除術／LEEP 法

1 子宮頸部円錐切除術(conization of uterine cervix)

　子宮腟部および頸部の病変に対する診断ないし治療的手術である．
　まず子宮腟部を十分露出し，シラーテストにより病変部位を確認する(図1)．シラーテスト不染域の外縁8方向を絹糸でマーキングする．12時方向は一重結紮しておく(図2)．腟管が狭いときは持針器を回転させるように運針するとよい．
　子宮頸部の円錐切除は頸管内の病変の有無の検索もその目的であり，切開線は頸管腺も必要にして十分切除できるようにしなければならないが，患者の年齢・挙児希望の有無に，手術の目的(診断，治療)により切開の深さを調整する(図3)．
　子宮頸部の3時および9時の位置に切開線より約1cm外側でバイクリルなどの吸収糸(1号)をかけ結紮し(図4)，これらを牽引し支持糸とする．これにより切開部からの出血を減少させることができる(図5)．切開線の内側から10万倍または20万倍アドレナリン加生理食塩水を子宮腟部筋層に注入してもよい．また，子宮頸管を術に先立ち，ヘガール頸管拡張器などで拡張しておくと，後の操作が容易である．
　次に，予定切開線に沿ってメスまたは各施設で用いているデバイス(電気メス，超音波メス，レーザー)で子宮腟部に輪状の切開を加える．cold knife法の場合は切開創から出血するため最初の一刀で素早く深く輪状切開を加える(図6)．子宮頸管に沿うように切開する角度と調整する(図7)．最後にクーパー剪刀を用いて頸管側の切離を完了する(図8)．cold knife法の場合は創面をただちにガーゼで圧迫しておき，止血操作の準備を整える．ボール電極やバイポーラを用いて12時方向から順に6時方向に向かって止血操作を進める．動脈性の出血があれば結紮によって止血する(図9)．

2 Sturmdorf 縫合

　さらにSturmdorf縫合を加える場合は下記の手順に従う．
　まず，切除縁より2cmほど上方の1～2時くらいから子宮頸管に向かって針を通し(図10)，さらに12時くらいの子宮腟部粘膜をひろい，頸管内側から子宮腟部10～11時くらいへ出し両者を結紮する(図11)．下唇に対しても同様の縫合を施す．まず子宮腟部4～5時くらいから子宮頸管に向かって糸を通し，6時くらいの子宮腟部粘膜をひろって，また，頸管内側より子宮腟部7～8時くらいに出し，結紮する(図12)．
　このようにして上唇，下唇の円錐切除面を子宮腟部粘膜で被覆し(図13)，さらに，子宮口の両側に2～3針ずつ吸収糸を用いて結紮縫合する(図14)．
　止血を確認し，子宮口にネラトンカテーテルなどを挿入し，頸管の癒着や瘢痕性の狭窄を予防する(図15)．

円錐切除術／LEEP 法 ◆ 167

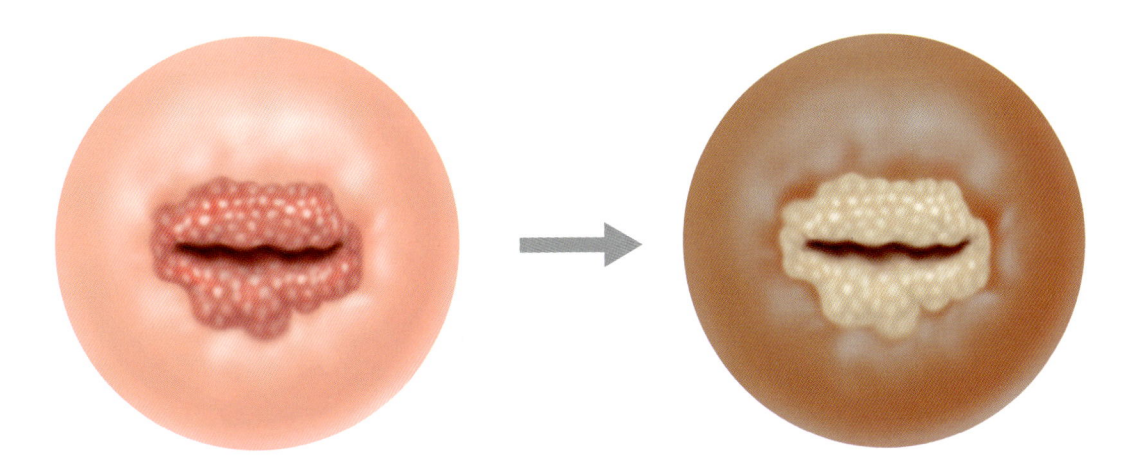

図1 シラーテストによる病変部位の確認
シラーテストで清浄部は茶色に着色し，異常部は染まらず白が黄色に見える．

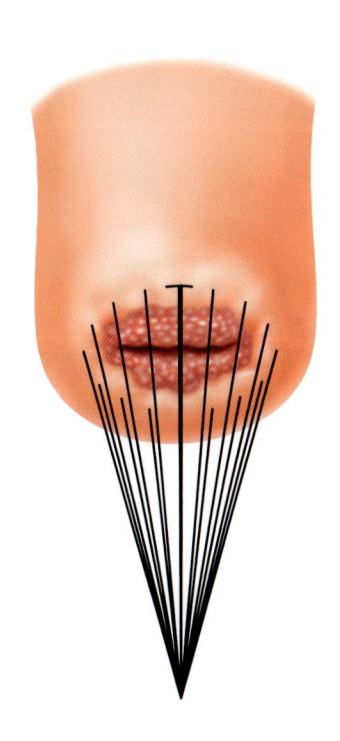

図2 シラーテスト不染域のマーキング
シラーテスト不染域の外縁を絹糸でマーキング牽引用とする．12時方向は結紮しておく．

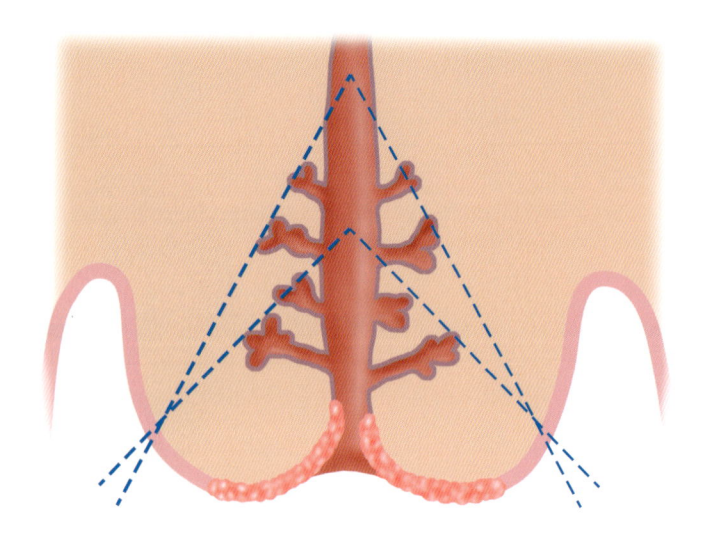

168 ◆ 臨床解剖学に基づいた 新版 産婦人科手術シリーズ Ⅲ

図3 切開の深さ
各症例に適した深さで切開する.

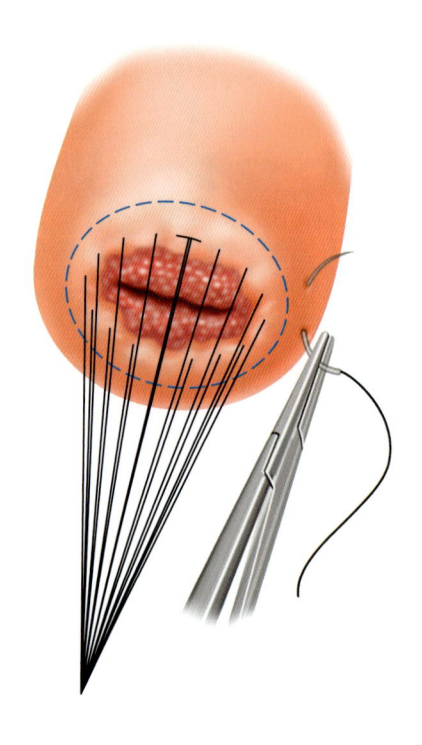

図4 切開線より外側約1cmの3時および9時の位置に吸収糸(1号)をかけ結紮した図

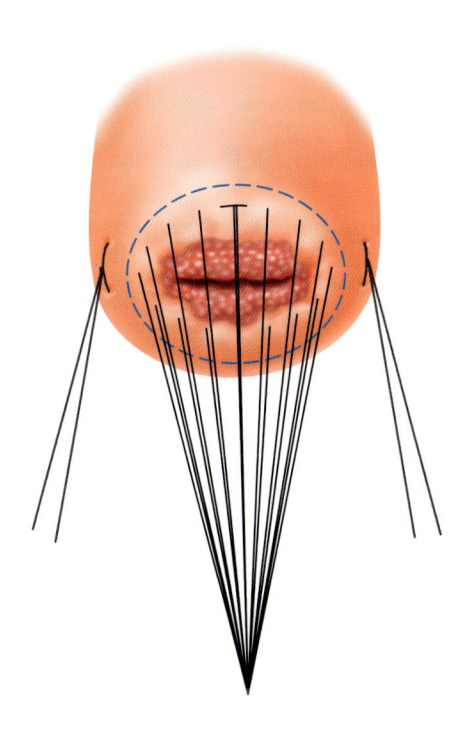

図5 3時および9時の位置にかけた糸を牽引し支持糸とした図

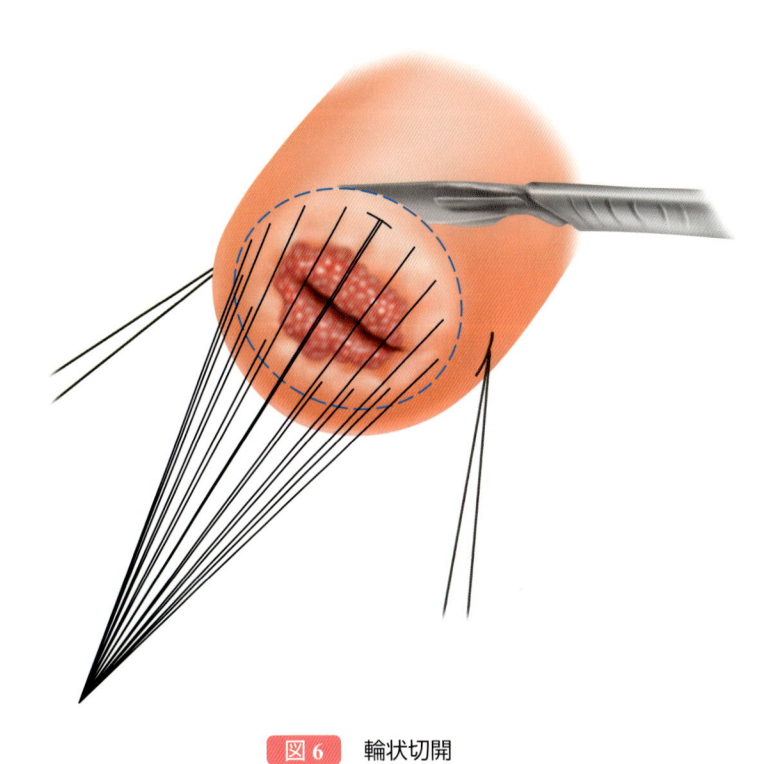

図6 輪状切開
あらかじめ予定した切開線に沿って子宮腟部粘膜に輪状切開を加える．

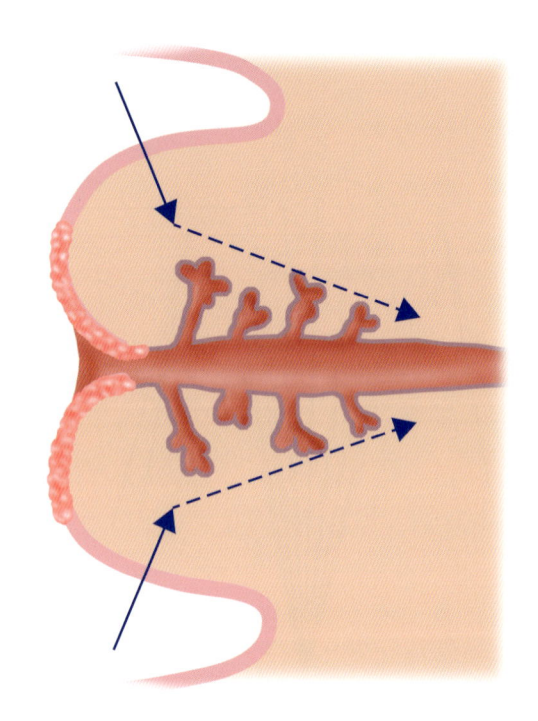

図7 切開する角度
子宮頸管に近い部分は頸管に沿うように切開する角度を調整する.

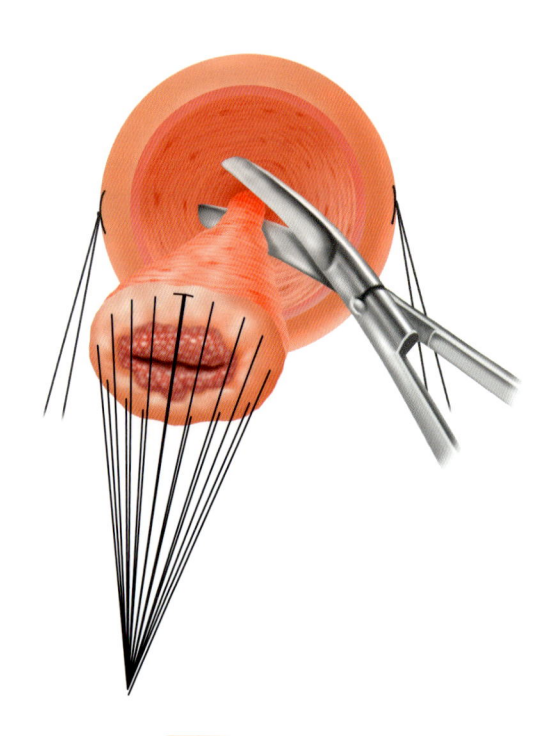

図8 切離の完了
クーパー剪刀を用いて頸管側の切離を完了する.

円錐切除術／LEEP 法 ◆ 171

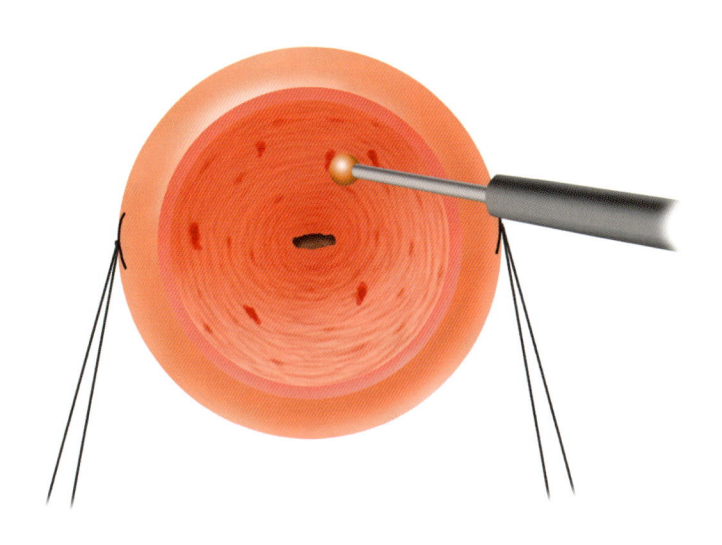

図9 出血部位の電気凝固
出血部位を十分電気凝固する．

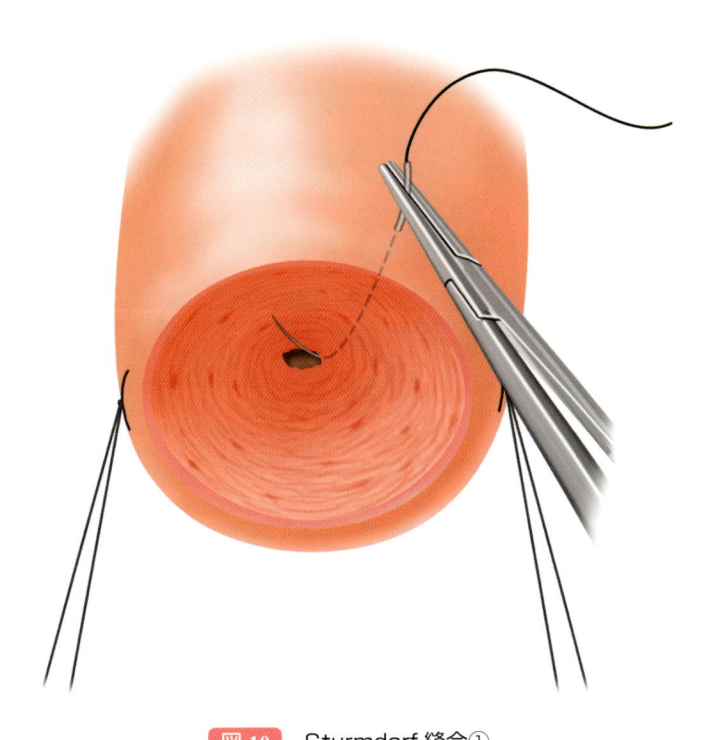

図10 Sturmdorf 縫合①
切除縁より 2cm ほど上方 1 時くらいから子宮頸管に向かって針を通す．

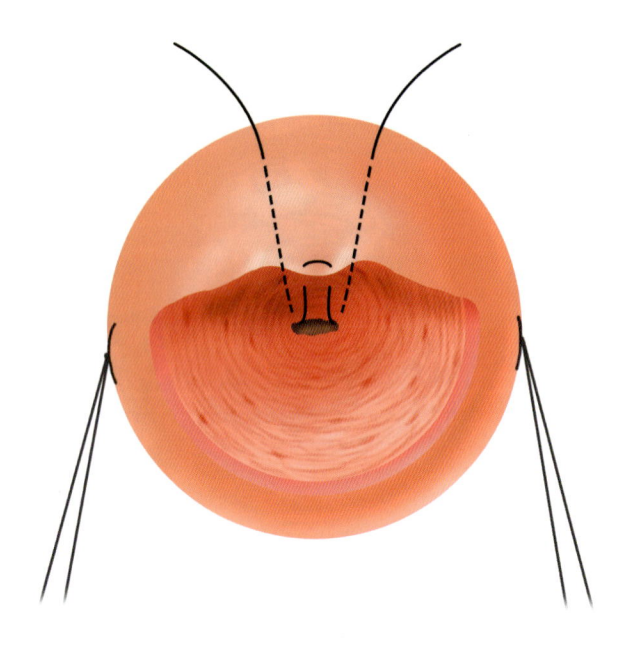

図11 Sturmdorf 縫合②

12時くらいの子宮腟部粘膜に糸を下方よりかけ，さらに上方から再度粘膜に糸を通す．これを子宮頸管内から子宮腟部11時くらいへ出し，両者を結紮する．

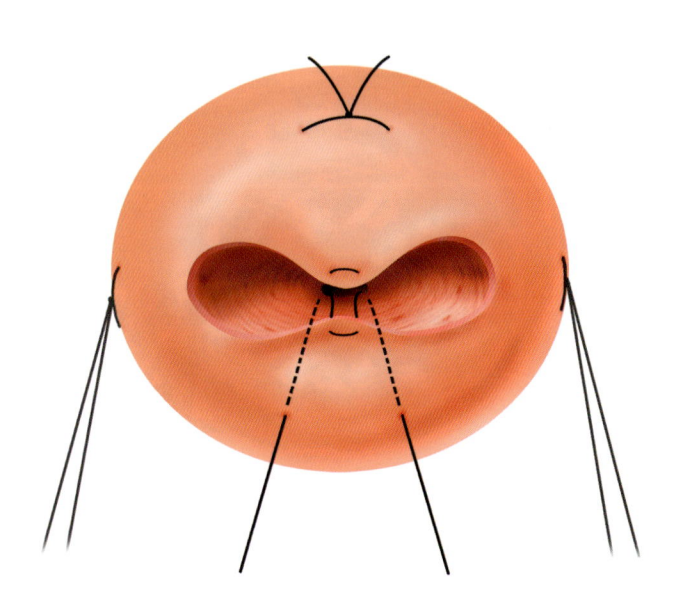

図12 Sturmdorf 縫合③

下唇も同様に5時くらいから子宮頸管に向かって糸を通し，6時くらいの子宮腟部粘膜をひろって，また，子宮頸管内側より子宮腟部7時くらいに出し両者を結紮する．

円錐切除術／LEEP 法 ◆ 173

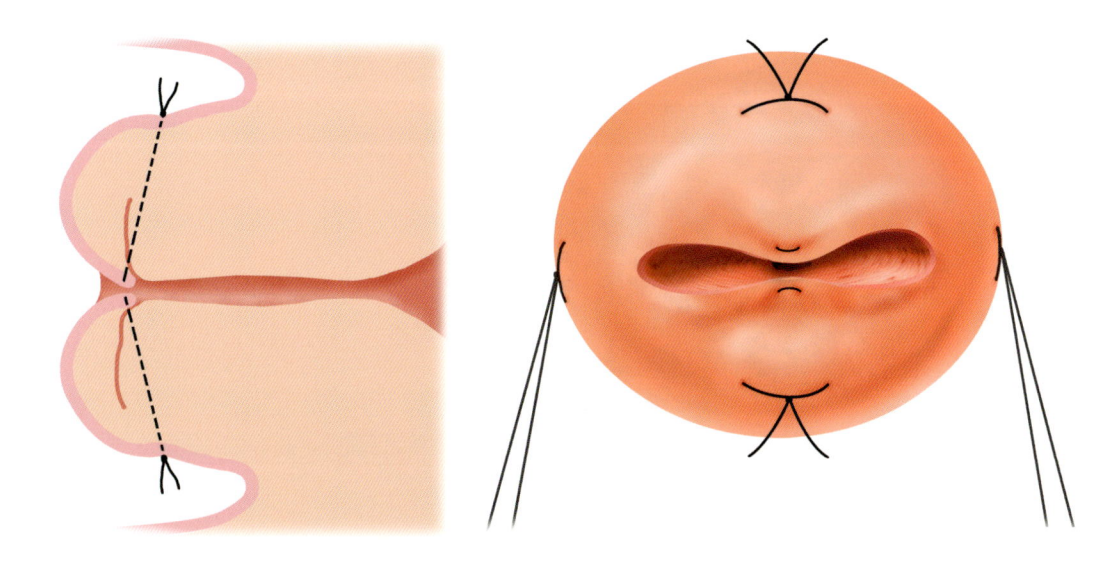

図13 上唇および下唇の円錐切除創面を子宮腟部粘膜で被覆し終わったところ

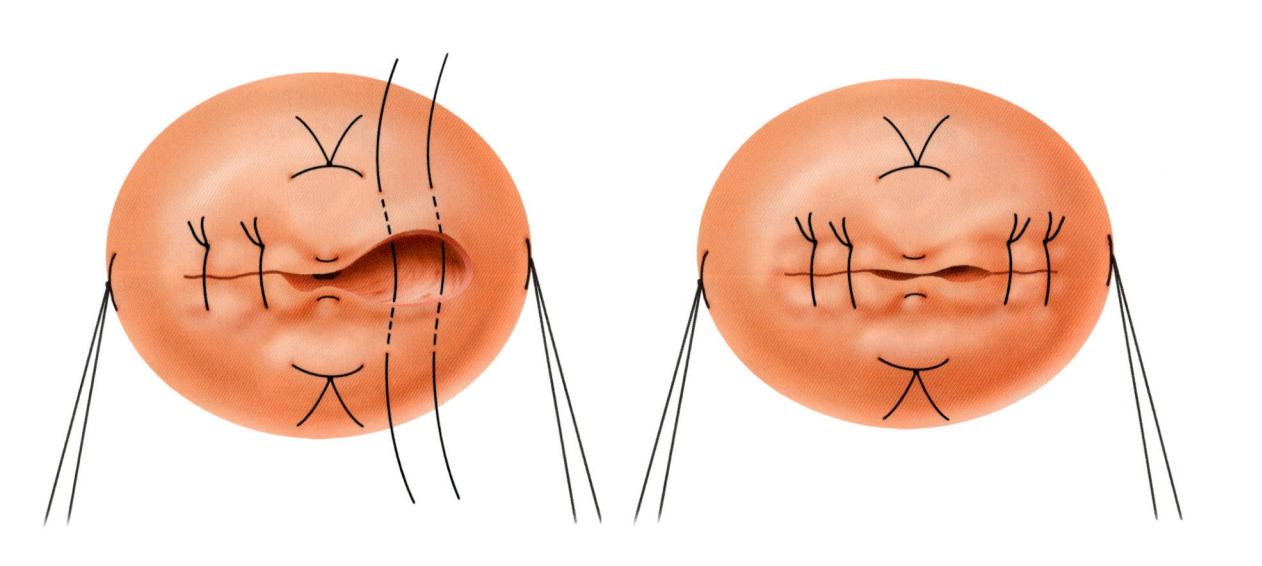

図14 結節縫合
子宮口左右の創面に対して吸収糸で2〜3針ずつ結紮縫合を行う．

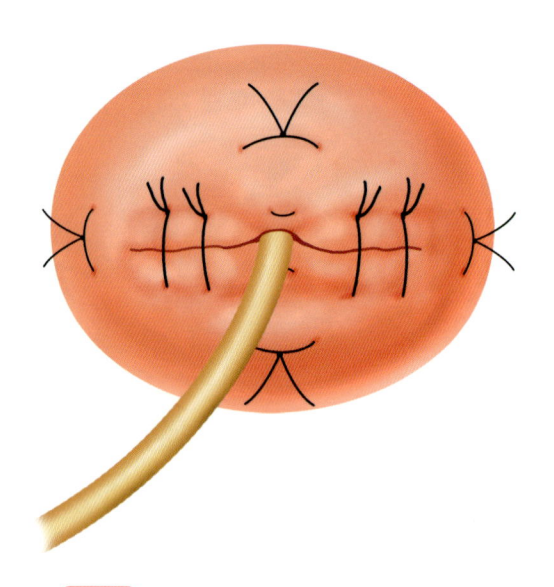

図 15 頸管の癒着や瘢痕性の狭窄の予防
ネラトンカテーテルなどを子宮口に挿入し術後に頸管の癒着や瘢痕性狭窄が起こらないようにする.

3 LEEP コニゼーション

　子宮頸部の病変に対する診断的ないし治療的手術手技の一つとして loop electrosurgical excision procedure（LEEP法）を用いた子宮頸部病巣切除法（LEEP surgery）がある.
　LEEP surgery は細いワイヤループ型の電極を用い, 病巣を切除する電気外科切除法であり, 無線周波数電気外科電流を用いる点で電気メスとほぼ同じ原理といってよい. ループの大きさは, 1.0 × 1.0mm 〜 2.0 × 0.8mm と数種類あり, ループの大きさに応じて組織を切除できる. brend mode を用いることで止血を行いつつ切除を行えるため出血量が少なく, また一つの操作に数秒の時間しかかからず短時間に切除できる利点を有する. 疾患の性質上, 術後の経過観察が重要であるが, この点についても LEEP surgery は Sturmdorf 縫合を行う必要がない. 短時間の操作, 少ない出血量という点ではレーザーや超音波メスを用いた円錐切除術とほぼ同様の特徴をもつが, さらに LEEP surgery では設備費用が安価なこと, 手技の習得が容易であることなどすぐれた点がある. しかし, 病巣が大きくなると1回の操作で切除できず, 病変を分解せざるを得ないため検体の扱いに注意が必要となる. また深い切除ができないため内頸部型の病変には向いていないといった欠点もある.
　LEEP surgery を行う際には, 専用の絶縁体で被覆された腟鏡を使用し, 接触による電極の破損を防ぐ. 操作を行う前にはルゴール液で病変の範囲を十分に確認し, 用いる電極とどのように電極を動かして切除するのかを選択することが重要である. 1度の操作で病巣全体を切除できることが望ましいが, 分割して切除する場合には, できる限り大きな切片で分割しすぎないように注意する.
　電極は特に力を入れなくても容易に組織を切断していくので, 静かに挿入し水平に移動したのち手前に引き抜く（図16）. 移動するとき強引に電極を動かすと切除面が斜めになるので, 組織が自然に切断されるように移動するとよい. およそ数秒で1回の操作が行える. 切除時には, 多量の煙が生じるので吸引を行わないとまったく視野がとれなくなる. brend mode を用いるので切除面よりの出血はわずかであるが, 止血操作は, 専用のボール電極を用いて行う. 病巣を分割して切除する場合には（図17）, 切除のたびに止血すると病理検査の際に断端の熱変性が強くなるので止血操作は最後に行う. 病巣を分割した場合には得られた検体を慎重に扱い位置関係を誤らないようにしなくてはならない. このようなときには切除法や切除順を決めておくとよい.
　このような適応で行うと, 出血量は極めて少なく約10分くらいの操作で終了する.

円錐切除術／LEEP法 ◆ 175

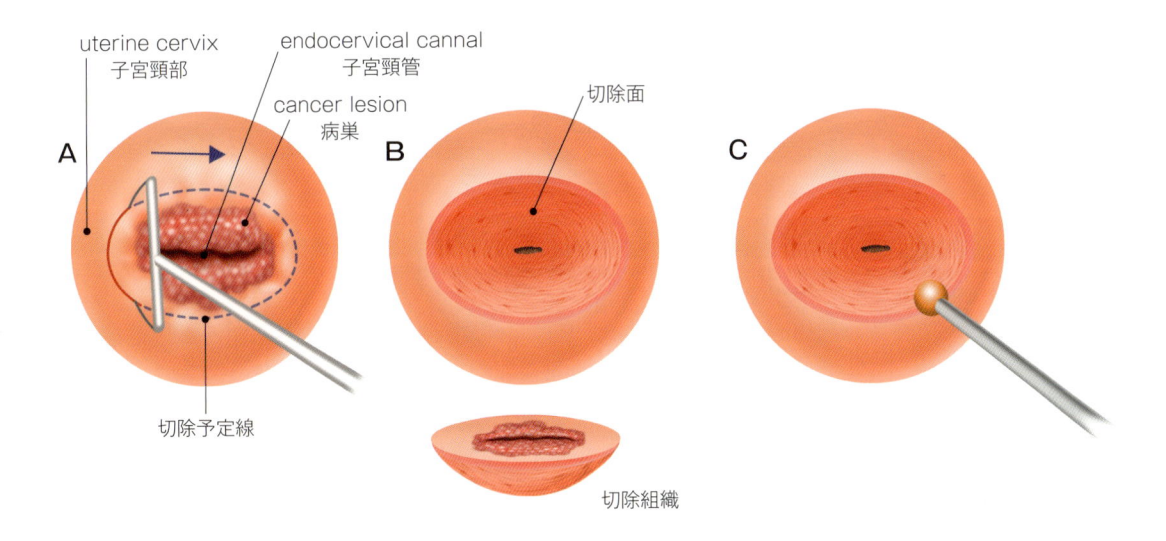

図16 LEEP法
Aのように電極を矢印の方向に引くとB図の下図のような組織が切除できる．出血点はボール電極でCのように止血する．

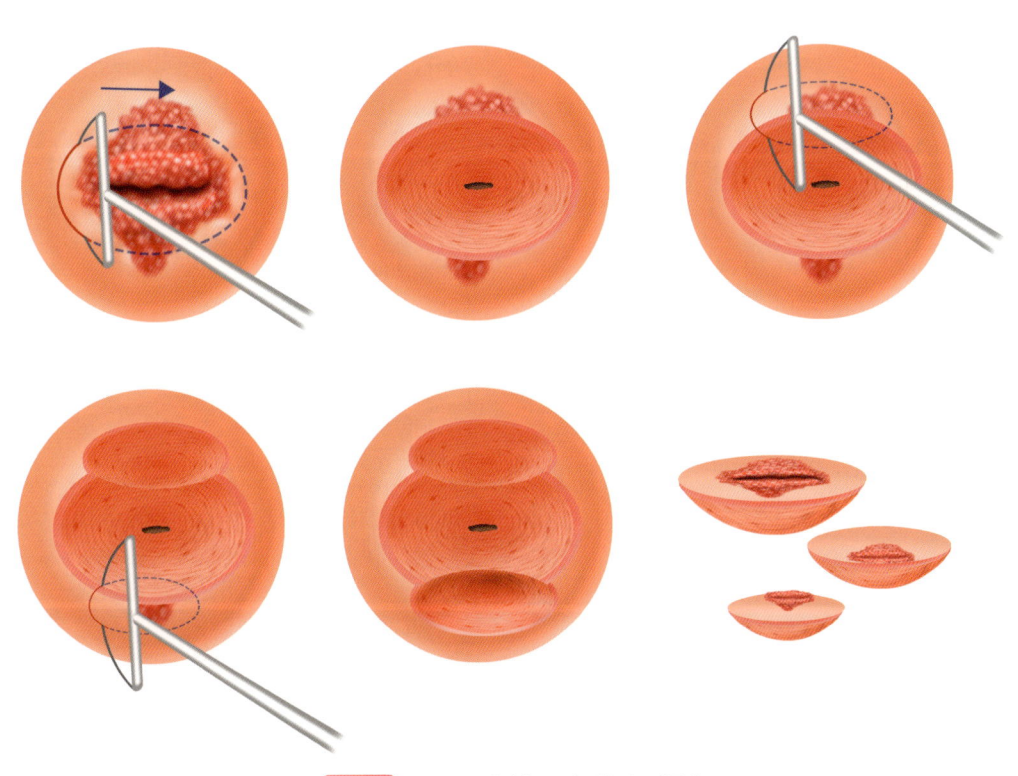

図17 病巣を分割して切除する場合
病巣が広い場合は，数回に分けて切除する．

索 引

和文

あ

悪性疾患　111
後腟壁形成術　106
アドレナリン加生理食塩水　62, 166
アリス鉗子　125
安全鉗子　138

い・う

陰部大腿神経　41
陰部動静脈　128
陰裂　31
運針　114

え

会陰の構造　31
会陰部の横切開線　117
会陰縫線　31
円靱帯　70
円錐切除術　166

か

ガーゼドレーンの挿入　123
核出術のアプローチの仕方　22
過多月経　2
合併症　111
下腹部横切開　41
完全子宮脱　37

き

基靱帯の処理　67
逆Ｔ字の縫合線　105
逆八の字型　107
筋腫　2
筋腫核出術　2
筋腫腫瘤　11, 12
　　──核出　16
　　──の分離　12
筋腫被膜　9
筋層内筋腫　9

け

経腟的アプローチ　60

血管支配　32
結合組織　98
　　──の剝離　79
結節縫合　104

こ

広間膜　143
　　──腔の解剖学的知識　29
　　──の疎性結合織　95
後腟壁形成術　74
後腹膜の閉鎖　71
肛門挙筋縫合　74, 108, 118
肛門周囲の筋群　31
高齢婦人　111
骨盤隔膜　36
骨盤底の構造　36
骨盤漏斗靱帯　135

さ・し

細胞診　111
子宮円索　27, 41
　　──短縮術　41
子宮外妊娠　141, 145
子宮筋腫　1
　　──核出術　2
子宮筋層漿膜面　21
子宮頸部筋腫核出術のアプローチの仕方　27
子宮頸部後壁　24
子宮頸部の延長　37
子宮頸部病巣切除法　174
子宮体部の反転　90
子宮動静脈　29
子宮動静脈上行枝　29
子宮動脈本幹　26
死腔　16, 126
脂肪塊　41
自由縁　132
手術時の体位　60
術後癒着　16
腫瘍のサイズ　60
小囊腫の摘出　149
漿膜下筋腫　6, 7, 8
女性外性器の構造　31
シラーテスト　166
神経支配　32

す・せ

垂直マットレス縫合　　116
性ステロイド　　2
切開創範囲のマーキング　　127
前後腟壁上皮剝離面　　116
仙骨子宮靱帯　　98，101
浅鼠径リンパ節　　41
前腟円蓋部　　86
前腟壁形成術　　74
前腟壁上皮　　77
前腟壁切開予定線　　112
前腟壁切断端　　102
浅腸骨回旋動脈　　41

そ

双鈎鉗子　　11
造袋術　　120
鼠径靱帯　　41
組織診　　111
疎な結合組織　　28

た

大腿三角　　41
大腿長内転筋　　41
大腿動静脈　　41
大伏在静脈　　41
ダグラス窩腹膜　　24，65，66，87
タバコ縫合　　140
単鈎　　11

ち・て・と

腟鏡　　75
腟式単純子宮全摘術　　74
腟上皮下の筋膜　　111
腟断端縫合　　72
腟の構造　　36
腟壁のヒダ　　77
超音波断層法　　2
腸骨鼠径神経　　41
長方形に切除　　112
直腸側方の結合組織　　108
電気凝固　　154
電気メス　　78
鈍的な剝離　　14

な・に・の

中縫い　　126
二次性の不妊　　16
二層の結紮縫合　　16

に

尿管　　29
尿管損傷の予防　　162
尿生殖隔膜　　36
尿道バルーンカテーテル　　119
囊腫摘出部残存卵巣の止血　　155
囊胞摘出術　　151

は・ひ

バルトリン腺　　31，120，121
　　——囊腫　　123
　　——囊腫摘出術　　124
皮膚移植　　131

ふ・へ

腹圧性尿失禁の原因　　113
腹腔鏡手術　　60
伏在裂孔　　41
副伏在静脈　　41
腹膜縫合　　72，87
付属器切除術　　135
閉経前の良性卵巣腫瘍摘出　　151

ほ

縫工筋　　41
膀胱三角部　　22，23，37，102
膀胱子宮窩　　83
　　——翻転部　　84
　　——腹膜　　89，100
　　——腹膜の開放　　67
膀胱子宮靱帯の疎な結合組織　　83
膀胱子宮靱帯前層　　23
膀胱子宮ヒダ　　76
膀胱縫縮術　　74，102
膀胱瘤　　37

ま・も

マットレス縫合　　103，156
モノポーラー　　80

ゆ・よ

有茎性漿膜下筋腫　　5
有茎皮弁移植　　131
癒着防止剤　　30
余剰の左右後腟壁　　109

ら

卵管間質部　　9
卵管起始部　　91

卵管再建　145
卵管摘出術　141，147
卵管妊娠　141
卵管破裂前の症例　145
卵管留水症　141
卵管留膿症　141
卵巣楔状切除術　147，149
卵巣固有索　91，92
卵巣固有靱帯　41，143
卵巣固有靱帯の処理　70

卵巣組織の生検　149
卵巣提索　27，135
卵巣動静脈　92
卵巣嚢腫　162
卵巣門　132

る・れ

ルフォー手術　111
連続縫合　72，156，164

欧文

adnexectomy　135
Alexander-Adams 手術　41
Burns 靱帯　42
cold knife 法　166
conization of uterine cervix　166
cystectomy　124，151
cystocele　37
elongatio colli　84
enucleation　151
genitofemoral nerve　41
Hay 靱帯　42
hilusovarii　132
ilioinguinal nerve　41
Imlach 脂肪栓（塊）　41
LEEP surgery　174
LEEP コニゼーション　174

magnefic resonance imaging（MRI）　2
margoliber　132
marsupialization　120
myomectomy　2
oophorectomy　147
Paget's 病　127
Pfannenstiel 切開　2，41
pudenal artery and vein　128
removal of intraligamentous cyst　157
salpingectomy　141
salpingo-oophorectomy　135
sturmdorf 縫合　166，174
transverse fold　77
T字　119
wedge resection of the ovary　147

付録 DVD について

本書には，「子宮筋腫核出術のいろいろ Video1〜4」「子宮脱の手術」の5つの手術動画がDVD付録としてついています．再生時間は合計で約2時間です．

●コンテンツ内容

Part 1. 子宮筋腫核出術のいろいろ

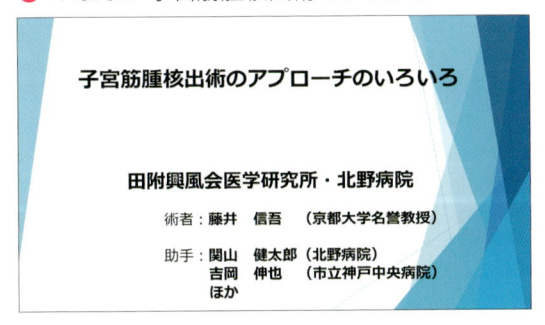

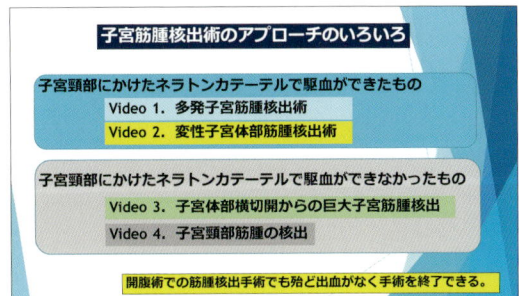

- Video 1. 多発子宮筋腫核出術（34分21秒）
- Video 2. 変性子宮体部筋腫核出術（9分）
- Video 3. 子宮体部横切開からの巨大子宮筋腫核出（26分40秒）
- Video 4. 子宮頸部筋腫の核出（14分11秒）

Part 2. 子宮脱の手術

- Video 5. 子宮脱・膀胱脱・直腸脱の手術（32分24秒）

●メニュー画面

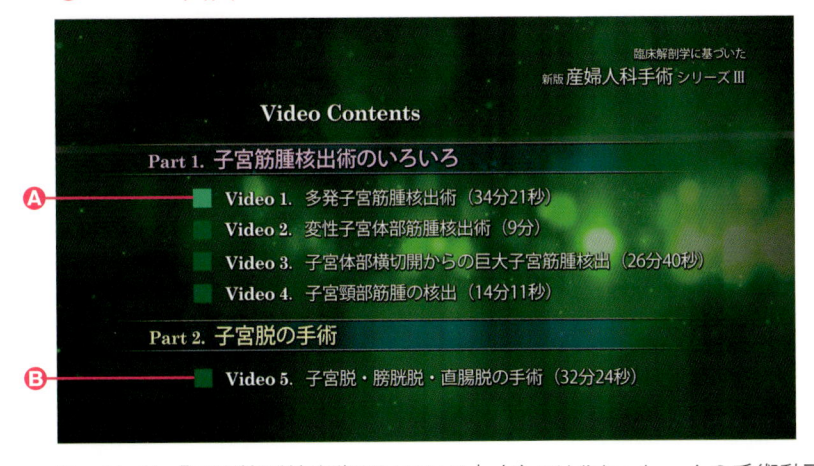

Part1.は「子宮筋腫核出術のいろいろ」としてVideo1〜4の手術動画に分かれています．
Part2.は「子宮脱の手術」として「子宮脱・膀胱脱・直腸脱の手術」の動画が入っています．
Video1〜5はそれぞれ左の■をクリックするとそれぞれ動画が再生されます．

Ⓐ：Part1. 子宮筋腫核出術のいろいろ

[スライド：子宮頸部にかけたネラトンカテーテルで駆血ができたもの　Video 1．多発子宮筋腫核出術]

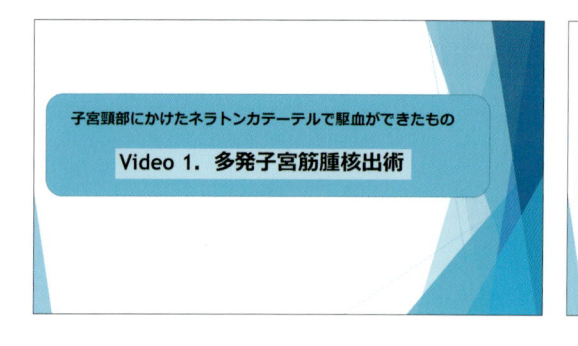

[スライド：子宮頸部にかけたネラトンカテーテルで駆血ができたもの　Video 2．変性子宮体部筋腫核出術]

[スライド：子宮頸部にかけたネラトンカテーテルで駆血ができなかったもの　Video 3．子宮体部横切開からの巨大子宮筋腫核出]

[スライド：子宮頸部にかけたネラトンカテーテルで駆血ができなかったもの　Video 4．子宮頸部筋腫の核出]

Part1 は Video1～4 に分かれています．手術動画は Video1～4，それぞれこの画面の後に再生されます．

❸：Part2．子宮脱の手術

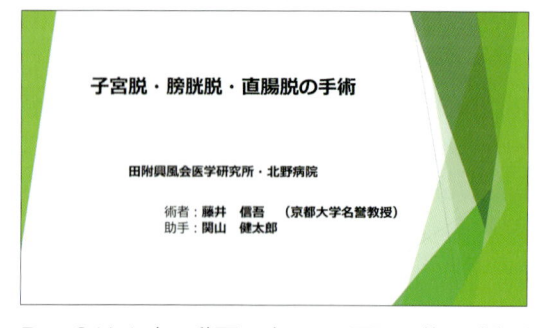

[スライド：子宮脱・膀胱脱・直腸脱の手術　田附興風会医学研究所・北野病院　術者：藤井　信吾（京都大学名誉教授）　助手：関山　健太郎]

[スライド：子宮脱・膀胱脱・直腸脱の手術としてこのビデオに収録したものは，古典的かつ基本的な以下の術式である
1．膣式単純子宮全摘術
2．膀胱縫縮
3．前膣壁形成術
4．肛門挙筋縫合
5．後膣壁形成術
この5つの術式を組み合わせたものが子宮脱・膀胱脱・直腸脱の根治手術となる．この術式をきっちりやれば，脱の再発は少ない．
しかし，膣腔の長さが短くなるという欠点がある．このことを知って術式を選択する必要がある．]

Part2 は 1 本の動画です．この画面の後，手術動画が再生されます．

※ PC での不具合は，お手持ちの PC メーカーにお問い合わせください．

- JCOPY 〈(社)出版者著作権管理機構 委託出版物〉
  本書の無断複写は著作権法上での例外を除き禁じられています．複写される場合は，そのつど事前に，(社)出版者著作権管理機構（電話 03-3513-6969，FAX03-3513-6979，e-mail：info@jcopy.or.jp）の許諾を得てください．
- 本書を無断で複製（複写・スキャン・デジタルデータ化を含みます）する行為は，著作権法上での限られた例外（「私的使用のための複製」など）を除き禁じられています．大学・病院・企業などにおいて内部的に業務上使用する目的で上記行為を行うことも，私的使用には該当せず違法です．また，私的使用のためであっても，代行業者等の第三者に依頼して上記行為を行うことは違法です．

カラーアトラス 臨床解剖学に基づいた 新版産婦人科手術シリーズⅢ

ISBN978-4-7878-2168-3

2016年11月15日 初版第1刷発行

総監修／責任著者	藤井信吾
共 著 者	関山健太郎，落合和徳
発 行 者	藤実彰一
発 行 所	株式会社　診断と治療社
	〒100-0014　東京都千代田区永田町2-14-2　山王グランドビル4階
	TEL：03-3580-2750（編集）　03-3580-2770（営業）
	FAX：03-3580-2776
	E-mail：hen@shindan.co.jp（編集）
	eigyobu@shindan.co.jp（営業）
	URL：http://www.shindan.co.jp/
表紙デザイン	株式会社ジェイアイ
イラスト	野口賢司
印刷・製本	広研印刷 株式会社

©Shingo FUJII, Kentarō SEKIYAMA, Kazunori OCHIAI, 2016. Printed in Japan.
乱丁・落丁の場合はお取り替えいたします．

［検印省略］